影像护理实用手册

主　编　梁俊丽　黄红芳　陈秀珍　凌　瑛　曾小红

副主编　郑淑梅　李　雪　张洪芝　李高叶　常　裕

U0396429

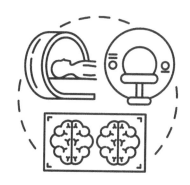

广西科学技术出版社

图书在版编目（CIP）数据

影像护理实用手册 / 梁俊丽等主编 .—南宁：
广西科学技术出版社，2022.3（2024.1 重印）
ISBN 978-7-5551-1676-9

Ⅰ . ①影… Ⅱ . ①梁… Ⅲ . ①影像诊断—护理学—
手册 Ⅳ . ① R445-62 ② R47-62

中国版本图书馆 CIP 数据核字（2021）第 237819 号

影像护理实用手册

YINGXIANG HULI SHIYONG SHOUCE

梁俊丽　黄红芳　陈秀珍　凌　瑛　曾小红　主编

组　　稿：罗煜涛

责任编辑：李宝娟　李　媛　　　　　　责任校对：苏深灿

装帧设计：韦娇林　　　　　　　　　　责任印制：韦文印

出版人：卢培钊　　　　　　　　　　　出版发行：广西科学技术出版社

社　　址：广西南宁市东葛路 66 号　　邮政编码：530023

网　　址：http://www.gxkjs.com

印　　刷：北京虎彩文化传播有限公司

开　　本：787 mm×1 092 mm　　1/16

字　　数：430 千字　　　　　　　　　印　　张：22.25

版　　次：2022 年 3 月第 1 版　　　　印　　次：2024 年 1 月第 2 次印刷

书　　号：ISBN 978-7-5551-1676-9

定　　价：133.00 元

《影像护理实用手册》编委会

（除备注工作单位外，其他人员工作单位均为广西医科大学第一附属医院）

学术顾问：曾自三　应燕萍　杨　丽　崔妙玲

李玉梅（北京协和医院）

主　　任：应燕萍

副 主 任：彭　鹏　廖锦元　林盛才　杨　红　黄霜霞

主　　编：梁俊丽　黄红芳　陈秀珍　凌　瑛

曾小红（南昌大学第一附属医院）

副 主 编：郑淑梅（哈尔滨医科大学附属第二医院）

李　雪（中国人民解放军陆军军医大学大坪医院）

张洪芝（北京协和医院）

李高叶　常　裕

编　　委：应燕萍　曾自三　杨　丽　崔妙玲

凌　瑛　李高叶　黄霜霞

郑淑梅（哈尔滨医科大学附属第二医院）

李玉梅（北京协和医院）

张洪芝（北京协和医院）

李　雪（中国人民解放军陆军军医大学大坪医院）

曾小红（南昌大学第一附属医院）

吴燕燕（上海长征医院）

李新云（广东省人民医院）

赵　雷（昆明医科大学第一附属医院）

李清云（齐齐哈尔市第一医院）

彭　鹏　廖锦元　林盛才　杨　红　李文美

梁俊丽　黄红芳　陈秀珍　常　裕　施黎黎

窦　瑛　潘锡屏　曾冠珍　朱　玉　伍耀敏

杨春红　赵　娟　易紫辉　韦长刚　何宝亮

黄福灵　陈汝昌　雷毅武　唐　成　蒋雪林

颜李梅

蒋凤姣（广西医科大学附属肿瘤医院）

黄卫庆（广西医科大学第二附属医院）

邹连英（广西壮族自治区南溪山医院）

罗雅丹（广西壮族自治区南溪山医院）

韦丽玲（桂林医学院附属医院）

刘　峥（桂林医学院附属医院）

齐文天（桂林医学院第二附属医院）

李燕奎（玉林市第一人民医院）

徐　贞（玉林市红十字会医院）

曹燕清（柳州市人民医院）

郑　蓓（柳州市妇幼保健院）

黄秀兰（贵港市人民医院）

谯秀逢（南宁市第一人民医院）

甘　璐（右江民族医学院附属医院）

陈永霞（北海市第一人民医院）

陆高云（广西国际壮医医院）

陆小霞（广西医科大学附属武鸣医院）

李　娜（南宁市第二人民医院）

马雪莲（梧州市红十字会医院）

前　言

　　1895 年，德国物理学家威廉·伦琴发现 X 射线，随即医学领域用于人体检查，开创了放射医学的先河。在随后的 100 余年里，随着医学影像技术和设备的不断发展，数字 X 射线摄影、计算机断层扫描、磁共振成像、介入治疗、超声和核医学等亚学科逐渐建立，医学影像技术学科日趋完善，为临床医学快速、精准、科学诊断奠定了坚实的基础。

　　伴随着医学影像学的快速发展，人民群众对健康生活有了更多期盼，医学影像专业的护理工作亦逐步发生深刻改变：从传统观念认为的影像学检查属于辅助临床诊治的工作，科内护理仅为体位摆放、常规注射等工作，转变成了具备专业化、规范化的独立理论框架和专科内涵的医学影像护理学。其工作职责涉及优化诊疗流程、各种检查技术的合作、病情观察、急救配合、患者安全和人文关怀等方方面面。

　　为顺应医学影像学的发展形势，与时俱进地指导和规范医学影像护理实践，标准化护理行为，促进护理操作流程更有效、更准确、更合理、可管控，切实提高医学影像护理质量和技术水平，我们组织编写了《影像护理实用手册》。本书以影像医学教材及科学文献为依据，引进了最新的护理理论，同时融入了编者丰富的影像护理经验，理论联系实际，力求做到理论指导有针对性、实践指导有可行性。本书内容涉及医学影像护理的基本知识、基本技能、规章制度、质量管理、作业指导书、安全管理、操作视频、科普宣教等，内容丰富、语言简练、通俗易懂，涵盖了影像护理的最新理念，能满足影像护理的临床操作技能教学需求，对于提高影像护理专业工作者的临床技能，帮助其深入理解影像护理的内涵具有较大的指导意义。

　　在本书的编写过程中，编者秉持科学性、规范性、实用性原则，结合工作实际，并参阅了大量的有关书籍和文献资料，几经讨论、修改和审阅，但鉴于能力有限，疏漏和不足之处在所难免，敬请各位影像护理工作者在实践中发现问题时给予指正，提供宝贵建议，使本书不断完善。同时，还要向本书所参考、引用的文献资料的作者们致以诚挚的谢意！

目录

概 第一章
论

第一节 医学影像学的发展与现状

医学影像学（medical imaging）也称医学成像，是运用特殊设备或仪器，包括 X 射线（X-ray，以下简称"X 线"）、计算机断层扫描（computed tomography，CT）、磁共振成像（magnetic resonance imaging，MRI）、核素及超声等成像方法对人体进行检查、诊断和治疗的一门学科。1895 年，德国物理学家威廉·伦琴发现 X 线，随即医学领域将其穿透本领运用到医学检查上，为放射学及现代医学影像学的形成和发展奠定了基础。随着现代生物医学工程与计算机技术的发展，影像科也由过去仅靠透视、拍片的医技辅助科室发展到今天拥有数字 X 射线摄影（digital radiography，DR）、CT、MRI、数字减影血管造影（digital subtraction angiography，DSA）、超声为一体的大型临床科室与区域医疗影像数据中心，使医学影像诊断由二维平面结构解剖发展到三维立体、全方位、深层次、多角度地显示病灶与周围组织结构之间的关系，使医学影像技术成为现代医学不可或缺的重要手段，医学影像学已经进入了分子与功能成像时代。

一、医学影像学的发展历史

医学影像学的发展离不开科学技术的进步与设备的开发应用。1895 年，德国物理学家威廉·伦琴发现 X 线；1896 年，X 线投入临床使用；1920 年，人体对比剂引入影像科检查；1900—1930 年，大型 X 线机逐步研发成功，断层摄影和特殊造影技术投入使用；1967 年，介入放射学逐步用于临床；1972 年，第一台 CT 设备用于临床；1980 年，MRI 设备用于临床；1981 年，医学影像技术进入数字化时代，包括计算机 X 射线摄影（computed radiography，CR）、DR；1983 年，核医学设备发明成功并投入使用；1988 年，成功研发螺旋 CT 机；1992 年，ACR/NEMA 第三版本正式更名为医学数字图像及通信标准（DICOM3.0），影像储存与传输系统（picture archiving and communication system，PACS）应用于医疗影像设备；1999 年，首次提出分子影像学概念；2013 年，3.0T 超高磁共振设备投入临床使用。关注医学影像学的发展进程，以医学影像学问题为核心，注重技术融合与设备革新，是医学发展面临的一项重要课题，而影像设备的发展必将进一步推动现代医学影像学的进程和发展，为人类的健康做出更大贡献。

二、医学影像学在临床检查中的发展与应用

（一）X 线

X 线是由高速运动的电子撞击物质的原子所产生的一种波长很短的电磁波。1895

年，由德国物理学家威廉·伦琴发现，故又称伦琴射线。X线检查是指使用X线对人体内器官进行透视或摄影，利用人体不同组织对X线的吸收程度不同，在荧光屏或X线照片上形成黑白不同对比的影像，以反映人体组织结构的解剖及病理状态。该检查方法是应用最早、最普遍、操作最便捷的影像学检查方法，主要应用于临床方面的胸部、血管和胃肠道检查，是胸部、胃肠道及骨骼系统疾患筛查的首选检查方法。随着医学技术的不断发展，常规X线已从模拟模式（传统的胶片）逐步发展为数字模式（医用显示器阅片），常用的方法主要有CR、数字X射线成像系统（direct digital radiography，DDR）等。

（二）CT

CT是电子计算机与X线检查技术相结合的产物。它运用X线管环绕某一体层扫描而测得各点吸收X线的数据，通过电子计算机系统以数字矩阵显示后转换为图像信号，最后由显示器显示出各体层横断面或冠状面的解剖图像。自20世纪70年代初应用于临床以来，CT发生了三次重要的技术革命：第一次从断层扫描到螺旋扫描，第二次从单排探测器到多排探测器，第三次从单源到双源。CT在临床的应用越来越广泛，不仅是外伤、急腹症、急性脑血管病的首选检查方法，而且是长骨骨折、脊柱骨折、椎体及附件病变、椎间盘病变的常用检查方法，对肝脏、胆系、胰腺、肾脏、输尿管、膀胱及胃肠道等部位病变的显示、诊断和鉴别诊断也具有很高的应用价值。

（三）MRI

MRI起源于20世纪70年代，是在物理学领域发现核磁共振（nuclear magnetic resonance，NMR）理论的基础上发展起来的，是医学影像领域一种新型的检查技术。MRI具有多方位、多参数成像且无辐射损伤等独特优势。该方法被视为神经系统疾病最佳的检查方法，对乳腺良性或恶性病变的鉴别，对盆腔炎症、肿瘤、子宫内膜异位症，以及关节软骨、韧带、半月板损伤与隐匿性骨折等病变的诊疗具有独特的优势。近年来，随着超高场强设备的发展及3D设备技术的不断成熟，射频磁场的均匀性和图像质量得到了大幅提升。目前，应用较为广泛的新型技术有三维动脉自旋标记技术（three-dimensional arterial spin labeling，3D-ASL）技术灌注成像、多对比度成像与弥散加权成像（diffusion weighted imaging，DWI）等。

（四）DSA

DSA是20世纪80年代初出现的一项医学影像技术，由应用计算机程序进行两次成像。该技术获得的图像不仅能提供病变的确切部位，而且可清楚地了解病变的范围及严重程度，为手术提供较可靠的客观依据。但由于它是一种创伤性检查方法，因此需要掌握好其适应证和禁忌证，并做好相关准备工作。DSA在临床上常用于以下几个方面：①对下肢血管病变的初步筛查和诊断（具有独特的优越性）；②累及右心室和上、下腔静脉的疾病，对肺静脉、肺动脉病变与先天性心血管畸形的诊断，如肺动脉狭窄、法洛四联症、房间隔缺损、肺静脉畸形等；③主动脉或其主干病变的诊断，如动脉导管未闭、主动脉和（或）肺动脉间隔缺损、肾动脉狭窄以及心脏病变等；④为诊断脑血管疾病的重要检查方法之一，可直观地测定血管狭窄的范围和程度、观察侧支循环情况。因为该方法具有创伤性，所以不宜作为首选或常规检查方法。

（五）超声

超声，即超声波，是指人耳听不见、频率高于 20 kHz 的声波。超声广泛应用于诊断学、治疗学、工程学、生物学等领域。超声检查是利用超声波对人体进行扫描，由于人体器官组织形态和结构的不同而形成声阻抗相异的介质，其通过反射、折射、散射等传播规律，返回至探头收集并经过电子计算机处理成像。超声检查具有无创伤性定位、无放射性损害、敏感性高、价格低廉及可重复使用等优点。该技术主要应用于心血管超声技术、腹部器官超声技术、妇产科超声技术、浅表器官和小血管超声技术，以及超声导引下进行穿刺活检、超声造影和超声介入治疗等。

（六）核医学

核医学是一门利用开放性放射性核素或其标记的化合物进行临床诊断、治疗及医学研究的新兴学科，分为实验核医学与临床核医学两部分。实验核医学是指利用核技术探索生命现象的本质和物质变化规律，广泛应用于医学基础理论研究，主要包括核衰变测量、标记、示踪、体外放射分析、活化分析和放射自显影等。临床核医学是指利用放射性核素及其标记物对疾病进行诊断和治疗，在诊断方面包括以脏器显像和功能测定为主要内容的体内诊断法与以体外放射分析为主要内容的体外诊断法，治疗上主要是利用放射性核素发射的射线对病变部位进行集中照射治疗。我国在 20 世纪 50 年代末期开始应用该技术。随着科学技术的发展与药物的不断研制更新，核医学技术迅速发展，现主要包括单光子发射计算机体层显像（single photon emission computed tomography，SPECT）和正电子发射体层成像（positron emission tomography，PET）等，它们广泛应用于神经系统、内分泌系统及肿瘤等疾病的治疗与诊断。

三、展望

在各种高精尖影像设备与网络信息技术的推动下，现代医学影像学发展迅速，而数字化、信息化和网络化时代的到来为现代医学影像学的发展带来了更大的机遇与挑战。作为医学影像工作者，我们应抓住机遇，不断学习并更新观念，跟上"大影像"时代的步伐。

第二节 影像护理的范畴、目的和任务

随着科学技术的不断发展，护理学科日臻成熟。影像护理在医学影像学与专科护理学的飞速发展下应运而生，并成为护理学的一个重要分支。通过运用护理学的基本知识，结合医学影像学诊断和技术要求，在不断规范与完善的流程管理下，为患者提供全程、全人、全身心的个性化护理服务，是确保各项检查和治疗安全顺利完成的关键，更是影像护理工作永恒的主题。

一、国内外影像科护理现状

（一）国外影像科护理现状

早期，当患者进行影像检查需要照护时，通常是从患者所在科室、急诊科或重症监护病房（intensive care unit，ICU）中临时召集护士配合诊疗。专门的影像科护士最早出现于 20 世纪 40 年代的美国波士顿达纳法伯癌症研究所，到 20 世纪 70 年代，影像科护士逐渐普遍。为促进影像护理队伍的规范稳定发展，1981 年美国放射护士协会（American Radiological Nurses Association，ARNA）成立，即今放射与影像护理协会（Association for Radiologic Imaging，ARIN）的前身。为探索统一的放射护士工作实践标准，ARIN 与放射护理认证委员会（Radiological Nursing Certification Board，RNCB）开展了系列工作，制定了放射护理实践指导方案，确定了放射护理的主要执业领域，并列出了每项实践活动以及实践活动中所需的知识、技能。随后，ARIN 与美国护士协会（American Nurses Association，ANA）联合编写了《放射护理：工作范围和实践标准》一书，并于 2013 年进行了修订。对于放射护士的准入标准，美国护士教育考试中心（Center for Nursing Education and Testing，CNET）和 RNCB 于 2010 年联合发表的《放射护理实践分析》一文中，初步拟定了放射护士认证考试的基本框架，对放射护士执业时的实践活动内容及所需的知识技能和其他能力做了详细的要求。2013 年正式出台了《放射护士认证与再认证指南》，以进一步规范影像专科护士队伍的发展。

（二）国内影像科护理发展现状

我国影像科护理发展始于 20 世纪 70—80 年代，当时影像科的护理工作多由技师兼任，或由临床科室派护士临时完成。20 世纪 90 年代，随着介入放射学的发展，国内影像科开始聘用专职护士。进入 21 世纪，随着影像科的独立，CT、MRI 检查的日益增多，影像介入分支的精细化以及区域影像中心的成立，使得影像护士队伍越来越壮大，影像科护理岗位的职责和要求越来越规范，影像科护理事业蓬勃发展，逐渐形成了专业、精准、高效的影像科护理队伍。

我国影像科护士工作现状调查（2016年8月）显示，从事影像科工作的护士大部分是已婚女性，年龄集中在20～50岁，学历以本科为主，职称多为中级。影像科护士日常工作压力大、工作紧张，在自我提升上还有较大的空间。

我国的影像护理专业委员会发展历程如下：借鉴国外相关经验，2006年黑龙江省和辽宁省影像护理专业委员会率先成立，开启了影像护理学术平台的大门。随后，吉林、山东、河南、重庆等省（直辖市）先后成立影像护理专业委员会或护理学组。2015年9月，中华医学会放射学分会放射护理专业委员会成立，并于同年的12月召开了第一次学术会议，成立了四个亚专业组，即青年学组、介入手术学组、放射诊断护理学组和介入病房学组。随后，全国各省（自治区、直辖市）陆续成立当地的影像护理专业委员会，它们根据工作指南，规范流程、统一标准、更新观念、不断创新，极大提高了影像科护理质量。

二、影像科护理的工作范畴和护士素质要求

（一）影像科护理与临床护理的区别

影像科护理相对于临床护理，其工作模式、工作范畴、岗位职责、检查和考核标准不同，护理人力分配与日常工作方式不同，专科理论与操作也不同。影像科护理工作因涉及全院的患者，具有病种复杂、检查项目多、患者流动快、各个检查室相对分散、护士工作独立性强等特点。影像科护士和临床护士的一般情况也有差异，影像科护士总体上年龄偏大，学习积极性不高，接受新事物慢，导致工作压力增大。但是，大部分影像科护士有丰富的临床经验，在处理应急事件和患者突发病情变化上更优秀，在工作压力的自我调节方面较临床护士有优势。

（二）影像科护理工作范畴

影像科护理工作主要内容如下：①咨询、接待检查患者，对检查患者进行健康宣教、心理护理；②检查前的准备，检查中的护理，检查后的观察；③对比剂不良反应的预防与处理，急、危重症患者绿色通道的建立；④急救物品与药品器械的准备和管理；⑤耗材物资管理；⑥经济管理、环境管理、感染控制管理、设备管理；⑦探索与总结影像科护理工作，不断提高理论与实践水平，积极开展新业务与学习新技术；⑧承担护理教学，开展护理科研工作；等等。

（三）影像科护士素质要求

1.具备较高的专业知识

影像科护士不但要掌握护理学知识和操作技能，如静脉穿刺、监护仪的使用和维护、高压注射器的使用和维护、各种管道的护理等，还需具备影像学、解剖学、健康教育学、心理学等学科的知识。

2.具备较强的服务意识和沟通能力

影像科作为医院的窗口部门，需要护士言谈举止彬彬有礼、仪容仪表大方得体，坚持以患者为中心的服务理念；同时，影像科每年要接待大量患者，需要护士具备良好的统筹协调、沟通交流能力，以赢得患者的信赖，顺利完成检查。

3.具备良好的管理意识

影像科各检查室相对独立，护士要管理各自检查室的环境检查、秩序维持、信息、物资、设备、医院感染控制等。因此，作为影像科护士，必须具备良好的管理意识，严格执行各项规章制度、标准和流程，以确保员工和患者的安全。

4.具备较强的急救意识和较高的技能水平

影像科检查所面对的患者流量大、病种多，常有急、危重症患者的检查。因此，影像科护士必须具备较强的突发事件应急处置能力，对各种状况能采取正确的急救措施，及时、有效地挽救患者的生命。

5.具备临床带教和科研能力

影像科每年接收进修学员和专科护士数名，影像科护士要对其进行认真指导和负责各层级的临床护理培训工作，以促进人员的快速成长和发展；鼓励护理人员开展新业务，学习新技术，参加科研及编写论文，为影像护理事业增添新知识、新技术。

三、影像科护理发展及展望

随着影像设备的日新月异，影像科将会开展更多的新业务、新技术，服务对象也将继续扩大，不但有门诊、急诊、住院患者及体检者，还有社区、家庭病房的患者。影像科的工作中会涉及更多的学科，需要学习掌握各种护理新技术，以推进影像护理向更广、更深层次发展。作为一名影像科护士，要认识并掌握影像新动态，把临床护理与影像护理的理论技术和管理有机结合，真正实现临床整体护理的无缝连接。未来的影像护理应以现代护理学理论为指导，结合影像科的特点，探索适合影像护理发展的新理论、特色技术和特色服务，坚持"X射线透出细心，让磁场磁化爱心，让对比剂强化责任心，让超声感知热心"的服务理念，为患者提供更优质的服务和更优化的检查。

第三节　影像护理常用护理理论

随着我国经济社会的发展、医疗水平的提高、生物医学模式的转变，人们越来越重视自身的身心健康，使得现代护理学的重点转为"以患者为中心"的整体护理，护理人员的职责就是全方位地关心每一位患者的健康状况，满足患者的健康需求。面临影像学检查的患者，由于面对陌生的检查环境而产生不安的检查心理，因此更需要护理人员运用有效的护理工具与专业技术来护理，以确保检查安全与顺利地进行。

一、管理理念

（一）马斯洛需要层次理论

美国著名心理学家、行为学家与心理学创始人之一的马斯洛于1943年首次提出"需要层次理论"，该理论认为人的需要有不同的层次之分，包括生理、安全、归属与爱、尊重以及自我实现五个层次。这五种需要是逐级上升的，虽然同一时间可能存在几种需要，但是每个时期总有一个需要占主导地位，且处于动态变化中。

在患者住院期间，生理、安全、归属与爱的需要较为重要，其次为尊重和自我实现的需要。但对于不同个体，因为其受教育程度与病情的差异，所以存在不同的需要主体。生理需要虽为人类最基本的需要，但由于影像科主要是为患者提供相关检查，患者的治疗仍以临床科室为主，因此此阶段的安全需要占主导地位。相关研究发现，幽闭恐惧症患者在行MRI检查时，部分患者会出现紧张、焦虑，甚至呼吸困难、烦躁不安等现象（国内出现该现象的患者占MRI检查人数的1%～3%，国外为5%～10%），这不仅影响检查的顺利进行，而且可能给患者健康带来伤害。因此，护理人员应准确评估者的不同需要，根据需要主体实施有针对性的护理方案，在确保检查安全顺利完成的同时，也更有利于护理人员提升护理服务质量与实现自我价值。

（二）奥伦自理理论

奥伦自理理论是根据患者的自理需求而产生的，由美国著名的护理理论家奥伦于1971年提出，该理论对人、护理、健康与环境四个基本概念均进行了独特的论述。护理活动是以自理活动为基础，随着患者健康的恢复或当患者可以自我护理时，其对护理活动的需要就逐渐减少或消失。

患者及其家属缺乏对影像学相关检查知识的认识，对陌生检查环境与嘈杂仪器声音的恐惧，易导致患者产生自理缺陷。奥伦自理理论可以帮助患者掌握正确的自我护理方法，帮助他们充分认识该项检查，减轻心理负担。对于行影像学检查的老年患者，由于他们的年纪偏大，自理能力存在一定的缺陷，因此可通过检查前的护理评估，运用部分补偿系统和心理－教育系统知识对患者进行护理；对于无法独立完成检查的患者，则让其家属陪同检查，以保障患者的安全。

（三）适应模式

美国著名护理学家卡利斯塔·罗伊提出的适应模式认为，人是同时具有生物、心理和社会三个基本属性的整体，是一个有生命的、不断与环境互动的开放性适应系统，通过输入、输出、调节和反馈过程与环境进行信息、物质和能量的交换。患者由于各种临床症状，导致个人生活、工作、人际交往和社会适应能力下降，当这些能力能基本满足患者各项需要时，会产生适应性反应；当这些能力不能满足患者的各项需要时，就会出现不良反应，产生压力感和不愉快等负面情绪与身体不适，直接影响患者的健康。

医学影像学在临床医学领域中发展速度较快，新兴检查技术和新兴业务的层出不穷促使 CT 检查、MRI 检查和介入治疗不断发展，目前它们已成为影像科室检查的重要手段。临床实践中，有部分患者在检查时出现恐惧心理而表现出不配合，甚至行为失常等现象，不能按医务人员的要求进行定位。通过卡利斯塔·罗伊的适应模式，可以控制刺激，改善护理对象的适应方式，减轻患者的心理负担，从而使检查工作顺利进行。

（四）赋能理论

赋能理论起源于 1960 年的社会意识形态及 1970 年的自助、自立概念，强调个人的权力和能力。在心理学、管理学与教育界，赋能常被称为授权、赋权。世界卫生组织于 1986 年将其定义为"人们获得自己控制、决定及行动去影响自己健康的过程"，并强调建立个人潜能。赋能的概念和方法最先应用在糖尿病教育研究中，现在其理论、方法、理念已扩展到糖尿病教育、自我管理、心理治疗、生活方式、慢性并发症控制等许多方面，并取得了显著效果。

但在影像学检查中，运用赋能理论时特别需要注意赋能的程度。护理人员应告知患者检查中的注意事项，如不能随意接触磁体内壁，以免灼伤皮肤。对于儿童、备孕妇女，应注意保护他们的其他非检查部位，如生殖器官等，否则将会影响儿童和胎儿以后的发育情况。同时，应特别告知患者，检查时有任何疑问或不适均可立即通过呼叫器告知医护人员，避免随意行动与过激行为。

（五）压力理论

汉斯·塞利是加拿大生理及心理学家，被称为"压力学之父"。他认为压力是人体应对环境刺激而产生的非特异性反应。他主要从生理角度阐述了人体对压力的反应，认为压力的生理反应包括全身症候群和局部症候群。全身症候群是指机体面临长期不断的压力而产生的一些共同症状和体征，如全身不适、体重下降、疲乏、倦怠、疼痛、失眠、肠胃功能紊乱等，这些症状主要通过神经内分泌途径产生。局部症候群是机体应对局部压力源而产生的局部反应，如身体局部炎症而出现的红、肿、热、痛与功能障碍。

影像科是一个综合管理的科室，检查人数逐年递增，患者病情的复杂程度还在增加。等候检查时间长、医护人员态度不好、沟通欠缺、暴露及防护等问题，给患者的心理造成一定的压力。同时，医护人员作为从事高压职业人群，其所受的压力和心理健康也是需要重点关注的问题。医院环境嘈杂、工作量大、设备不足、人员匮乏、人员关系复杂，给影像科医护人员带来的压力也是不容忽视的。影像科医护人员的压力水平直接影响其医疗技术水平和服务质量。压力理论能够指导医护人员改进护理质量，提高患者满意度。

二、管理工具

（一）标准化沟通模式

医护人员之间沟通不良是对患者造成无意伤害的主要原因。国际医疗卫生机构认证联合委员会（Joint Commisson International，JCI）认为，改善医护人员之间的交流有助于防止医疗不良后果的发生，增进团队协作。2011年，JCI在医院评审标准安全目标中明确指出，医护人员之间必须形成有效的沟通。

我国影像护理起步较晚，且大多数医院的影像科护理人员是由临床科室抽调组成，缺乏整套的影像护理工作的基本知识，因而与医师、技师之间的沟通存在较大的不良隐患。而影像科的患者来源于全院不同科室，病情的复杂性与影像检查的特殊性，更需要医师、技师、护理人员之间的准确、有效沟通来提前预估风险，及时采取相应的防范措施。

标准化沟通模式（SBAR）是一种以证据为基础的标准化沟通方式，曾被用于美国海军核潜艇和航空业，在紧急情况下保证了信息的准确传递。近年来，在国外已作为一种加强患者安全管理的有效措施广泛用于临床，且效果显著。SBAR是现状（situation）、背景（background）、评估（assessment）、建议（recommendation）的英文首字母缩写，分别指当前发生什么（姓名、主要问题）、什么原因所致（诊断、入院情况、主要治疗、既往史、过敏史等）、我认为是什么问题（生命体征、最近实验室检验结果及其他定性定量资料、临床表现等）、怎样解决问题（建议及医嘱复述）的沟通程序，整个过程简明扼要。对于每一位检查的患者，若医护人员间沟通时均能采取统一的沟通模式，不仅能避免专业不同导致的交流障碍，提高危急情况下医护人员间交流的一致性和预见性，更能帮助护士快速、完整地了解患者的相关信息，使工作有章可循，避免盲目性与重复性。

（二）品质管理圈

日本石川馨博士于1962年提出品质管理圈（quality control circle，QCC）概念，简称"品管圈"，20世纪90年代被引入医院管理领域，目前广泛应用于新加坡、澳大利亚等70多个国家和地区的医院中，效果显著。QCC是指由同一部门的人员自动自发地进行品质管理活动，在自我启发与相互启发的原则下，QCC 小组成员应用品质管理各种统计手法作工具，以全员参与的方式对自己工作场所的质量管理品质进行分析，解决存在的问题，不断改善自己工作场所的活动。

QCC 是一种自下而上的管理模式，有利于全科人员共同建立质量改进的意识。在与传统管理模式的结合中，不仅能实现护理质量的持续改进，而且更有利于团队文化建设，提高自身职业价值。

持续提高和改进医院服务质量、打造医院品牌效应是医院管理永恒的主题。在医学影像学飞速发展的今天，影像科的服务质量也成为影响医院品质的重要因素之一。患者的配合程度、病情复杂情况等均有可能导致检查时间的延长、患者不良情绪增加，通过运用 QCC 管理模式，可以提升影像科的服务质量。

（三）PDCA 循环

患者对护理工作满意度指标是衡量护士临床护理服务质量的敏感结局指标之一。当今，如何运用科学的管理方法促进优质护理服务的持续开展，提高患者满意度和护理质量，显得尤为迫切和重要。

PDCA 循环是美国著名的质量管理专家休哈特博士首先提出的，爱德华兹·戴明采纳、宣传而获得普及，所以又称"戴明循环"。它是一个质量管理标准化、科学化的循环系统，是一个不断循环、不断提高、螺旋式上升的过程。采用 PDCA 循环工作方法进行研究、实施和总结，其主要内容是 4 个阶段、8 个步骤。4 个阶段为计划（plan）、实施（do）、检查（check）、处理（action）。8 个步骤如下：①分析现状，找出问题；②分析各种影响因素；③找出主要因素；④采取措施；⑤制订计划；⑥执行制订的计划；⑦检查结果；⑧标准化。

PDCA 循环是一种科学的管理方法，通过科学的管理，定期进行强化、动员、学习，对护士进行不定期考核，提高护士对优质护理服务的认知程度，强化其创优理念，使科室的护理质量逐步提升。PDCA 循环在优化护理人员的理念和行为，推进优质护理服务，提升患者的满意度方面起着明显的推动作用。

（四）临床路径

我国人口众多，人均收入水平低，卫生资源贫乏，患者医疗支付能力不强，这些都与高昂的医疗费用相矛盾。目前，疾病诊断相关分组（diagnosis related group，DRG）付费方法的实行，使得如何控制医疗费用和成本成为当今医药卫生体制改革的重要课题。

临床路径（clinical pathway，CP）最早起源于工业领域的"关键路径"，是美国杜邦公司为新建化工厂而提出的、用网络图制订计划的一种管理技术。CP 是一个需用科学手段进行系统管理的照顾模式，强调多专业的协调合作要有时间顺序性、能控制和改良品质、以服务对象为中心等。

对医院来说，实行 CP 可以帮助医院对资料进行归纳整理，规范诊疗流程，缩短患者平均住院日和降低医疗成本，提高医疗服务水平和患者满意度。对医务人员来说，CP 可帮助医务人员通过有计划的标准医疗和护理，减轻工作量，减少医疗差错，明确医生、护士以及相关人员的责任。对患者而言，患者通过 CP 了解住院中的治疗计划，可提高患者对自身疾病治疗的心理准备与自身管理意识，增进患者同医务人员的沟通；大致预计出院时间，帮助患者对费用进行预测；减少患者家属的护理陪护时间，减轻间接经济负担。

（五）护理质量督导

护理质量是指护理人员表现出的专业形象是否具有其特性，是否有助于护理对象生命质量的提高及提高护理工作的成效。随着医院管理年检查的不断深入，各医院围绕管理年主题，全面落实"质量、服务、安全、费用"相关工作，促进了医院对护理质量的督导。

传统的护理管理模式为"护理部主任—科护士长—病区护士长"三级质量管理模式。该管理模式在实施过程中，由于质量控制检查有明确的阶段性，科室易出现在检查前进行突击准备、检查后松懈的现象。为进一步完善护理管理检查与督导体系，建立健全护理质量环节管理过程中的检查、督导、评价、反馈及改进流程，真正将国家卫生健康委员会管理年要求的"查实、查严、查细、查全"落到实处，护理质量督导管理模式应运而生。该管理模式有助于提高各项护理管理质量。对质量检查合格率低的科室，从护士长和科室一级质量控制成员入手，对其进行针对性的指导，使科室一级质量监控有效运作，强化环节质量，控制力度。对出现的问题，专家组采取连续追踪、随机抽查的方式提高护士日常工作的自律性，达到护理质量持续改进的目的。专家组在医院护理管理委员会的领导下工作，由主管院领导直接负责，采取随机抽查的方式进行持续督导。此种工作模式具有可持续性、重点突出的特点，且易于发现护理管理问题，抽查结果相对客观、真实。督导结果直接反馈至护理部及院主管领导，可根据检查结果进行经济奖惩，起到了良好的激励作用。

（六）清单式管理

美国约克大学的布伦达·齐默曼和加拿大多伦多大学的肖洛姆·格鲁伯曼是两位专门研究复杂性科学的教授。他们提出了一种理论，即将世界的问题分为简单问题、复杂问题和极端复杂问题三类，根据不同问题将清单归为执行清单、核查清单、沟通清单三类。他们列举的编制清单注意要点非常值得借鉴参考，其内容如下。

（1）设定清晰的检查点。使用者在这些节点根据清单列出的项目执行检查程序。

（2）编制者需要在操作—确认、边读边做两种清单类型中做一个选择。在使用操作—确认清单的时候，团队成员先根据记忆和经验完成各自的操作，然后再一同确认是否都做好了。而在使用边读边做清单的时候，使用者一边念出检查项，一边进行检查。这种清单更像是菜谱，所以在编制新的清单时必须根据具体情况选择合适的类型。

（3）清单千万不能太长。有种说法，检查项目的数量应该在 5～9 项，因为人类工作记忆的容量也就这么大，但丹尼尔·布尔曼认为不必恪守这一法则。他说："我们要具体情况具体分析。在某些情况下你只有 20 秒的时间，但在其他情况下，你可能有几分钟。但是，如果在某个检查点的停留时间超过了 60～90 秒，使用者就会变得不耐烦，他们会偷工减料，跳过一些步骤，所以要尽量让清单做到简明扼要。"因此，应该把注意力放在那些一旦跳过就可能会造成严重威胁，但又常被人们忽视的步骤上。

（4）清单的用语要精练、准确，语言为使用者所熟悉的专业用语。

（5）清单的版式也很重要。检查项目的长度最好不要超过一页，不要排列得杂乱无章，也不要随便使用各种颜色，大小写字母要结合起来使用以便阅读。

护理工作繁杂细致，而且是执行治疗工作的直接环节，要确保护理工作准确执行到位，防止错误或失败的发生，进行清单管理是必然的发展趋势。编制护理清单时要考虑：①在编制操作清单的同时要具备操作的规范性；②确保护理清单关键要点的准确性，编制前要组织科室资深的护理人员详细探讨该项操作的技术水平，讨论出哪些是这项护理操作的关键点，避免出现护理清单漏项的情况；③清单投入临床使用过程中要不断改进、修订，无论多么细致的清单都需要接受现实的检验，就算是最简单的清单也需要不断改进。

清单不是流程，它不会把全部的操作步骤都列出来，而是只提醒人们那些最关键的步骤。清单也只是避免遗忘的工具，应对突发状况、复杂环境的始终是人，这个时候可能根本不会允许拿出清单逐条检查，所以清单不仅要写在纸上，而且更应该记在心上。

第二章 X线检查基本知识与护理

第一节　X线透视检查基本知识与护理常规

一、X线透视检查基本知识

（一）适应证

（1）肺部、胸膜、纵隔及心脏、大血管等的病变。

（2）四肢骨的骨折、脱位、炎症、结核、肿瘤。

（3）肢体软组织内或体腔内异物、食管及胃肠道内不透光异物的取出。

（4）胃肠道穿孔、肠梗阻等胃肠道疾病诊断。

（5）透视导向活组织检查标本取出。

（6）泌尿系统可显示结核、钙化、结石。

（7）不透光避孕环的位置、形态等。

（二）禁忌证

重度心力衰竭、休克、极度衰竭体弱者。

（三）检查流程

（1）门诊患者：检查申请单—交费—登记—检查。

（2）住院患者：检查申请单—计费—登记—检查。

（3）检查结束2小时后到自助报告机领取结果或通过互联网医院线上查看结果。

（四）检查程序

（1）仔细阅读检查申请单，认真核对患者科别、姓名、性别、年龄、ID号、检查部位、检查项目等，了解患者病史及检查要求。

（2）要求患者摘除体外金属和不透X线的物品，如发卡、金属饰物、膏药和敷料等。

（3）患者取站立或者卧位，注意X线防护，使用遮光器控制透视野。

（4）检查要全面、系统，可转动患者，进行多轴观察。

（5）透视结束后及时在检查单上做标记，尽可能地做出透视结果或给出意见。

（五）注意事项

（1）进行X线透视检查前，提醒患者除去检查部位体外金属和不透X线的异物，如发卡、金属饰物、膏药和敷料等，以免产生伪影遮盖病变部位，影响检查结果。

（2）告知患者尽量穿戴棉质、无任何金属配饰及宽松或穿脱方便的衣物。

（3）告知患者在进行检查时，要听从检查科室工作人员的吩咐，保持一定的检查姿势，不能自行变动。

（4）告知患者及其家属，在进行检查等候期间，检查室门上方的红灯亮时，说明室内正在曝光，请不要推门直接进入，防止射线外漏。

（5）告知患者及其家属，在非必须情况下不要进入检查室等候，防止不必要的电离辐射。

二、X线透视检查一般护理常规

（一）检查前的准备和护理

1.临床科室

（1）责任护士认真核对检查申请单，包括患者姓名、性别、年龄、ID号、检查部位及检查项目、既往病史及相关的病情，并与相关科室联系进行预约。检查单上应注明检查部位及相关的病情，为影像检查和诊断提供参考。

（2）责任护士告知患者检查的预约时间、检查地点、检查的基本流程。

（3）告知患者及其家属本次检查的目的和注意事项。

（4）对于妊娠的妇女，不建议进行X线透视检查；已终止妊娠或必须进行放射学检查者，须与医生沟通，并由患者及其家属签字确认后方可进行预约检查，并在预约检查前和检查时主动告知检查科室相关工作人员，同时出示患者及其家属签字确认单。

（5）对于带有引流管路的患者，在外出检查时应做好管路的评估并妥善固定好胃管、尿管和其他引流管，防止引流管路扭曲、受压、脱落。

（6）对于带有液体通路的患者，在外出检查时应暂时夹闭液体通路或减慢点滴速度，待检查结束、安全转运患者后按正常速度点滴。

2.检查科室

（1）患者评估。检查科室工作人员接到患者检查申请单时，应认真查看检查申请单，核对患者信息，包括姓名、性别、年龄、ID号、检查部位及检查项目。

（2）环境准备。调节室温至22～24℃，湿度为40%～60%，保持环境的清洁、整齐。

（3）健康宣教和心理指导。告知患者X线透视检查的目的、方法及注意事项，并指导患者完成检查中需要配合的姿势，以便消除患者的紧张、恐惧心理。

（4）去除金属异物。指导或者协助患者除去身体外的金属和其他不透X线的物品，以免产生伪影，影响诊断结果。

（5）对于带有引流管路的患者，X线透视检查前应做好管路的评估并妥善固定好胃管、尿管和其他引流管，防止引流管路扭曲、受压、脱落。

（6）对于带有液体通路的患者，X线透视检查前应暂时夹闭液体通路或减慢点滴速度，待检查结束、安全转运后按正常速度点滴。

（7）对于妊娠的妇女，不建议进行X线透视检查；已终止妊娠或必须进行放射学检查者，须与医生沟通，并由患者及其家属签字确认后方可进行X线透视检查。

（8）儿童进行X线透视检查前，应备好铅防护物品，对性腺进行铅防护保护。

（二）检查中的观察和护理

（1）再次核对患者信息，包括姓名、性别、年龄和检查部位。

（2）协助患者进检查室、上检查床、取合适体位，避免坠床，对于带有引流管的患者应注意妥善安置其引流管。

（3）X线透视检查过程中注意保暖，避免患者着凉。

（4）X线透视检查过程中，工作人员应通过观察窗或显示屏密切观察患者情况。

（三）检查后的宣教和护理

1. 检查科室

（1）再次核对患者信息，协助患者穿好衣物离开检查床。

（2）询问患者有无不适症状。

（3）患者离开检查室时，提醒患者及其家属带好随身物品。

（4）告知患者及其家属领取检查结果的时间及方式等。

（5）告知患者检查完成后无特殊饮食、饮水要求，按医嘱饮食即可。

（6）对于带有引流管路的患者，检查结束后，做好管路的评估并妥善固定好胃管、尿管和其他引流管，防止引流管路扭曲、受压、脱落。

（7）对于带有液体通路的患者，检查结束后，打开输液开关，根据具体情况调整点滴速度。

2. 临床科室

（1）患者检查完毕回到所在科室后，该检查无特殊要求，按照病房护理要求进行护理宣教和护理。

（2）对于带有引流管路的患者，外出检查回到病房后，责任护士应做好管路的评估，协助患者妥善固定好胃管、尿管或其他引流管，防止引流管路扭曲、受压、脱落。

（3）对于带有液体通路的患者，外出检查回到病房后，责任护士应根据患者输注液体不同调整输液速度。

第二节 X线摄片检查基本知识与护理常规

一、X线摄片检查基本知识

（一）适应证

（1）凡具有天然对比和能造成人工对比的组织或器官均适用，如胸部疾病、各种心脏病。

（2）急腹症（肠梗阻、胃肠道穿孔）。

（3）误服不透光的异物。

（4）骨骼系统疾病。

（5）泌尿系统结石。

（6）胆管结石。

（7）五官科疾病。

（二）禁忌证

一般无禁忌证，但危重症患者及大出血患者应先抢救，病情稳定后再行X线摄片检查。

（三）检查流程

（1）门诊患者：检查申请单—交费—登记—检查。

（2）住院患者：检查申请单—计费—登记—检查。

（3）检查结束2小时后到自助报告机领取结果或通过互联网医院线上查看结果。

（四）检查程序

（1）仔细阅读检查申请单，认真核对患者科别、姓名、性别、年龄、ID号、检查部位、检查项目等，了解患者病史及检查要求。

（2）告知患者除去体外金属和不透X线的体外物，如发卡、金属饰物、膏药和敷料等。

（3）协助患者上检查床，按照检查要求、检查部位安置患者体位。

（4）根据患者体型和所投照的部位选择曝光条件参数，进行X线摄片检查。

（5）摄片后医生对所摄X线片进行分析，得出诊断结论。

（6）所有资料均自动保存在PACS。

（五）注意事项

（1）进行X线摄片检查前，提醒患者应除去体外金属和不透X线的异物，如发卡、金属饰物、膏药和敷料等。

（2）告知患者尽量穿戴棉质、无任何金属配饰及宽松或穿脱方便的衣物。

（3）告知患者在进行检查时，要听从检查科室工作人员的吩咐，保持一定的检查姿势，不能自行变动。

（4）告知患者及其家属在进行 X 线摄片检查等候期间，检查室门上方的红灯亮时，说明室内正在曝光，不要推门直接进入，防止射线外漏。

（5）告知患者及其家属，在非必须情况下不要进入 X 线摄片检查室等候，防止不必要的电离辐射。

二、X 线摄片检查一般护理常规

（一）检查前的准备和护理

1. 临床科室

（1）责任护士认真核对检查申请单，包括患者姓名、性别、年龄、ID 号、检查部位及检查项目，并与相关科室联系进行预约。检查单上应注明检查部位及相关的病情，为影像检查和诊断提供参考。

（2）责任护士告知患者检查的预约时间、检查地点、检查的基本流程。

（3）告知患者及其家属 X 线摄片检查的注意事项。

（4）急危重症患者外出进行 X 线摄片检查时，需要医生和护士陪同，并做好陪同检查的相关准备工作（包括备好急救设备、急救药品和物品），确保外出转运中患者的安全。

（5）对于妊娠的妇女，不建议进行 X 线摄片检查；已终止妊娠或必须进行 X 线摄片检查者，须与医生沟通，并由患者及其家属签字确认后方可进行预约检查，并在预约检查前和检查时主动告知检查科室相关工作人员，同时出示患者及其家属签字确认单。

（6）对于新生儿、婴幼儿、多动症及弱智儿童，应遵医嘱在给予镇静及制动的情况下，由医生和护士陪同预约检查；对于入睡困难的患儿，必要时需在医生和护士监测的麻醉状态下进行预约检查。

（7）对于带有引流管路的患者，在外出做检查时应做好管路的评估并妥善固定好胃管、尿管和其他引流管，防止引流管路扭曲、受压、脱落。

（8）对于带有液体通路的患者，在外出做检查时应暂时夹闭液体通路或减慢点滴速度，待检查结束、安全转运后按正常速度点滴。

（9）对于带有石膏支架或金属固定支架的患者，责任护士要嘱咐患者及其家属，在检查前应事先告知检查人员。医生综合考虑患者的病情严重程度，必要时除去石膏、金属固定支架，以免产生伪影，影响检查结果。

2.检查科室

（1）患者的评估。检查科室工作人员应认真阅读检查申请单，核对患者信息，包括姓名、性别、年龄、ID号、检查部位及检查项目。

（2）环境准备。调节室温至 22～24 ℃，湿度为40%～60%，保持环境的清洁、整齐。

（3）健康宣教和心理指导。告知患者X线摄片检查的目的、方法及注意事项，并指导患者完成检查中需要配合的姿势，以便消除患者的紧张、恐惧心理。

（4）去除金属异物。指导或者协助患者除去身体外的金属和其他不透X线的物品，以免产生伪影，影响检查结果。

（5）对于带有引流管路的患者，X线摄片检查前应做好管路的评估并妥善固定好胃管、尿管和其他引流管，防止引流管路扭曲、受压、脱落。

（6）对于带有液体通路的患者，X线摄片检查前应暂时夹闭液体通路或减慢点滴速度，待检查结束、安全转运后按正常速度点滴。

（7）对于妊娠的妇女，不建议进行X线摄片检查；已终止妊娠或必须进行放射学检查者，须与医生沟通，并由患者及其家属签字确认后方可进行X线摄片检查。

（8）儿童进行X线摄片检查前，应备好铅防护物品，对性腺进行铅防护保护。

（二）检查中的观察和护理

（1）再次核对患者信息，包括姓名、性别、年龄和检查部位。

（2）协助患者进检查室、上检查床、取合适体位，避免坠床。对于带有引流管路的患者应注意妥善安置其引流管。

（3）X线摄片检查过程中注意保暖，避免患者着凉。

（4）X线摄片检查过程中，工作人员应通过观察窗或显示屏密切观察患者情况。

（5）对未检查部位进行铅防护保护。

（三）检查后的宣教和护理

（1）再次核对患者信息，协助患者穿好衣物离开检查床，询问患者有无不适症状。

（2）提醒患者及其家属带好随身物品后，离开检查室。

（3）告知患者及其家属领取检查结果的时间和地点等。

（4）告知患者此次X线摄片检查完成后，无特殊饮食、饮水要求，按医嘱饮食即可。

（5）对于带有引流管路的患者，X线摄片检查结束后，做好管路的评估并妥善固定好胃管、尿管和其他引流管，防止引流管路扭曲、受压、脱落。

（6）对于带有液体通路的患者，X线摄片检查结束后，打开输液开关，根据具体情况调整点滴速度。

第三节　X线造影检查基本知识与护理常规

X线造影是一种常用的X线检查方法，对于缺乏自然对比的结构和器官，将密度高于或低于该结构或器官的物质引入器官内或组织间隙，使之产生对比显影。

一、食管造影检查基本知识与护理常规

食管造影检查可以发现食管癌的特征性改变——食管黏膜的中断和破坏，此特征最重要，也是早期食管癌的典型表现。其他特征还有食管壁充盈缺损、龛影、软组织块影、食管腔狭窄，在透视下还可看到食管壁僵硬、蠕动缓慢等。

（一）食管造影检查基本知识

1.适应证

（1）吞咽不畅及吞咽困难需要明确诊断者。

（2）门静脉高压症，了解有无食道静脉曲张。

（3）食管憩室、良性狭窄、炎症、贲门失弛缓症、食管裂孔疝、食管异物等。

（4）食管、咽部肿瘤或异物感。

（5）观察食管周围病变与食管的关系。

（6）了解纵隔肿瘤、甲状腺肿块、心血管疾病所致的食管外压性或牵拉性改变。

2.禁忌证

（1）食管气管瘘。

（2）肠梗阻。

（3）胃肠道穿孔。

（4）急性消化道出血。

（5）腐蚀性食管炎的急性期。

（6）心功能不全、重度衰竭者。

3.检查流程

（1）门诊患者：检查申请单—交费—登记—检查。

（2）住院患者：检查申请单—计费—登记—检查。

（3）检查结束24小时后到自助报告机领取结果或通过互联网医院线上查看结果。

4.检查程序

（1）仔细阅读检查申请单，认真核对患者科别、姓名、性别、年龄、ID号、部位、检查项目等，了解患者病史及检查要求。

（2）告知患者除去体外金属和不透X线的异物，如发卡、金属饰物、膏药和敷

料等。

（3）按病情及检查要求调成不同黏稠度的对比剂，根据患者吞咽困难程度，给予不同黏稠度及剂量的钡剂（或者服用碘对比剂）。

（4）以透视为主，辅以适当的摄片。

（5）站立位，服一口钡剂，观察吞咽动作是否正常、双侧梨状窝是否对称。

（6）右前斜位，跟随钡剂行走，逐段观察食管充盈扩张及收缩排空情况。

（7）左前斜位及正位观察，边做边观察各段食管是否正常，并点出食管钡剂充盈像及黏膜像，发现病变部位或可以在病变处局部点片。

5. 注意事项

（1）进行 X 线造影检查前，提醒患者除去检查部位体外金属和不透 X 线的异物，如发卡、金属饰物、膏药和敷料等，以免遮盖病变部位，影响检查结果。

（2）告知患者尽量穿戴棉质、无任何金属配饰及宽松或穿脱方便的衣物。

（3）告知患者在进行检查时，要听从检查科室工作人员的吩咐，保持一定的检查姿势，不能自行变动。

（4）告知患者及其家属，在进行检查等候期间，检查室门上方的红灯亮时，说明室内正在曝光，不要推门直接进入，防止射线外漏。

（5）告知患者及其家属，在非必须情况下不要进入检查室等候，防止不必要的电离辐射。

（二）食管造影检查护理常规

1. 检查前的准备和护理

（1）临床科室

①责任护士认真核对检查申请单，包括患者姓名、性别、年龄、ID 号、检查部位及检查项目，检查单上应注明检查部位及相关的病情，为影像检查和诊断提供参考。

②责任护士应了解患者是否还有其他检查项目，应将 X 线造影检查安排在其他（B 超、CT）检查之后，并与相关科室联系，进行预约。

③责任护士告知患者检查的预约时间、检查地点、检查的基本流程。

④告知患者及其家属本次检查的注意事项。

⑤对于妊娠的妇女，不建议进行 X 线造影检查；已终止妊娠或必须进行 X 线造影检查者，须与医生沟通，并由患者及其家属签字确认后方可进行预约检查，并在预约检查时和检查前主动告知检查科室相关工作人员，同时出示患者及其家属签字确认单。

⑥对于带有引流管路的患者，在外出进行 X 线造影检查时，应做好管路的评估并妥善固定好胃管、尿管和其他引流管，防止引流管路扭曲、受压、脱落。

⑦对于带有液体通路的患者，在外出进行 X 线造影检查时，应暂时夹闭液体通路或减慢点滴速度，待检查结束、安全转运后按正常速度点滴。

⑧消化道准备。责任护士告知患者及其家属，检查前需要空腹；检查前 1 天晚上 8 点以后不要进食，可饮水；检查当天早晨不吃不喝，利于检查结果准确。

（2）检查科室

①患者的评估。仔细阅读检查申请单，核对患者信息，查看检查部位、检查方式；询问患者病史，评估患者病情，根据患者的吞咽困难程度，配置不同剂量和黏稠度的钡剂。对怀疑脊柱骨折（尤其是颈椎骨折）的患者，搬动时应特别注意防止脱位。

②消化道准备。询问患者是否遵守检查要求，即检查前 1 天晚上 8 点以后不要进食，可饮水；检查当天早晨不吃不喝。食管内食物潴留较多时检查前尽量抽出；做低张双对比造影，要备好平滑肌松弛剂，如山莨菪碱 10 ～ 20 mg 或 0.5 ～ 1.0 mg 的阿托品等。

③环境准备。调节室温至 22 ～ 24 ℃，湿度为 40% ～ 60%，保持环境的清洁、整齐，冬季注意保暖。

④健康宣教和心理指导。加强沟通，告知患者检查的目的、过程、注意事项及配合技巧，听医生的指令。向患者介绍对比剂（钡剂为白色，略带香味；碘剂无色透明，略带甜味），检查时先嘱咐患者口含一口对比剂，在医生的指令下嘱咐患者一口咽下，同时进行摄片。口腔内的钡剂量不宜过多，以免吞咽时呛咳；也不宜过少，以免不能充分充盈食管黏膜。吞咽对比剂时，尽量保持头后仰，且保持头部不动，以保证检查质量。摄片并观察患者的吞咽动作、双侧梨状窝和食管上段扩张是否正常；继而随着对比剂的走行，观察对比剂通过食管全长是否通畅、食管壁扩张及收缩情况、对比剂通过后的黏膜情况。

⑤急救用品的准备。准备急救车、急救药品、氧气筒、血压计、心电监护仪等，并对其进行定期检查，确保用品处于完好状态。

⑥衣物准备。患者检查前，去除衣物上的金属物件及高密度伪影衣物或更换检查衣物，以防止伪影产生。

⑦对比剂准备，如医用硫酸钡。若疑似气管食管瘘者，宜用碘或碘油做对比剂。

⑧对于碘对比剂造影的患者，检查前评估患者有无碘对比剂使用的禁忌证，让患者签署知情同意书。

2. 检查中的观察和护理

（1）信息核对。再次核对患者姓名、性别、年龄和 ID 号，以及检查申请单信息。

（2）协助患者进入机房，嘱其取站立位，后背紧贴检查床，必要时用约束带固定患者，以免检查床转动时患者跌倒。对于带有引流管路的患者，应注意妥善固定引流管，以免管路脱出。

（3）将准备好的对比剂放置于固定架上，方便患者取用。告知患者检查中听医生指令。

（4）先做胸腹常规透视，排除胃肠道穿孔及肠梗阻等并发症。

（5）再次告知患者检查中的注意事项。

（6）根据患者病情采用不同体位，嘱咐患者在医生的指令下吞服对比剂。

（7）检查中，工作人员通过观察窗口注意观察患者的反应。

3. 检查后的宣教和护理

（1）检查科室

①信息核对：检查完毕，再次核对患者姓名、性别、年龄和 ID 号，以及检查申请单信息。

②检查完毕，协助患者清洁口腔，嘱咐患者多饮水，多食用富含高纤维的食物，以加速钡剂的排泄。

③告知患者次日大便颜色为白色，以免引起患者紧张。如出现排便困难可使用缓泻剂或灌肠促进排便。

④观察碘对比剂造影者有无不良反应。

⑤协助患者穿好衣物离开检查床，询问患者有无不适症状。

⑥提醒患者及其家属带好随身物品，离开检查室。

⑦告知患者及其家属领取检查结果的时间和地点等。

（2）临床科室

①患者外出检查回到所在科室后，责任护士应嘱咐患者多食用高纤维食物，促进钡剂排泄。

②告知患者该检查后近几天大便颜色为白色，为正常现象。

③对于带引流管路外出检查完毕回到病房的患者，责任护士要对其引流管进行评估，并协助患者妥善固定引流管。

④其他按病房患者护理常规进行。

二、胃及十二指肠造影检查基本知识与护理常规

胃及十二指肠造影检查即口服一定量的硫酸钡混悬液，自吞咽动作开始对食管、胃及十二指肠、空肠上端逐一进行检查。该检查可显示消化管的位置、形态、黏膜皱襞、运动、排空等形态与功能状况及与邻近器官的关系。

（一）胃及十二指肠造影检查基本知识

1. 适应证

（1）起源于黏膜的胃肠道病变。胃、十二指肠方面的病变，如炎症、溃疡、肿瘤等。

（2）源于黏膜下的病变，主要是间质性良性肿瘤、恶性肿瘤。

（3）先天性胃肠道异常者。

（4）腹膜的病变，如腹膜结核、肠粘连。

（5）腹部肿块需确定与胃肠道的关系。

2. 禁忌证

（1）急性胃肠道穿孔、急性胃肠炎。

（2）急性消化道大出血（呕血、黑便），应在大出血停止后 2 周（最短不少于 1 周）才能进行此项检查。

（3）急性肠梗阻。

（4）一般身体状况极差的患者，宜慎重考虑。

3. 检查流程

（1）门诊患者：检查申请单—交费—登记—检查。

（2）住院患者：检查申请单—计费—登记—检查。

（3）检查结束 24 小时后到自助报告机领取结果或通过互联网医院线上查看结果。

4. 检查程序

（1）信息查对。仔细阅读检查申请单，认真核对患者科别、姓名、性别、年龄、ID 号、检查部位、检查项目等，了解患者病史及检查要求。

（2）告知患者除去体外金属和不透 X 线的异物，如发卡、金属饰物、膏药和敷料等。

（3）胸腹部做常规透视检查，排除胃肠道穿孔及肠梗阻等并发症。

（4）口服钡剂，透视观察钡剂通过食管及贲门，注意贲门扩张是否正常及有无钡剂分流。

（5）俯卧位显示胃窦和胃体部黏膜。

（6）摄片后，服钡剂 100～150 ml，俯卧位下观察胃和窦部充盈相、十二指肠球部降部充盈和收缩时的形态，仰卧位下观察十二指肠圈。

（7）恢复立位检查，再服 200 ml 钡剂，观察钡剂通过贲门的情况、胃底胃泡形态，胃体、胃窦充盈情况，胃壁、十二指肠球、十二指肠圈情况等。

5. 注意事项

（1）告知患者检查前 2～3 天不应服重金属类药物，如钙剂、铁剂等。

（2）告知患者胃酸过多者给予中和剂；胃内潴留液多时应抽去胃液；为清除胃黏液，可服蛋白分解酶，亦可用 1% 碳酸氢钠溶液进行冲洗。

（3）告知患者检查前一天要特别注意饮食，以清淡为主，晚饭后禁水禁食 8 小时以上。

（4）告知患者检查前要放松心情，吞食的钡剂在体内不会被吸收，也不会对健康造成影响，检查后 1～2 天会随大便排出，为白色粪便，不必紧张。

（5）有消化道出血者，等到出血症状停止后再做此检查。

（二）胃及十二指肠造影检查护理常规

1. 检查前的准备和护理

（1）临床科室

①责任护士认真核对检查申请单，包括患者姓名、性别、年龄、ID 号、检查部位及检查项目，检查单上应注明患者相关的病情，为影像医生诊断提供参考。

②责任护士应了解患者是否还有其他检查项目，应将 Ｘ线造影检查安排在其他检查（B 超、CT）之后，并与相关科室联系进行预约。

③责任护士告知患者检查的预约时间、检查地点、检查的基本流程。

④告知患者及其家属本次检查的注意事项。

⑤对于妊娠的妇女，不建议进行 Ｘ线胃及十二指肠造影检查；已终止妊娠或必须进行该检查者，须与医生沟通，并由患者及其家属签字确认后方可进行预约检查，并在预约检查时和检查前主动告知检查科室相关工作人员，同时出示患者及其家属签字确认单。

⑥对于带有引流管路的患者，在外出进行 Ｘ线胃及十二指肠造影检查时，应做好管路的评估并妥善固定好胃管、尿管和其他引流管，防止引流管路扭曲、受压、脱落。

⑦对于带有液体通路的患者，在外出进行 Ｘ线胃及十二指肠造影检查时，应暂时夹闭液体通路或减慢点滴速度，待检查结束、安全转运后按正常速度点滴。

⑧消化道准备。责任护士告知患者及其家属，检查前 1 天不宜多吃纤维类和不易消化的食物；检查前三天，禁止服用含铁、碘、钠、铋、银等影响胃肠道功能和不透 Ｘ线的药物；检查前一天晚餐食用少渣、不易产气的食物。空腹潴留物较多的患者禁食期还需延长或者检查前将潴留物抽出；胃内潴留物较多的幽门梗阻患者应洗胃，抽尽胃内容物，检查前禁饮食 6～12 小时。

（2）检查科室

①信息查对。仔细阅读检查申请单，认真核对患者姓名、性别、年龄等，了解其病史及检查要求。

②患者评估。认真阅读检查申请单，询问患者病史，评估患者病情，根据患者的吞咽困难程度，配置不同剂量和黏稠度的钡剂。对怀疑脊柱骨折（尤其是颈椎骨折）的患者，搬动时应特别注意防止脱位。

③协助患者上下检查床，让患者处于适宜检查的舒适位置。

④环境准备。调节室温至 22 ~ 24 ℃，湿度为 40% ~ 60%，保持环境的清洁、整齐，冬季注意保暖。

⑤健康宣教与心理指导。加强沟通，告知患者检查的目的、过程、注意事项及配合技巧。向患者介绍对比剂：钡剂为白色，略带香味；碘剂无色透明，略带甜味。检查时，患者在医生的指令下吞服钡剂，可能会出现恶心、呕吐。在检查过程中会出现体位改变，如有不适及时告诉医务人员。

⑥急救用品的准备。准备急救车、急救药品、氧气筒、血压计、心电监护仪等，并对其进行定期检查，确保用品处于完好状态。

⑦衣物准备。患者检查前，去除衣物上的金属物件及高密度伪影衣物或更换检查衣物，以防止伪影产生。

⑧对比剂准备，如准备医用硫酸钡。调制钡剂，钡水比为 1 ： 5，调成糊状，总量 60 ~ 100 ml。

⑨告知患者检查过程及配合注意事项，听医生指令。患者取立位，口含钡剂，分次咽下，分别于左右前斜位透视观察食管充盈像及双对比像并摄片。将检查床转至水平位，患者在床上由左向右翻滚 2 ~ 3 圈，然后取正仰卧位，使钡剂在胃表面形成良好涂抹。

⑩对于碘对比剂造影的患者，检查前评估患者有无碘对比剂使用的禁忌证，让患者签署知情同意书。

2. 检查中的观察和护理

（1）信息查对。再次仔细阅读检查申请单，认真核对患者姓名、性别、年龄等，了解患者病史及检查要求。

（2）体位准备。协助患者进入检查间，让患者背靠于检查床，双手交叉上举拉住固定环，用约束带固定患者。有引流管路的应妥善固定，防止牵拉、脱落等。

（3）告知患者为了能清晰显示病灶，检查中可能需要多次变换体位。

（4）将钡剂放置在固定架上，便于患者取用，告知患者检查中听医生指令进行检查。

（5）常规先行胸腹部透视，如发现胃内有大量潴留液时，造影前用胃管抽出或口服甲氧氯普胺 20 mg，待右侧卧位 2 小时排出潴留液后再行检查。

（6）检查中，工作人员通过观察口密切观察患者反应，防止患者体位改变引起不适或者坠床。

3. 检查后的宣教和护理

（1）检查完毕后协助患者清洁口腔，让患者漱口。

（2）嘱患者多饮水，促进钡剂的排泄。

（3）告知患者大便颜色为白色，不必紧张。

（4）观察碘对比剂造影者有无不良反应。

三、下消化道造影检查基本知识与护理常规

下消化道是由小肠（空肠、回肠）、结肠和直肠组成。下消化道造影检查就是钡剂灌肠检查，是 X 线造影检查中常见的一种检查方法，操作简便、安全。在影像设备与诊断手段迅速发展的当下，仍不失为一种具有较大诊断意义的检查方法。具体方法是先从肛门注入稀释钡剂，然后再打入少量气体，使得直肠、全部结肠及盲肠显影。该检查可以用于检查大肠的各种病变。

（一）下消化道造影基本知识

1. 适应证

（1）胃肠道出血怀疑来自小肠。

（2）不明原因的腹痛、腹胀和腹泻。

（3）怀疑有小肠炎症和肿瘤。

2. 禁忌证

（1）胃肠道穿孔。

（2）急性胃肠道出血。

（3）小肠完全梗阻。

3. 检查流程

（1）门诊患者：检查申请单—交费—登记—检查。

（2）住院患者：检查申请单—计费—登记—检查。

（3）检查结束 24 小时后到自助报告机领取结果或通过互联网医院线上查看结果。

4. 检查程序

（1）仔细阅读检查申请单，认真核对患者科别、姓名、性别、年龄、ID 号、检查部位、检查项目等，了解患者病史及检查要求。

（2）告知患者摘除体外金属和不透 X 线的体外物，如发卡、金属饰物、膏药和敷料等。

（3）患者取站立或者卧位，注意做好 X 线防护。

（4）检查要全面、系统地进行，可转动患者，点片进行多轴位观察。

（5）造影结束后及时在申请单上做标记，尽可能做出造影结果或意见。

（6）钡剂采用 40%～50% 浓度的硫酸钡悬浊液。

5. 注意事项

（1）患者进行 X 线下消化道造影检查前，应除去检查部位体外金属和不透 X 线的体外物，如发卡、金属饰物、膏药和敷料等，以免遮盖病变部位，影响检查结果。

（2）告知患者尽量穿戴棉质、无任何金属配饰及宽松或穿脱方便的衣物。

（3）告知患者在进行检查时，要听从检查科室工作人员的吩咐，保持一定的检查姿势，不能自行变动。

（4）告知患者及其家属，在进行检查等候期间，检查室门上方的红灯亮时，说明室内正在曝光，请不要推门直接进入，防止射线外漏。

（5）告知患者及其家属，在非必须情况下不要进入检查室等候，防止不必要的电离辐射。

（二）下消化道造影护理常规

1. 检查前的准备和护理

（1）临床科室

①责任护士认真核对检查申请单，包括患者姓名、性别、年龄、ID 号、检查部位及检查项目、既往病史及相关的病情，并与相关科室联系进行预约。检查单上应注明患者的检查部位及相关的病情，为影像检查和诊断提供参考。

②责任护士告知患者检查的预约时间、检查地点、检查的基本流程。

③告知患者及其家属本次检查的注意事项。

④对于妊娠的妇女，不建议进行 X 线下消化道造影检查；已终止妊娠或必须进行 X 线下消化道造影检查者，须与医生沟通，并由患者及其家属签字确认后方可进行预约检查，并在预约检查时和检查前主动告知检查科室相关工作人员，同时出示患者及其家属签字确认单。

⑤消化道准备。检查前禁饮食 6～12 小时；检查前一晚根据临床医师医嘱使用肠道清洁药物，清洁肠道或灌肠清洁。

（2）检查科室

①信息查对。仔细阅读检查申请单，认真核对患者姓名、性别、年龄等，了解病史及检查要求。

②患者评估。认真阅读检查申请单，询问患者病史，评估患者病情，根据患者的检查部位，配置不同剂量和黏稠度的钡剂。对怀疑脊柱骨折（尤其是颈椎骨折）的患者，搬动时应特别注意防止脱位。

③衣物准备。提醒患者检查前去除衣服上的金属物件及高密度伪影的衣物或更换

检查衣物，防止伪影的产生。

④对比剂准备。40% ～ 50% 浓度的硫酸钡悬浊液 300 ～ 600 ml。

⑤口服钡剂下消化道造影检查通常在上消化道造影后，立即让患者口服 300 ml 左右稀释钡剂，使小肠完全充盈。单纯口服钡剂下消化道造影，则需口服 600 ml 稀释钡剂。

⑥环境准备。调节室温至 22 ～ 24 ℃，湿度为 40% ～ 60%，保持环境的清洁、整齐，冬季注意保暖。

⑦健康宣教与心理指导。加强沟通，告知患者检查的目的、过程、注意事项及配合技巧。向患者介绍对比剂：钡剂白色，略带香味；碘剂无色透明，略带甜味。检查时，患者在医生的指令下吞服钡剂，可能会出现恶心、呕吐。在检查过程中会出现体位改变，如有不适及时告诉医务人员。

⑧急救用品的准备。准备急救车、急救药品、氧气筒、血压计、心电监护仪等，并对其进行定期检查，确保用品处于完好状态。

⑨对于碘对比剂造影的患者，检查前评估患者有无碘对比剂使用的禁忌证，让患者签署知情同意书。

2. 检查中的观察和护理

（1）信息查对。再次仔细阅读检查申请单，认真核对患者姓名、性别、年龄等，了解患者病史及检查要求。

（2）体位准备。协助患者进入检查间，让患者背靠于检查床，双手交叉上举拉住固定环，用约束带固定患者。带有引流管路的应妥善固定，防止牵拉、脱落等。

（3）将钡剂放置在固定架上，便于患者取用，告知患者检查中听医生指令进行检查。

（4）常规先行胸腹部透视，排除胃肠道穿孔及肠梗阻等并发症。

（5）检查中，工作人员通过观察窗口密切观察患者反应，防止患者体位改变引起不适或者坠床。

3. 检查后的宣教和护理

（1）再次核对患者信息，询问患者有无不适症状。

（2）检查结束后，协助患者清洁口腔，漱口。

（3）告知患者多饮水，食用含粗纤维的食物，2 ～ 7 天排出大便为白色属于正常现象；嘱患者自行排便，便秘者可使用缓泻剂协助排便。

（4）提醒患者及其家属带好随身物品，离开检查室。

（5）告知患者及其家属领取检查结果的时间和方法等。

四、全消化道造影检查基本知识与护理常规

全消化道造影检查是指食道、胃及小肠、结肠至直肠进行的钡餐造影检查。消化道包括食管、胃、小肠及大肠，均由软组织构成，缺乏自然对比，故普通 X 线检查效果不佳。造影检查能够显示消化道病变的形态及功能改变，同时也可反映消化道外某些病变的范围与性质，临床应用广泛，常用于诊断各种消化道疾病，如先天畸形炎症、肿瘤等。消化道造影分为普通硫酸钡造影、双重气钡造影和气钡造影三种。

（一）全消化道造影检查基本知识

1.适应证

（1）观察消化道先天性畸形、慢性炎症、异物、肿瘤并了解其功能状态。

（2）小肠和结肠肿瘤的诊断。

（3）临床怀疑小肠不完全性梗阻病变。

（4）消化道不明原因出血性病变。

（5）炎性病变（结核或局限性肠炎）。

（6）小肠不完全性梗阻。

（7）了解门静脉高压患者有无食管静脉曲张及其程度。

（8）胰头或壶腹部肿瘤。

（9）消化道手术后复查或放疗、化疗后随访复查。

2.禁忌证

（1）食管、胃肠道穿孔或食管气管瘘、食管纵隔瘘。

（2）严重的吞咽困难及肠梗阻。

（3）食管镜下活检后 5 天内宜慎用。

（4）消化道急性炎症、急性出血。

（5）不能合作者或体质差难以接受检查者。

（6）对抗胆碱药物山莨菪碱有禁忌证者，如脑出血急性期及青光眼患者。

3.检查流程

（1）门诊患者：检查申请单—交费—登记—检查。

（2）住院患者：检查申请单—计费—登记—检查。

（3）检查结束 24 小时后到自助报告机领取结果或通过互联网医院线上查看结果。

4.检查程序

（1）仔细阅读检查申请单，认真核对患者科别、姓名、性别、年龄、ID 号、检查部位、检查项目等，了解患者病史及检查要求。

（2）告知患者检查前除去体外金属和不透 X 线的异物，如发卡、金属饰物、膏

药和敷料等。

（3）立位嘱患者服用对比剂 50 ～ 100 ml 透视下观察食管及胃，后改卧位嘱患者转动体位观察胃及十二指肠，开始进行间隔 0.5 ～ 1 小时的透视检查，顺序观察小肠各段，直至对比剂充盈回肠末端，到达盲肠、升结肠、降结肠、乙状结肠、直肠为止。

5. 注意事项

（1）患者进行 X 线造影检查前，应除去检查部位体外金属和不透 X 线的异物，如发卡、金属饰物、膏药和敷料等，以免遮盖病变部位，影响检查结果。

（2）告知患者尽量穿戴棉质、无任何金属配饰及宽松或穿脱方便的衣物。

（3）告知患者在进行检查时，要听从检查科室工作人员的吩咐，保持一定的检查姿势，不能自行变动。

（4）告知患者及其家属，在进行 X 线造影检查等候期间，检查室门上方的红灯亮时，说明室内正在曝光，不要推门直接进入，防止射线外漏。

（5）告知患者及其家属，在非必要情况下不要进入 X 线造影检查室等候，防止不必要的电离辐射。

（二）全消化道造影检查护理常规

1. 检查的准备和护理

（1）临床科室

①责任护士认真核对检查申请单，包括患者姓名、性别、年龄、ID 号、检查部位、检查项目、既往病史及相关的病情，并与相关科室联系进行预约。检查单上应注明患者的检查部位及相关的病情，为影像检查和诊断提供参考。

②责任护士告知患者检查的预约时间、检查地点、检查的基本流程。

③告知患者及其家属本次检查的注意事项。

④对于育龄妇女和妊娠的妇女，不建议进行全消化道造影检查；已决定终止妊娠或必须进行放射学检查者，须与医生沟通，并由患者及其家属签字确认后方可进行预约检查，并在预约检查时和检查前主动告知检查科室相关工作人员，同时出示患者及其家属签字确认单。

（2）检查科室

①信息查对。仔细阅读检查申请单，认真核对患者姓名、性别、年龄等，了解患者病史及检查要求。

②患者评估。认真阅读检查申请单，询问患者病史，评估患者病情，根据患者的吞咽困难程度，配置不同剂量和黏稠度的钡剂。对怀疑脊柱骨折（尤其是颈椎骨折）的患者，搬动时应特别注意防止脱位。

③协助患者上下检查床，让患者处于适宜检查的舒适位置。

④环境准备。调节室温至 22 ～ 24 ℃，湿度为 40% ～ 60%，保持环境的清洁、整齐，冬季注意保暖。

⑤健康宣教与心理指导。加强沟通，告知患者检查的目的、过程、注意事项及配合技巧。向患者介绍对比剂：钡剂为白色，略带香味；碘剂无色透明，略带甜味。检查时在医生的指令下吞服钡剂，可能会出现恶心、呕吐。在检查过程中，会出现体位改变，如有不适及时告诉医务人员。

⑥急救用品的准备。准备急救车、急救药品、氧气筒、血压计、心电监护仪等，并对其进行定期检查，确保用品处于完好状态。

⑦衣物准备。患者检查前，去除衣物上的金属物件及高密度伪影衣物或更换检查衣物，以防止伪影产生。

⑧对比剂准备，如医用硫酸钡。调制钡剂，钡水比1：5，调成糊状，总量60 ～ 100 ml。

⑨告知患者检查过程及配合注意事项，听医生指令。患者取立位，口含钡剂，分次咽下，分别于左右前斜位透视观察食管充盈像及双对比像，并摄片将检查床转至水平位；患者在床上由左向右翻滚2 ～ 3 圈，然后取正仰卧位，使钡剂在胃表面形成良好涂抹。

⑩对于碘对比剂造影的患者，检查前评估患者有无碘对比剂使用的禁忌证，让患者签署知情同意书。

2. 检查中的观察和护理

（1）信息查对。再次仔细阅读检查申请单，认真核对患者姓名、性别、年龄等，了解患者病史及检查要求。

（2）体位准备。协助患者进入检查间，让患者背靠于检查床，双手交叉上举拉住固定环，用约束带固定患者。带有引流管路的应妥善固定，防止牵拉、脱落等。

（3）将钡剂放置在固定架上，便于患者取用，告知患者检查中听医生指令进行检查。

（4）常规先行胸腹部透视，排除胃肠道穿孔及肠梗阻等并发症。

（5）检查中工作人员通过观察窗口密切观察患者反应，防止患者体位改变引起不适或者坠床。

3. 检查后的宣教和护理

（1）信息核对。检查完毕，再次核对患者姓名、性别、年龄和 ID 号，以及检查申请单信息。

（2）检查完毕，协助患者清洁口腔，嘱咐患者多饮水，多食用富含高纤维的食物，以加速钡剂的排泄。

（3）告知患者次日大便颜色为白色，以免引起患者紧张，如出现排便困难可使用缓泻剂或灌肠促进排便。

（4）对碘对比剂造影者，观察有无不良反应。

（5）协助患者穿好衣物离开检查床，询问患者有无不适症状。

（6）提醒患者及其家属带好随身物品，离开检查室。

（7）告知患者及其家属领取检查结果的时间和地点等。

五、静脉肾盂造影检查基本知识与护理常规

静脉肾盂造影检查又称为分泌性肾盂造影检查或排泄性肾盂造影检查，是将对比剂经静脉注入人体后，经肾脏排泄至肾盂和肾盏内，从而使肾盂、肾盏、输尿管及膀胱显影的一种检查方法。

（一）静脉肾盂造影检查基本知识

1. 适应证

（1）肾及输尿管结石。

（2）不明原因的血尿或脓尿。

（3）肾脏及输尿管先天畸形，如异位肾、双肾盂双输尿管畸形。

（4）泌尿系统肿瘤，如肾癌、膀胱癌。

（5）结核，如肾结核、输尿管结核。

（6）尿路损伤。

（7）腹膜后肿瘤的鉴别，了解腹膜后肿块与泌尿系统的关系。

（8）肾性高血压的筛选检查。

2. 禁忌证

（1）肝、肾功能严重受损者。

（2）全身情况严重衰竭者，包括高热、严重心血管疾病。

（3）对碘过敏及甲状腺功能亢进者。

（4）严重血尿和肾绞痛发作者。

（5）急性尿路感染者。

（6）妊娠。

（7）严重的心血管疾病及肝功能不良。

3. 检查流程

（1）门诊患者：检查申请单—交费—登记—检查。

（2）住院患者：检查申请单—计费—登记—检查。

（3）检查结束 24 小时后到自助报告机领取结果或通过互联网医院线上查看结果。

4. 检查程序

（1）检查前 1 天晚上做好尿路准备。

（2）仔细阅读检查申请单，认真核对患者科别、姓名、性别、年龄、ID 号、检查部位、检查项目等，了解患者病史及检查要求。

（3）询问患者有无碘对比剂使用的禁忌证，让患者签署知情同意书。

（4）告知患者检查前除去体外金属和不透 X 线的异物，如发卡、金属饰物、膏药和敷料等。

（5）常规拍腹部仰卧位平片。

（6）准备好腹部压迫带、静脉注射对比剂，同时腹部加压。

（7）注射完后保留静脉通道并开始计时，分别于 15 分钟、25 分钟、35 分钟拍片，尤其注意拍肾区。

（8）解压后马上再拍腹部仰卧位平片。

5. 注意事项

（1）患者进行静脉肾盂造影检查前，除去检查部位体外金属和不透 X 线的异物，如发卡、金属饰物、膏药和敷料等，以免遮盖病变部位，影响检查结果。

（2）告知患者尽量穿戴棉质、无任何金属配饰及宽松或穿脱方便的衣物。

（3）告知患者在进行检查时，要听从检查科室工作人员的吩咐，保持一定的检查姿势，不能自行变动。

（4）告知患者及其家属，在进行检查等候期间，检查室门上方的红灯亮时，说明室内正在曝光，请不要推门直接进入，防止射线外漏。

（5）告知患者及其家属，在非必须情况下不要进入检查室等候，防止不必要的电离辐射。

（二）静脉肾盂造影检查护理常规

1. 检查前的准备和护理

（1）临床科室

①责任护士认真核对检查申请单，包括患者姓名、性别、年龄、ID 号、检查部位、检查项目、既往病史及相关的病情，并与相关科室联系进行预约。检查单上应注明患者的检查部位及相关的病情，为影像检查和诊断提供参考。

②责任护士告知患者检查的预约时间、检查地点、检查的基本流程。

③告知患者及其家属本次检查的注意事项。

④对于妊娠和育龄妇女，责任护士告知其进行静脉肾盂造影检查对胎儿的影响。已决定终止妊娠或必须进行该检查者，须与医生沟通，并由患者及其家属签字确认后

方可进行预约检查，并在预约检查时和检查前主动告知检查科室相关工作人员，同时出示患者和家属签字确认单。

（2）检查科室

①信息查对。仔细阅读检查申请单，认真核对患者姓名、性别、年龄等，了解患者病史及检查要求。

②患者评估。认真阅读检查申请单，询问患者病史，评估患者病情，了解患者有无碘对比剂使用的禁忌证，让患者签署知情同意书。

③消化道准备。告知患者检查前3天禁止食用易产气的食物，如牛奶、豆制品、面食、糖类等；禁服钡剂、碘剂、含钙或重金属的药物；检查前一晚口服甘露醇500 ml，将肠道内的残渣排出，清洁肠道；造影前12小时内禁食和控制饮水，以防发生呕吐等不良反应导致窒息；检查当日早晨禁饮食，多走动，少讲话，利于气体的排出；造影前需排空膀胱。

④环境准备。调节室温至22～24 ℃，湿度为40%～60%，保持环境的清洁、整齐，冬季注意保暖。

⑤心理准备及健康教育。加强沟通，告知患者检查的目的、过程、注意事项及配合技巧。

⑥对比剂准备。非离子型对比剂，成人用量一般为20 ml，少数肥胖者可用40 ml，儿童剂量以0.5～1.0 ml/kg计算，6岁以上即可用成人量。

⑦急救用品的准备。准备急救车、急救药品、氧气筒、血压计、心电监护仪等，并对其进行定期检查，确保用品处于完好状态。

⑧衣物准备。患者应在检查前去除衣服上的金属物件及高密度伪影的衣物或更换检查衣物，防止伪影的产生。

⑨先行腹部透视，如发现肠腔内潴留物较多，应做灌肠清洁，促进肠内粪便或气体排出。

2. 检查中的观察和护理

（1）信息查对。再次核对患者信息，包括姓名、性别、年龄、ID号、检查部位和要求。

（2）协助患者进入机房，取仰卧位，暴露腹部，造影前先摄取尿路平片来进行对比。

（3）向患者介绍检查过程，以取得患者配合。选择肘静脉，常规消毒右侧肘部，留置静脉留置针。

（4）在两侧腹直肌外缘加压，压迫输尿管，减缓对比剂进入膀胱。静脉注射对比剂，注射过程严密观察患者反应，如有不适，立即停止注射。

（5）注射对比剂之后 5～7 分钟、15 分钟、30 分钟、45 分钟分别摄片，前两张为肾盂肾盏影像，第三张将压迫带取下，摄取全尿路影像，最后摄取膀胱充盈影像。

3. 检查后的宣教和护理

（1）信息查对。再次核对患者信息，包括姓名、性别、年龄、ID 号、检查部位和要求。

（2）观察患者有无荨麻疹、腹痛、皮疹等迟发不良反应。

（3）检查完毕，观察患者 30 分钟且无异常反应方可让其离开。

（4）嘱患者多饮水，加快对比剂排出。

六、子宫输卵管造影检查基本知识与护理常规

子宫输卵管造影检查是通过导管经子宫颈口向宫腔内及输卵管注入对比剂，利用 X 线造影观察记录对比剂流动的过程，显示子宫、输卵管内腔的形态，以及对比剂流入腹腔后的弥散情况，根据对比剂在输卵管及盆腔内的显影情况，以显示子宫颈管、子宫腔及两侧输卵管，有助于观察子宫的位置、形态、大小及输卵管是否通畅、堵塞部位等病变的一种检查方法。子宫输卵管造影检查能对输卵管堵塞做出准确诊断，准确率达 98%。

（一）子宫输卵管造影检查基本知识

1. 适应证

（1）子宫病变，如炎症、结核和肿瘤。

（2）子宫输卵管畸形，子宫位置或形态异常。

（3）确定输卵管有无堵塞及堵塞原因和位置。

（4）各种绝育措施后观察输卵管情况。

2. 禁忌证

（1）生殖器官急性炎症。

（2）子宫出血经前期和月经期。

（3）妊娠期、分娩后 6 个月内和刮宫术后 1 个月之内。

（4）子宫恶性肿瘤。

（5）碘过敏者。

3. 检查流程

（1）门诊患者：检查申请单—交费—登记—检查。

（2）住院患者：检查申请单—计费—登记—检查。

（3）检查结束 24 小时后到自助报告机领取结果或通过互联网医院线上查看结果。

4.检查程序

（1）造影前完成各项术前准备。

（2）患者躺在检查床上。

（3）医生将对比剂注入宫腔内。

（4）拍摄充盈相X线照片。

（5）曝光完成后，患者在机房外等候15分钟左右。

（6）拍摄第二张即弥散相X线照片。

（7）造影结束，患者按照规定时间取检查报告。

5.注意事项

（1）造影前排除造影禁忌证。

（2）按照消毒隔离要求安排检查。

（3）一般在月经期后3～7天进行检查，其间禁止性生活。

（4）检查过程中无特殊注意事项，让患者放松心情配合检查。

（5）检查后应常规应用抗生素预防感染。

（6）检查后禁止坐浴，禁止性生活1～2周。

（7）注意卫生，避免劳累，适当休息。

（8）病房患者造影后可能有腹胀、腹痛等不适，一般会在数小时后缓解。

（9）患者如有其他不适，及时就诊。

（二）子宫输卵管检查护理常规

1.检查前的准备和护理

（1）临床科室

①责任护士认真核对检查申请单，包括患者姓名、性别、年龄、ID号、检查部位、检查项目、既往病史及相关的病情，并与相关科室联系进行预约。检查单上应注明患者的检查部位及相关的病情，为影像检查和诊断提供参考。

②责任护士告知患者检查的预约时间、检查地点、检查的基本流程。

③告知患者及其家属本次检查的注意事项。

④嘱咐患者该项检查必须有家属陪同，不能独自前往。

（2）检查科室

①信息查对。仔细阅读检查申请单，认真核对患者科别、姓名、性别、年龄、ID号、检查部位、检查项目等，了解患者病史及检查要求。

②患者评估。认真阅读检查申请单，查看检查部位、检查方式，详细询问患者病史，评估患者病情，筛查检查禁忌证。

③环境准备。调节室温至22～24℃，湿度为40%～60%，保持环境的清洁、

整齐，冬季注意保暖。

④心理准备及健康宣教。加强沟通，告知患者检查的目的、过程、注意事项及配合技巧。了解患者有无碘对比剂使用的禁忌证，让患者签署知情同意书。

⑤对比剂准备，如非离子型对比剂 20～50 ml。

⑥询问患者是否了解检查前的注意事项。

⑦急救用品的准备。准备急救车、急救药品、氧气筒、血压计、心电监护仪等，并对其进行定期检查，确保用品处于完好状态。

⑧衣物准备。患者检查前去除衣服上的金属物件及高密度伪影的衣物或更换检查衣物，防止伪影的产生。

2. 检查中的观察和护理

（1）信息查对。再次核对患者信息，包括姓名、性别、年龄、ID 号、检查部位和要求。

（2）携待用物品至检查床旁，再次核对患者身份后，向患者解释检查目的、过程及注意事项。

（3）给予心理疏导。与患者沟通交流，向患者介绍检查过程，以取得患者配合。检查中注意保护患者隐私。

（4）缓解患者紧张情绪，协助患者进入机房。患者仰卧在检查床上，取截石位，双腿分开。插管时严格遵守无菌原则，动作轻柔（插管由妇科医生完成）。

（5）在透视下先缓慢分段注入对比剂 3 ml，然后再注入至子宫输卵管，使之全部充盈。注射中切忌压力过高，并在监视下密切观察是否有宫旁静脉对比剂逆流。

（6）严密观察。操作中注意观察和询问患者有无不适，如有不适及时处理。

3. 检查后的宣教和护理

（1）检查完毕后拔出导管，嘱咐患者休息一会儿，协助患者离开检查床。

（2）观察患者有无荨麻疹、腹痛、皮疹等迟发碘过敏反应。

（3）检查完毕后，观察患者 30 分钟且无异常反应方可让其离开。

（4）嘱咐患者造影后 1～2 周内禁止性生活，多饮水，加快对比剂的排泄。

七、T 形管胆管造影检查基本知识与护理常规

T 形管胆管造影检查是手术后检查胆管的一种常用的 X 线检查方法。这种检查方法操作简便、安全，造影效果优良，T 形管胆管造影一般在手术后 2 周左右施行，拔出 T 形管前需要做常规造影检查。

T 形管胆管造影是胆管手术后将对比剂注入 T 形管内，以显像胆管的一种影像学检查方法，操作简单，具有可以随时了解胆管吻合口的通畅情况、肝内外胆管的变化

情况、诊断胆管并发症、排出结石残留、胆总管下端狭窄、了解胆总管通畅情况、确定拔管时间等作用。

T形管胆管造影检查通常在影像科进行，患者应平卧，在严格消毒的情况下，将对比剂通过T管慢慢注入胆管。在X线荧光屏下可以看到胆管的充盈情况、有无病变，以及对比剂是否进入十二指肠等。

（一）T形管胆管造影检查基本知识

1. 适应证和目的

（1）胆管系统手术后，经T形管胆管造影可了解胆管内是否有残留结石、蛔虫，胆管是否狭窄，以及胆总管与十二指肠之间是否通畅和胆管吻合口的通畅情况、有无其他异常，从而决定是否终止引流、确定拔管时间等。

（2）凡是有T形管的患者都适宜做此检查。

2. 禁忌证

（1）胆系统感染及出血。

（2）严重心、肝、肾功能不良。

（3）甲状腺功能亢进。

（4）碘对比剂过敏者。

3. 检查流程

（1）门诊患者：检查申请单—交费—登记—检查。

（2）住院患者：检查申请单—计费—登记—检查。

（3）检查结束24小时后到自助报告机领取结果或通过互联网医院线上查看结果。

4. 检查程序

（1）评估患者碘对比剂使用的风险和禁忌证，让患者签署知情同意书。

（2）造影前最好放开T形管一段时间，使胆管内压力下降，T形管内胆汁流出。

（3）由临床医生全程陪同检查，一般由临床医生缓慢注射对比剂，透视下观察对比剂分布及流出，在不同时间拍片。

（4）结果满意后抽出对比剂，开放引流。

5. 注意事项

（1）检查完成，患者回病房后，继续开放T管1天，根据造影报告情况决定是否闭管。

（2）观察1～2天无不适症状，可根据患者病情进行下一步治疗。

（3）告知患者及其家属，保持引流管周围皮肤干燥、清洁。

（4）造影前除去检查部位体外的金属异物等。

（二）T 形管胆管造影检查护理常规

1. 检查前的准备和护理

（1）临床科室

①责任护士认真核对检查申请单，包括患者姓名、性别、年龄、ID 号、检查部位、检查项目、既往病史及相关的病情，并与相关科室联系进行预约。检查单上应注明患者的检查部位及相关的病情，为影像检查和诊断提供参考。

②完成预约后，通知临床医生预约时间。

③责任护士告知患者检查的预约时间、检查地点、检查的基本流程。

④告知患者及其家属本次检查的注意事项。

（2）检查科室

①信息查对。仔细阅读检查申请单，详细询问了解患者病史及检查要求。

②患者评估。认真阅读检查申请单，查看科别、姓名、性别、年龄、ID 号、部位、检查项目等，详细询问患者病史，评估患者病情，筛查检查禁忌证。检查 T 管是否固定妥善，防止滑脱。

③环境准备。调节室温至 22 ～ 24 ℃，湿度为 40% ～ 60%，保持环境的清洁、整齐，冬季注意保暖。

④心理准备及健康宣教。加强沟通，告知患者检查的目的、过程、注意事项及配合技巧。了解患者有无碘对比剂使用的禁忌证，让患者签署知情同意书。

⑤物品准备。如无菌注射器、输液器、一次性床单、消毒棉签、碘伏、纱布、手套。

⑥对比剂准备。配制对比剂 20 ～ 30 ml。

⑦急救用品的准备。准备急救车、急救药品、氧气瓶、血压计、心电监护仪等，并对其进行定期检查，确保用品处于完好状态。

⑧衣物准备。患者检查前去除衣服上的金属物件及高密度伪影的衣物或更换检查衣物，防止伪影的产生。

2. 检查中的观察和护理

（1）信息查对。再次核对患者信息，包括姓名、性别、年龄、ID 号、检查部位和要求。

（2）携相关用品至检查床旁，再次核对患者身份后，向患者解释检查目的、过程及注意事项。

（3）给予心理疏导。与患者沟通交流，向患者介绍检查过程，以取得患者配合。检查中注意保护患者隐私。

（4）缓解患者紧张情绪，协助患者进入机房。患者取平卧位，妥善固定引流管、引流袋，避免在检查床转动时导致 T 管脱落。

（5）严格执行无菌操作规程，先夹闭引流管，消毒引流管接口，再将配制好的对比剂注入胆管，避免胆总管内炎性胆汁逆流入肝内胆管引起患者严重肝内感染。造影过程中由于胆心反射，患者可能会出现大汗、心悸等应激反应。

（6）严密观察。推注对比剂过程中密切观察患者面色、神志、脉搏变化，告诉患者在注射对比剂时会感觉右上腹胀痛，对比剂排出后症状会减轻。如患者出现大汗淋漓、恶心、呕吐、寒战、发热、心慌、面色苍白、呼吸困难等情况，立即停止推药，指导患者进行深吸气以抬高膈肌，保持呼吸通畅，快速建立静脉通道，并给予患者氧气吸入，遵医嘱给予患者抗感染、抗过敏、抗休克等对症处理。

（7）检查中密切观察造影效果，了解是否达到造影目的。

3. 检查后的宣教和护理

（1）保持有效引流。开放引流管 2～3 天，使对比剂充分排出。患者平卧时引流袋不能高于腋中线，站立或活动时应低于腰部切口，以防止引流液逆流。

（2）病情观察。监测患者生命体征，协助患者取半卧位，保持引流管通畅，观察引流液的颜色、性质、量，并做好护理记录

（3）饮食指导。造影后禁食 4～6 小时，嘱患者多饮水，可进食清淡易消化的半流质食物。

第四节　乳腺X线（钼靶）检查基本知识与护理常规

乳腺钼靶是一种低剂量乳腺X线拍摄技术，利用软X线穿透乳腺软组织，能清晰显示乳腺各层组织，可以发现乳腺各种良、恶性肿瘤及乳腺的其他疾病，可观察到小于 0.1 mm 的微小钙化点和钙化簇，达到对乳腺内组织进行诊断的目的，是早期发现乳腺癌的最有效和可靠的检查方法之一。该检查方法尤其是对于临床不可能触及或以微小钙化簇为唯一表现的早期乳腺癌具有特征性的诊断意义，是乳腺癌早期检出的重要手段。

进行乳腺钼靶检查时，患者通常取站立位，从各个不同方向对被夹持的乳腺进行摄片，以观察其中是否有异常。乳腺钼靶检查对乳腺的钙化灶相对敏感，是乳腺彩超检查的重要补充。

一、乳腺 X 线（钼靶）检查基本知识

（一）适应证

（1）40 岁以上正常人群普查。

（2）35 岁以上乳腺肿块性病变。

（3）乳腺肿块定位、穿刺。

（二）禁忌证

（1）25 岁以下非高度怀疑乳腺癌人群。

（2）乳腺外伤、皮肤破溃。

（3）孕期及哺乳期妇女。

（三）检查流程

（1）门诊患者：检查申请单—交费—登记—检查。

（2）住院患者：检查申请单—计费—登记—检查。

（3）检查结束 24 小时后到自助报告机领取结果或通过互联网医院线上查看结果。

（四）检查程序

（1）告知患者要站在乳腺检查仪之前脱去上衣，暴露乳房。

（2）检查人员要将患者乳房放在检查的托板上。

（3）要使用压迫板缓慢地对乳房进行压迫，使乳房展平。

（4）摄片，完成检查。

（五）注意事项

（1）告知患者检查前选择穿戴合适的衣物。

（2）告知患者检查时必须完全脱掉上衣和装饰物。

（3）告知患者消除紧张情绪，选择让自己感到相对舒适的姿态。

（4）告知患者完全放松身体，可以缓解压迫乳腺组织带来的不适感。

（5）告知患者请尽量避开月经期前后的 3～5 天，一般最佳检查时间在月经期后 7～10 天内，其他时间段，患者可根据不同病情在临床医生的要求下随时进行检查。

二、乳腺 X 线（钼靶）检查护理常规

（一）检查前的准备和护理

1. 临床科室

（1）责任护士认真核对检查申请单，包括患者姓名、性别、年龄、ID 号、检查部位、检查项目、既往病史及相关的病情，并与相关科室联系进行预约。检查单上应

注明患者的检查部位及相关的病情，为影像检查和诊断提供参考。

（2）责任护士告知患者检查的预约时间、检查地点、检查的基本流程。

（3）告知患者及其家属本次检查的注意事项。

（4）责任护士应明白乳腺钼靶检查有年龄限制，建议为 40 岁以上，尤其是 50 岁以上的人。

（5）责任护士要详细告知患者检查时间的重要性。因女性在月经周期的不同时段，乳腺腺体及其间质会发生一系列变化，月经期后的 3～7 天是月经周期的增殖期，这一时期增生的乳腺导管上皮退化，小叶内间质开始变得疏松，适合进行钼靶 X 线检查；而其他时间，特别是月经前的 3～4 天，乳腺小叶上皮细胞增生，间质充血水肿，若在此时进行钼靶 X 线检查，乳腺组织密度较高，可遮盖乳腺内较小的病变或将密度较高的乳腺组织影误认为病变；如乳腺内有较大而明显的病变或急性感染性疾病，可不受时间限制。

2. 检查科室

（1）患者评估。护士认真阅读检查申请单，核对患者科别、姓名、性别、年龄、ID 号、检查部位、检查项目等，询问患者病史，确定检查方式、检查部位。根据患者的年龄、生理周期、乳房大小及软硬程度来决定摄影条件的大小（应选择月经干净后的 3～7 天进行检查，避开生理性增生时期）。

（2）环境准备。调节室温至 22～24 ℃，湿度为 40%～60%，保持环境的清洁、整齐，冬季注意保暖。

（3）心理准备及健康宣教。加强沟通，告知患者检查的目的、过程、注意事项及配合技巧。

（4）急救用品的准备。准备急救车、急救药品、氧气瓶、血压计、心电监护仪等，并对其进行定期检查，确保用品处于完好状态。

（5）衣物准备。患者检查前去除衣服上的金属物件及高密度伪影的衣物或更换检查衣物，防止伪影的产生。

（二）检查中的观察和护理

（1）信息查对。再次核对患者信息，包括姓名、性别、年龄、ID 号、检查部位和要求。

（2）给予心理疏导。与患者沟通交流，向患者介绍检查过程，以取得患者配合。

（3）协助患者进入机房，告知患者注意事项及配合要点。注意保护患者隐私。

（4）变换体位的过程中防止患者跌倒。

（三）检查后的宣教和护理

（1）信息查对。再次核对患者信息，包括姓名、ID 号等。

（2）检查完毕，协助患者离开检查室，嘱患者带好随身物品。

（3）健康宣教。告知患者合理饮食、保持心情舒畅，正确穿戴内衣及保持良好的坐姿，定期自检或体检。

（4）告知患者取结果的时间、地点。

第三章

CT 检查基本知识与护理

第一节　CT 基本知识

一、CT 基本原理

CT 检查技术是现在临床最常用的影像检查手段。CT 机是利用 X 线对人体进行断层扫描后，将探测器采集的模拟信号转换成数字信号，经电子计算机计算后再重建图像，从而显示人体各部位的断层结构的装置。

CT 设备发展迅速，从 1972 年第一台 CT 机用于颅脑检查开始，已相继发展为 2 层、4 层、8 层、16 层和 64 层多排螺旋 CT（MSCT）机。最新机型还有 256 层、320 层 MSCT 机，双源 CT 机和能谱 CT 机。CT 设备发展史见表 3-1。

表 3-1　CT 设备发展史

时间	发展
1972 年	CT 机用于颅脑检查
1974 年	CT 机用于全身检查
1989 年	CT 机实现了螺旋扫描
1998 年	多层螺旋 CT 机
2002 年	16 排探测器螺旋 CT 机
2004 年	64 排螺旋 CT 机
2005 年	双源螺旋 CT 技术的开发
2007 年	320 排探测器螺旋 CT 机
2008 年	能谱 CT 机

二、CT 检查基本概念

（一）分辨力

（1）密度分辨力。密度分辨力指在低对比度情况下，图像对两种组织之间最小密度差的分辨能力，常以百分数表示。CT 图像密度值用灰阶表示。影响密度分辨力的主要因素有层厚、X 线剂量和噪声等。

（2）时间分辨力。对于静止器官成像，时间分辨力是指影像设备单位时间内采集图像的帧数，它与每帧图像采集时间、重建时间、螺距以及连续成像能力有关。对于运动器官成像，时间分辨力还指在扫描野内用于图像重建所需要扫描数据的最短采集时间。

（3）空间分辨力。在高对比度情况下，密度分辨力大于 10% 时，图像对组织结构空间大小的鉴别能力，常以每厘米内的线对数（Lp/ cm）表示。线对数越多，表示空间分辨力越高。

（二）CT值与观察野

（1）CT值。CT值是重建图像中像素对X线吸收系数的换算值，是测量CT图像中相对密度的简便指标。CT值的单位是亨氏单位（hounsfield unit，HU）。衰减系数μ值是表示物质的相对密度，相对密度越大，表示CT值越高。

（2）观察野（field of view，FOV）。观察野又称视野，是CT扫描成像范围或图像显示范围的统称，又分为扫描野和显示野。

（三）部分容积效应

部分容积效应（partial volume effect，PVE）是指在一个层面同一体系中，如有不同衰减系数的物质时，其所测CT值是这些组织衰减系数的平均值。因此，为获得真实的CT值，在临床扫描工作中，对小病变进行扫描时，应使用薄层扫描或部分重叠扫描，以避免部分容积效应的干扰。

（四）窗口技术

（1）窗宽（window width）表示所显示的像素值的范围。

（2）窗位（window center）又称窗中心，是指图像显示时图像灰阶的中心值。

（3）灰阶将重建图像矩阵中每一像素的CT值，相应从转变成黑到白不同灰度信号，并显示在图像或显示器上，体现出黑白信号等级差别。

（五）噪声与伪影

（1）噪声是指均匀物体影像区域内CT值在平均值上下随机涨落，图像呈颗粒性，影响密度分辨力，与图像质量呈反比。

（2）伪影是CT图像中与被扫描组织结构无关的异常影像，其产生原因很多。

三、CT检查方法

（一）平扫（plain scan）

平扫是指不用对比剂（不包括应用胃肠道对比剂）的扫描。一般常规检查先做平扫。平扫的扫描方式有定位扫描、逐层扫描、螺旋扫描。

（二）对比剂增强扫描（contrast enhancement，CE）

CE是经静脉注入水溶性有机碘剂，血内碘浓度增高后，正常组织与病变组织内碘的浓度可产生差别，形成密度差，可使病变显影更为清楚。增强检查根据对比剂注入后的延迟时间和扫描次数，分为以下4种方法。

（1）普通增强检查常用于颅脑疾病的诊断。

（2）多期增强检查主要用于腹部、盆腔疾病的诊断。

（3）CT血管成像用于血管病变的诊断，如头颈血管成像（CTA）、肺动脉栓塞、主动脉夹层等。

（4）CT灌注成像用于急性梗死性疾病的诊断，如脑梗死、肺梗死等，也用于脑瘤性病变诊断与鉴别诊断的研究。

（三）CT能谱检查

CT能谱检查可以提供扫描层面的各种单能量CT图像，测量各个单能量图像上同一部位组织结构或病变的CT值，获得能谱CT曲线以及扫描层面物质密度的CT图像，为病变提供更多的检出和诊断信息。

（四）图像后处理技术

螺旋CT利用获取的容积数据，应用计算机软件对多种图像进行后处理，获取新的显示方式，以供观察和分析。后处理技术包括二维显示技术、三维显示技术及其他后处理技术。

第二节　CT检查适应证与禁忌证

一、CT平扫检查

（一）适应证

（1）头部疾病：脑外伤、脑出血、脑梗死、血管畸形、脑肿瘤、脑发育异常等。CT平扫检查是急性脑梗死、脑出血及颅脑外伤的首选检查方法。

（2）颌面部、颈部疾病：颌面部肿瘤、骨折、炎症等，如眼球内及眶内肿瘤、鼻及鼻窦外伤、肿瘤、鼻咽癌、中耳乳突病变和甲状腺疾病、颈部肿块等。

（3）胸部疾病：肺、胸膜及纵隔的各种肿瘤、结核、炎症、支气管扩张、肺脓肿、肺不张、气胸、骨折、食道异物及各种变异等。

（4）腹部、盆腔疾病：主要用于肝、胆、胰、脾、腹膜腔、腹膜后间隙、泌尿和生殖系统的疾病诊断，肠梗阻部位及原因的显示，对胃癌、结肠癌及其对腔外结构的侵犯程度和远处转移灶的显示具有重要价值。

（5）骨骼系统疾病：颅骨及脊柱细微骨折、椎间盘病变、椎管狭窄、骨肿瘤、骨结核及炎症等，并能对病变部位进行三维成像及多平面成像。

（6）脉管系统疾病：通过CT血管成像，可显示动静脉病变，如血管闭塞、动脉瘤及夹层动脉瘤、血管畸形、血管损伤、心脏冠状动脉病变等。

（二）禁忌证

（1）昏迷、烦躁不安。

（2）休克、大出血等危重病。

（3）妊娠（胎儿）。

（4）青少年生殖器（敏感）部位检查。

二、CT 增强检查

（一）适应证

（1）区分正常或异常血管结构和明确病理性血管，更好地判断病变的性质。

（2）显示肿块与有关血管的关系。

（3）提高病灶的检出率。

（4）提高解剖细节，确定病灶的范围和临床分期，提高肿瘤分期的准确性。

（5）发现平扫时未发现的病变。

（二）禁忌证及高危人群

（1）严重碘对比剂过敏者。

（2）严重肝、肾功能损害。

（3）重症甲状腺疾患（甲亢）。

（4）存在以下高危因素。

①肾功能不全。

②糖尿病、多发性骨髓瘤、失水状态、重度脑动脉硬化及脑血管痉挛、急性胰腺炎、急性血栓性静脉炎、严重的恶病质及其他严重病变。

③哮喘、花粉症、荨麻疹、湿疹及其他过敏性病变。

④心脏病变，如充血性心力衰竭、冠心病、心律失常等。

⑤既往有碘过敏及其他药物过敏的患者。

⑥1 岁以下的婴儿及 75 岁以上的老人。

三、CT 检查注意事项

（1）由于 CT 检查有 X 线辐射，孕妇及备孕的女性不宜做 CT 检查。

（2）病情特别危重不能配合检查的患者，不宜做 CT 检查。

（3）检查前应除去检查部位体外的金属异物。

（4）对于颈部和喉部检查者，告知他们不能做吞咽动作。

（5）1 周内做过消化道造影检查的患者，不宜立即进行腹部、盆腔 CT 检查，待钡剂大部分从消化道排出后方可进行 CT 检查。

（6）对于胸、腹部 CT 检查的患者，要告知患者及其家属，在外出检查前需要自带饮用水 500～1000 ml，听从检查科室工作人员安排饮用，并进行屏气训练，保证扫描时胸腹部处于静止状态。

（7）对于进行盆腔检查的已婚女性患者，要告知患者及其家属，检查前需要提前做阴道塞纱准备。

（8）对于眼部检查者，告知其闭上双眼，尽量保持眼球不动，不能闭眼者让其盯住正前方一个目标。

（9）碘对比剂重度过敏者禁做 CT 增强检查。

（10）CT 增强检查前，患者及其家属认真阅读并签署 CT 检查知情同意书。

（11）CT 增强检查前需建立静脉通道，由于各方面因素的影响，可能出现对比剂外渗，需提前告知患者及其家属。

第三节　CT 检查一般护理常规

一、CT 普通平扫检查护理常规

（一）检查前的准备和护理

1. 临床科室

（1）责任护士认真核对检查申请单，包括患者姓名、性别、年龄、ID 号、检查部位、检查项目、既往病史及相关的病情，并与相关科室联系进行预约。检查单上应注明患者的检查部位及相关的病情，为影像检查和诊断提供参考。

（2）责任护士告知患者检查的预约时间、检查地点、检查的基本流程。

（3）告知患者及其家属 CT 检查的注意事项。

（4）急危重症患者外出进行 CT 检查时，需要医生和护士陪同。陪同的医生和护士做好陪同检查的相关准备工作（包括备好急救设备、急救药品和物品），确保外出转运中患者的安全。

（5）对于妊娠的妇女，责任护士要告知其孕期进行 CT 检查对胎儿的危害。对已决定终止妊娠或必须进行放射学检查者，须与医生沟通，并由患者及其家属签字确认后方可进行预约检查，并在预约检查时和检查前主动告知检查科室相关工作人员，同时出示患者及其家属签字确认单。

（6）对于新生儿、婴幼儿、多动症及弱智儿童，应遵医嘱在给予镇静及制动的情况下，由医生和护士陪同检查；对于入睡困难的患儿，必要时需在医生和护士监测的麻醉状态下进行检查。

（7）对于带有引流管路的患者，外出进行CT检查时应做好管路的评估，并妥善固定好胃管、尿管和其他引流管，防止引流管路扭曲、受压、脱落。

（8）对于带有液体通路的患者，外出进行CT检查时应暂时夹闭液体通路或减慢点滴速度，待检查结束、安全转运后按正常速度点滴。

（9）对于带有石膏支架或金属固定支架的患者，护士要嘱咐患者及其家属在检查前应事先告知检查人员。医生综合考虑病情严重程度，必要时除去石膏、金属固定支架，以免产生伪影，影响图像质量。

2. 检查科室

（1）核对信息。核对患者的姓名、年龄、性别，住院患者核对患者腕带信息。

（2）预检分诊。护士根据患者的检查申请单，指导患者到相应的地点等待检查。

（3）评估核对。CT检查室护士再次核对患者的姓名、年龄、性别、检查部位；询问患者病史，评估患者检查部位情况，根据检查目的做好患者信息登记；对检查目的与检查申请要求不符的申请单，应与患者主治医生核对确认。

（4）呼吸指导。对于有屏气要求的CT扫描，应由专人示范并反复训练患者的屏气能力。患者吸气后屏住呼吸，保持鼻子、嘴巴不漏气，腹部没有呼吸引起的波动，屏气时间为5～10秒。对于多次训练后仍不能掌握者，指导其吸气后用手捏住鼻子进行屏气训练。

（5）去除金属异物。协助患者去除身上的金属物件，以防扫描过程中产生金属伪影，对扫描结果造成影响。

（6）健康宣教。告知患者检查的目的与意义，讲解检查所需的时间及检查过程中的相关注意事项和配合要点。对于交流有障碍的患者，应告知其家属，由其家属向其解释相关过程。

（7）特殊患者。

①儿童或意识不清及烦躁不能配合者，应遵医嘱用镇静剂后再行检查。

②急危重症患者，必须由有医师资质的医生陪同检查。

（8）做好风险评估，确保急救设备、药品与物品处于完好备用状态。

（9）根据受检者的特点、诊断的需要优化参数，以减少射线照射。

（10）检查室温度相对较低，注意给患者做好保暖。

（二）检查中的观察和护理

（1）核对患者的信息和检查部位，协助患者上检查床。对于有固定架、引流管、引流袋等的患者，应帮助其妥善放置。注意患者安全，防止患者坠床。

（2）根据患者的检查部位协助患者摆好体位，安抚患者不要紧张、害怕，使其积极配合医护人员检查。

（3）告知患者根据仪器的提示进行呼气和屏气。

（4）检查过程中注意患者的保暖和隐私保护，避免不必要部位的暴露。

（5）对于检查部位以外的部位，应予以遮挡，以防医源性射线伤害。

（6）检查过程中严密观察患者病情变化。

（7）在不影响诊断的情况下，应通过优化参数、缩短检查时间，特别是针对患儿，以减少射线带来的危害。

（三）检查后的宣教和护理

（1）患者检查结束后，协助患者下检查床。

（2）嘱患者休息片刻后再离开。

（3）告知患者及其家属领取检查报告的时间及方式。

二、CT 增强检查护理常规

（一）检查前的准备和护理

1.临床科室

（1）责任护士认真核对申请单，包括患者姓名、性别、年龄、ID 号、检查部位、检查项目、既往病史及相关的病情，并与相关科室联系进行预约。检查单上应注明患者的检查部位及相关的病情，为影像检查和诊断提供参考。

（2）责任护士告知患者检查的预约时间、检查地点、检查的基本流程。

（3）告知患者及其家属 CT 增强检查的注意事项。

（4）急危重症患者外出进行 CT 增强检查时，需要医生和护士陪同。陪同的医生和护士做好陪同检查的相关准备工作（包括备好急救设备、急救药品和物品），确保外出转运中患者的安全。

（5）对于妊娠的妇女，不建议进行 CT 增强检查，责任护士应给患者讲明原因和可能替代的其他检查。对已决定终止妊娠或必须进行 CT 增强检查者，须与医生沟通，并由患者及其家属签字确认后方可进行预约检查，并在预约检查时和检查前主动告知检查科室相关工作人员，同时出示患者及其家属签字确认单。

（6）对于新生儿、婴幼儿、多动症及弱智儿童，应遵医嘱在给予镇静及制动的情况下，由医生和护士陪同检查；对于入睡困难的患儿，必要时需在医生和护士监测的麻醉状态下进行检查。

（7）对于带有引流管路的患者，外出进行 CT 检查时应做好管路的评估，并妥善固定好胃管、尿管和其他引流管，防止引流管路扭曲、受压、脱落。

（8）对于带有液体通路的患者，外出进行 CT 检查时应暂时夹闭液体通路或减慢点滴速度。待检查结束、安全转运后按正常速度点滴。

（9）对于带有石膏支架或金属固定支架的患者，护士要嘱咐患者及其家属在检查前应事先告知检查人员。医生综合考虑病情严重程度，必要时需除去石膏、金属固定支架。

（10）责任护士应询问患者有无食物、药物过敏史等，并指导患者仔细阅读 CT 增强检查知情同意书，在影像科医生询问时如实告知并让患者签署 CT 增强检查知情同意书。

2. 检查科室

（1）核对信息。核对患者姓名、年龄、性别，如为住院患者则核对患者腕带信息。

（2）评估患者。

①仔细询问患者有无碘过敏史及药物的禁忌证。

②询问患者是否患有高血压、心脏病、哮喘、糖尿病、肝肾功能及甲状腺功能异常等疾病，对病情不稳定的患者要求临床医生将患者病情控制稳定后再行 CT 增强检查。

③对有明显甲状腺功能亢进者、重度碘对比剂过敏史者、肾功能严重衰竭者不予做 CT 增强扫描。

④服用二甲双胍的糖尿病患者注意事项。初期建议使用碘对比剂前后各 48 小时停用二甲双胍治疗；中期如果患者血清肌酐水平正常，建议从对比剂给药开始停止服用二甲双胍，48 小时后可以重新开始服用二甲双胍治疗；如果血清肌酐水平升高，建议从对比剂给药开始前后各 48 小时应停用二甲双胍治疗，只有在血清肌酐水平恢复正常时才可以重新服用二甲双胍治疗。但在 2018 年 3 月，欧洲泌尿生殖放射学会对比剂安全委员会关于二甲双胍的用法中，建议肾功能正常的患者即肾小球过滤率 eGFR>30 ml/（min·1.73 m²），可以继续正常服用二甲双胍；对肾功能异常的患者即 eGFR<30 ml/（min·1.73 m²），从对比剂给药开始停止服用二甲双胍，并在 48 小时内测定 eGFR，如肾功能无显著变化，可重新开始服用二甲双胍治疗。

⑤评估患者病情，筛选出高危人群。对检查目的与检查申请要求不符的申请单，应与患者主管医生核对确认。

（3）行 CT 增强检查前，确认患者有无对比剂过敏史，查看患者是否签署 CT 增强检查知情同意书。若为高危人群，应提前做好准备工作，让患者签署高危患者知情同意书，并提前预热对比剂至 37 ℃。

（4）建立静脉通道。对于一般患者，选择 18/20 G 静脉留置针，评估血管时避开静脉瓣，选取粗、直、弹性好且活动度小、易于固定的血管，如头静脉、肘正中静脉、贵要静脉等。穿刺后妥善固定。穿刺手臂不可过度活动。

（5）呼吸指导。对于有屏气要求的 CT 增强扫描，应由专人示范并反复训练患者的屏气能力。患者吸气后屏住呼吸，保持鼻子、嘴巴不漏气，腹部没有呼吸引起的波动，屏气时间为 5～10 秒。对于多次训练后仍不能掌握者，指导其吸气后用手捏住鼻子进行屏气训练。

（6）健康宣教。告知患者检查的目的与意义，以及碘对比剂注入人体后可能产生的不良反应，讲解检查所需的时间及检查过程中的相关注意事项和配合要点。碘对比剂注入体内后喉咙有异味感、有便意、身体发热均属于正常现象，告知患者不必紧张。

（7）协助患者去除被检部位所有金属物品，防止产生伪影，影响图像质量。

（8）高压注射器和对比剂准备。确保对比剂、高压注射器、注射仪器设备处于完好备用状态。

（9）检查过程中注意患者的保暖和隐私保护，避免不必要部位的暴露。

（10）特殊患者。

①儿童或意识不清及烦躁不能配合者，应遵医嘱用镇静剂后再行检查。

②急危重症患者，必须由有医师资质的医生陪同检查。

（11）做好风险评估，确保急救设备与物品处于完好备用状态。

（12）根据受检者的特点、诊断的需要优化参数，以减少射线照射。

（二）检查中的观察和护理

（1）核对患者的信息及检查部位，协助患者上检查床，对于有固定架、引流管、引流袋等的患者，应帮助其妥善放置。注意患者安全，防止患者坠床。

（2）根据患者的检查部位协助患者摆好体位，安抚患者不要紧张、害怕，使其积极配合医护人员检查。

（3）再次告知患者检查中根据仪器提示正确呼吸及检查中可能出现的身体感觉，以缓解患者的紧张情绪。告知患者如有不适可举手示意。

（4）注射药物前准备。

①正确安装高压注射器管道，排除管道内空气，确保患者静脉通道与高压注射器连接的紧密性，预防管道脱落。

②进行试注射。先试注射生理盐水 20～30 ml，将手放到留置针尖的近心端，感觉液体在血管中有明显的冲击力。做到"一看、二摸、三感觉、四询问"，以确保高压注射管道与血管连接通畅。告知患者，在注射时如有不适立即告知医护人员。同时，密切观察增强图像及对比剂的进入情况，以便及时发现外渗。

（5）检查过程中严密观察患者有无不适及高压注射器注射时压力曲线的变化。

（6）检查过程中注意对患者的非检查部位进行射线防护，避免不必要部位的暴露。

（7）在不影响诊断的情况下，应通过优化参数、缩短检查时间，特别是针对患儿，以减少射线带来的危害。

（8）根据患者的情况，适当调节环境温度，注意给患者做好保暖。

（三）检查后的宣教和护理

（1）患者检查结束后，分离高压注射器管道，询问患者有无不适，观察留置针穿刺处有无外渗，如患者无不适则协助其下检查床。

（2）告知患者在观察室内休息 30 分钟。医护人员定时巡视观察室，询问患者有无不适，如无不适 30 分钟后方可拔掉留置针。

（3）拔除留置针后，嘱咐患者正确按压穿刺点至少 10 分钟，无出血后方可离开，并提醒患者携带好随身物品。

（4）健康宣教。合理水化，对病情允许者，鼓励患者于检查结束后每小时饮水 100 ～ 200 ml，24 小时饮水量不少于 2500 ml，从而促进对比剂排出，减轻对比剂对肾的损伤。

（5）告知患者及其家属领取检查报告的时间及方式，继续观察患者有无迟发不良反应，告知患者如有不适随时就诊或及时电话联系。

（四）检查流程

CT 增强检查流程见图 3-1。

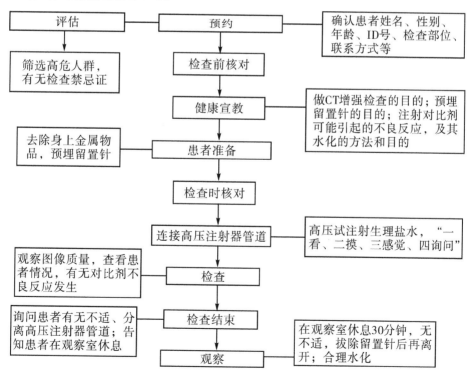

图 3-1　CT 增强检查流程图

第四节 头、颈部 CT 检查基本知识与护理常规

一、头、颈部 CT 检查基本知识

主要包括头、颈部 CT 平扫，头、颈部 CT 增强扫描，以及头颈部血管成像。

（一）头、颈部 CT 检查

1.头部平扫

主要包括头、面部的 CT 扫描。

（1）颅脑平扫。适用于颅脑外伤、脑梗死、脑积水及脑血管疾病等的诊断。

（2）眼及眼眶的 CT 平扫。适用于眼球和眼眶的良、恶性肿瘤，眼部外伤，炎症等的诊断。

（3）耳部 CT 检查。适用于先天性耳畸形、肿瘤炎性病变等。

（4）鼻及鼻窦 CT 检查。适用于肿瘤炎症、外伤等疾病的检查。

2.颈部平扫

主要适用于颈部肿瘤、甲状腺肿大、颈椎损伤等的检查。颈部结构复杂，包括颈椎、椎管、食管和气管、甲状腺及颈部血管等。

（二）头、颈部 CT 增强扫描

1.适应证

头、颈部肿块，头、颈部结构异常，头、颈部占位性病变及良、恶性肿瘤鉴别等。

2.禁忌证

严重碘对比剂过敏者、检查中不能配合者、心肾功能不全者、甲状腺功能亢进正在治疗者等。

3.目的

主要观察颈部、鼻咽部、口咽部、喉部、甲状腺等有无肿大、异常肿块、异常肿大的淋巴结及其他占位性病变，以及增强扫描以后区分血管性和非血管性病变，鉴别是良性还是恶性组织。占位病变，如喉部占位性病变，CT 增强检查的目的是区别肿瘤与周边组织情况以及与血管的关系，为手术做准备。

4.方法

通过静脉留置针经外周静脉以 2～3 ml/s 的速率注入非离子型对比剂 70～90 ml，同时进行颈部扫描。通过观察病变有无强化及其强化类型，对病变进行定性诊断。临床上最常见的是颅脑 CT、颈部 CT 增强扫描，适用于颅内、颈部的占位性疾

病、血管性病变及良、恶性肿瘤等的诊断。

正常的组织在对比剂增强后，密度均有增高，但增高的程度不尽相同，与各种组织发生增强的机制、血供不同有关。正常脑实质轻度强化，脑血管、颈部血管明显强化，硬脑膜有丰富的血供且无血－脑脊液屏障阻拦而发生显著强化。蛛网膜正常时无强化，侧脑室内的脉络丛强化后呈不规则的带状致密影，松果体和垂体因无血－脑脊液屏障而呈明显强化。病变组织根据强化程度不同，以鉴别良、恶性肿瘤。

（三）头、颈部 CT 血管成像

1. 适应证

脑血管疾病、颈部血管疾病及肿块与血管的关系。

2. 禁忌证

严重碘对比剂过敏者、检查中不能配合者、心肝肾功能不全者、甲状腺功能亢进正在治疗者等。

3. 目的

观察脑血管、颈血管有无狭窄、堵塞及异常管腔等病变。

4. 方法

通过静脉留置针经外周静脉以 4 ～ 5 ml/s 的速率注入非离子型对比剂 45 ～ 60 ml，同时进行头部和颈部扫描。通过对图像进行后处理，形成清晰的脑血管和颈血管的图像。适用于脑血管疾病、颈部血管疾病的诊断。

二、头、颈部 CT 增强检查护理常规

（一）检查前的准备和护理

1. 临床科室

（1）责任护士认真核对检查申请单，包括患者姓名、性别、年龄、ID 号、检查部位、检查项目、既往病史及相关的病情，并与相关科室联系进行预约。检查单上应注明患者的检查部位及相关的病情，为影像检查和诊断提供参考。

（2）责任护士告知患者检查的预约时间、检查地点、检查的基本流程。

（3）告知患者及其家属头、颈部 CT 增强检查的注意事项。

（4）急危重症患者外出进行 CT 增强检查时，需要医生和护士陪同。陪同的医生和护士做好陪同检查的相关准备工作（包括备好急救设备、急救药品和物品），确保外出转运中患者的安全。

（5）对于妊娠的妇女，不建议进行 CT 增强检查，责任护士应告知患者 CT 增强检查可能会对胎儿产生影响。对已确定终止妊娠或必须进行该检查者，须与医生沟通，并由患者及其家属签字确认后方可进行预约检查，并在预约检查时和检查前主动

告知检查科室相关工作人员，同时出示患者及其家属签字确认单。

（6）对于新生儿、婴幼儿、多动症及弱智儿童，应遵医嘱在给予镇静及制动的情况下，由医生和护士陪同检查；对于入睡困难的患儿，必要时需在医生和护士监测的麻醉状态下进行检查。

（7）对于带有引流管路的患者，外出进行 CT 增强检查时应做好管路的评估并妥善固定好胃管、尿管和其他引流管，防止引流管路扭曲、受压、脱落。

（8）对于带有液体通路的患者，外出进行 CT 增强检查时应暂时夹闭液体通路或减慢点滴速度，待检查结束、安全转运后按正常速度点滴。

（9）对于带有石膏支架或金属固定支架的患者，责任护士要嘱咐患者及其家属在检查前应事先告知检查人员。医生综合考虑病情严重程度，必要时除去石膏、金属固定支架，防止伪影产生。

（10）责任护士应询问患者有无食物、药物过敏史等，并指导患者仔细阅读 CT 增强检查知情同意书，在影像科医生询问时如实告知并让患者签署 CT 增强检查知情同意书。

2. 检查科室

（1）核对信息。核对患者姓名、性别、年龄、ID 号、检查部位、检查项目，如为住院患者则核对患者腕带信息。根据检查目的做好患者信息登记，确定检查方式。

（2）告知患者可适当进食、饮水，以防空腹引起扫描不适。

（3）告知患者须将发卡、耳环、项链、假牙等头、颈部饰物取下。

（4）对鼻咽部及头、颈部检查者，应提前告知患者根据仪器指示屏气的重要性，以防呼吸伪影的产生；告知患者检查过程中不能做吞咽动作。

（5）行 CT 增强检查前，确认患者有无对比剂过敏史，查看患者是否签署 CT 增强检查知情同意书。若为高危人群，应提前做好准备工作，让患者签署高危患者知情同意书，并提前预热对比剂至 37 ℃。

（6）建立静脉通道。对于一般患者，选择 18/20 G 静脉留置针，评估血管时避开静脉瓣，选取粗、直、弹性好且活动度小、易于固定的血管，如头静脉、肘正中静脉、贵要静脉等。穿刺后妥善固定。穿刺手臂不可过度活动。

（7）健康宣教。告知患者检查的目的与意义，以及碘对比剂注入人体后可能产生的不良反应，讲解检查所需的时间及检查过程中的相关注意事项和配合要点。碘对比剂注入体内后喉咙有异味感、有便意、身体发热均属于正常现象，告知患者不必紧张。

（8）高压注射器和对比剂准备。确保对比剂、高压注射器、注射仪器设备处于完好备用状态。

（9）检查前注意患者的保暖和隐私保护。做好辐射防护，避免不必要的医源性辐射伤害。

（10）特殊患者。

①儿童或意识不清及烦躁不能配合者，应遵医嘱用镇静剂再行检查。

②急危重症患者，必须由有医师资质的医生陪同检查。

（11）做好风险评估，确保急救设备与物品处于完好备用状态。

（12）根据受检者的特点、诊断的需要优化参数，以减少射线照射。

（二）检查中的观察和护理

（1）体位摆放。协助患者仰卧于检查床上，双手置于身体两侧，头先进，固定于头架内。告知患者检查过程中保持不动，不要咳嗽、不要做吞咽动作。

（2）眼部扫描时，告知患者闭眼，并保持眼球固定不动，因故不能闭眼者可指导患者将视线固定于一处。

（3）再次告知患者检查中可能出现的身体感觉，以缓解患者的紧张情绪。告知患者如有异常及时举手示意。

（4）注射药物前准备。

①正确安装高压注射器管道，排出管道内空气，确保患者静脉通道与高压注射器连接的紧密性，预防管道脱落。

②进行试注射，先试注射生理盐水 20～30 ml，将手放到留置针尖的近心端，感觉液体在血管中有明显的冲击力。做到"一看、二摸、三感觉、四询问"，以确保高压注射器管道与血管连接通畅。告知患者，在注射时如有不适立即告知医护人员。同时，密切观察增强图像及对比剂的进入情况，以便及时发现外渗。

（5）对头、颈部血管检查者，高压注射器推注药物时再次提醒患者检查过程中不能做吞咽动作。

（6）检查过程中严密观察患者有无不适及高压注射器注射时压力曲线的变化。

（7）检查过程中注意对患者的非检查部位进行射线防护，避免不必要部位的辐射暴露。

（8）在不影响诊断的情况下，应通过优化参数、缩短检查时间，特别是针对患儿，以减少射线带来的危害。

（9）根据患者的情况，适当调节环境温度，注意给患者做好保暖。

（三）检查后的宣教和护理

（1）患者检查结束后，分离高压注射器管道，询问患者有无不适，观察留置针穿刺处有无外渗，如患者无不适则协助其下检查床。

（2）告知患者在观察室内休息30分钟。医护人员定时巡视观察室，询问患者有无不适，如无不适 30 分钟后方可拔掉留置针。

（3）拔除留置针后，嘱咐患者正确按压穿刺点至少 10 分钟，无出血后方可离开，并提醒患者携带好随身物品。

（4）健康宣教。合理水化，对病情允许者，鼓励患者于检查结束后每小时饮水 100～200 ml，24 小时饮水量不少于 2500 ml，从而促进对比剂排出，减轻对比剂对肾的损伤。

（5）告知患者及其家属取检查报告的时间及方法，继续观察患者有无迟发不良反应，告知患者如有不适随时就诊或及时电话联系。

（四）检查流程

头、颈部 CT 增强检查流程见图 3-2。

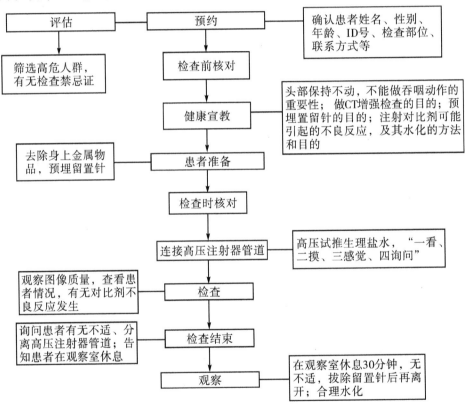

图 3-2　头、颈部 CT 增强检查流程图

第五节 胸部 CT 检查基本知识与护理常规

一、胸部 CT 检查基本知识

胸部 CT 检查主要包括胸部 CT 平扫、胸部 CT 增强扫描及肺动脉血管成像。

（一）胸部 CT 平扫检查

胸部 CT 平扫是为了明确胸部病变而做的 CT 检查，对病变的定位、判断病变的性质均较可靠，是胸部疾病的常用检查方法，亦是目前纵隔病变的首选检查方法。

1. 适应证

（1）肺、胸膜及纵隔的各种肿瘤。

（2）肺结核、炎症、支气管扩张。

（3）肺脓肿、肺不张。

（4）气胸、骨折。

（5）食管异物及各种变异等。

2. 禁忌证

一般无禁忌证。有金属异物时，可因金属异物的伪影影响图像质量，而无法做出准确诊断。

（二）胸部 CT 增强检查

1. 适应证

主要有肺门及纵隔淋巴结与血管的鉴别、肺门及纵隔淋巴结肿大的定性诊断、肺内结节病灶的鉴别诊断等。

2. 禁忌证

严重对比剂过敏者、严重肝肾功能损害者、甲状腺功能亢进治疗者等。

3. 目的

增加病灶与周围正常组织的密度对比，鉴别病变与血管断面，观察病变组织血供情况及血管本身有无病变。

4. 临床意义

提高等密度病灶和小肿瘤的检出率，提高良恶性病变的定性诊断能力，提高肿瘤分期的准确性。

5. 方法

通过静脉留置针，经外周静脉以 3 ～ 3.5 ml/s 的流速注入非离子型对比剂 70 ～ 85 ml 后，对整个胸部进行连续扫描。

（三）肺动脉血管 CT 检查

1. 适应证

主要适用于肺栓塞、肺动脉狭窄及畸形、肺动脉高压的检查。

2. 禁忌证

严重碘对比剂过敏者、检查中不能配合者、严重心肝肾功能损害者、甲状腺功能亢进治疗者等。

3. 目的

观察肺动脉血管有无异常。

4. 方法

肺栓塞是由脱落的栓子或其他物质阻塞肺动脉及其分支的心血管疾病，可引起肺循环障碍，导致呼吸循环衰竭。多层螺旋 CT 肺动脉血管成像是对急性肺动脉栓塞的一种无创、安全有效的检查方法，是指经外周静脉以团注的方式注入对比剂，采用对比剂智能追踪技术自动触发，对胸部进行快速扫描的检查方法。

5. 肺栓塞基础知识

（1）肺栓塞。是肺动脉分支被外源性血栓或栓子堵塞后引起的相应肺组织供血障碍。大多数肺栓塞患者的栓子源自下肢深静脉的血栓，久病卧床、妊娠、外科手术后、心肌梗死、心功能不全和抗血栓因子Ⅲ缺乏等可导致深静脉血栓，是发生肺栓塞的主要病因。

（2）临床与病理。

①临床。肺栓塞患者可无明显临床症状或仅有轻微的不适；急性肺栓塞典型的临床表现为呼吸困难、胸痛，少见咯血；较大的栓子堵塞肺动脉大分支或主干可引起急性右心衰竭而死亡。

②实验室检查。肺栓塞患者血 D- 二聚体明显增高，敏感性超过 90%，但并非特异性，心肌梗死、脓毒血症或术后等也可增高。

③心电图。典型表现为 V ～ VT 波倒置。

④动脉血气。血氧饱和度降低出现低氧血症和低碳酸血症。

（3）肺梗死。指肺动脉栓塞后引起相应肺组织的缺血坏死。

6. 肺栓塞影像学 CT 表现

肺栓塞可经 CT 肺血管成像（CT pulmonary angiography，CTPA）检查而确诊。肺栓塞发病率仅次于冠心病和高血压，可引起肺循环障碍导致呼吸循环衰竭，死亡率高。

（1）急性肺栓塞。直接征象是血管内部分附壁的充盈缺损，肺动脉管腔狭窄，严重时肺动脉完全阻塞、管腔截断。间接征象包括肺血减少或韦斯特马克征等。

（2）慢性肺栓塞。直接征象是血管腔内完全附壁的充盈缺损。间接征象包括肺血分布极不均匀、肺动脉呈残根状，即中心肺动脉增宽与外围动脉不相称。

（3）发生肺梗死时，表现为与受累肺动脉供血区相匹配的肺内实变影，边界不清；约半数患者的病灶在3周内可完全消散。病变吸收后，梗死部位残留条索状纤维化，并有局限性胸膜增厚及粘连，同X线表现相符。

二、胸部CT增强检查护理常规

（一）检查前的准备和护理

1.临床科室

（1）责任护士认真核对检查申请单，包括患者姓名、性别、年龄、ID号、检查部位、检查项目、既往病史及相关的病情，并与相关科室联系进行预约。检查单上应注明患者的检查部位及相关的病情，为影像检查和诊断提供参考。

（2）责任护士告知患者检查的预约时间、检查地点、检查的基本流程。

（3）告知患者及其家属胸部CT增强检查的注意事项。

（4）急危重症患者外出进行CT增强检查时，需要医生和护士陪同。陪同的医生和护士做好陪同检查的相关准备工作（包括备好急救设备、急救药品和物品），确保外出转运中患者的安全。

（5）对于妊娠的妇女，不建议进行CT增强检查。已决定终止妊娠或必须进行放射学检查者，须与医生沟通，并由患者及其家属签字确认后方可进行预约检查，并在预约检查时和检查前主动告知检查科室相关工作人员，同时出示患者及其家属签字确认单。

（6）对于新生儿、婴幼儿、多动症及弱智儿童，应遵医嘱在给予镇静及制动的情况下，由医生和护士陪同检查；对于入睡困难的患儿，必要时需在医生和护士监测的麻醉状态下进行检查。

（7）对于带有引流管路的患者，外出进行CT增强检查时应做好管路的评估，并妥善固定好胃管、尿管和其他引流管，防止引流管路扭曲、受压、脱落。

（8）对于带有液体通路的患者，外出进行CT增强检查时应暂时夹闭液体通路或减慢点滴速度，待检查结束、安全转运后按正常速度点滴。

（9）对于带有石膏支架或金属固定支架的患者，责任护士要嘱咐患者及其家属在检查前应事先告知检查人员。医生综合考虑病情严重程度，必要时除去石膏、金属固定支架，以免产生伪影，影响图像质量。

（10）责任护士应询问患者有无食物、药物过敏史等，并指导患者仔细阅读CT增强检查知情同意书，在影像科医生询问时如实告知，并让患者签署CT增强检查知情同意书。

2. 检查科室

（1）核对信息。核对患者的姓名、性别、年龄、ID 号、检查部位、检查项目，如为住院患者则核对患者腕带信息。根据检查目的做好患者信息登记，确定检查方式。如为肺栓塞患者，应在排除患者无检查禁忌证的情况下，尽早安排患者检查。

（2）行胸部 CT 增强检查前，确认患者有无对比剂过敏史，查看患者是否已签署 CT 增强检查知情同意书。若为高危人群，应提前做好准备工作，让患者签署高危患者知情同意书，并提前预热对比剂至 37 ℃。

（3）建立静脉通道。对于一般患者，选择 18/20 G 静脉留置针，评估血管时避开静脉瓣，选取粗、直、弹性好且活动度小、易于固定的血管，如头静脉、肘正中静脉、贵要静脉等。穿刺后妥善固定。穿刺手臂不可过度活动。

（4）呼吸干预。指导患者运用正确的呼吸方式，应由专人示范并反复训练患者的屏气能力。患者吸气后屏住呼吸，保持鼻子、嘴巴不漏气，腹部没有呼吸引起的波动，屏气时间为 15 ～ 20 秒。对于多次训练后仍不能掌握者，指导其吸气后用手捏住鼻子进行屏气训练。

（5）健康宣教。告知患者检查的目的与意义，以及碘对比剂注入人体后可能产生的不良反应，讲解检查所需的时间及检查过程中的相关注意事项和配合要点。碘对比剂注入体内后喉咙有异味感、有便意、身体发热均属于正常现象，告知患者不必紧张。

（6）高压注射器和对比剂的准备。确保对比剂、高压注射器、注射仪器设备处于完好备用状态。

（7）协助患者去除被检部位所有金属物品，防止产生伪影，影响图像质量。

（8）检查前注意患者的保暖和隐私保护，避免不必要部位的辐射暴露。

（9）对于急危重症患者，必须由有医师资质的医生陪同检查。陪同医生做好风险评估与保证急救设备与物品处于完好备用状态。

（10）根据受检者的特点、诊断的需要优化参数，以减少射线照射。

（二）检查中的观察和护理

（1）核对患者姓名、性别、年龄、ID 号、检查部位、检查项目，协助患者上检查床，对于有固定架、引流管、引流袋等的患者，应帮助其妥善放置。注意患者安全，防止患者坠床。

（2）体位摆放。协助搬运患者仰卧于检查床上，动作要轻柔。嘱咐患者双手举过头顶置于头顶两侧。告知患者检查过程中保持不动。

（3）再次告知患者检查中根据仪器提示正确呼吸及检查中可能出现的身体感觉，

以缓解患者的紧张情绪。告知患者如有不适可举手示意。

（4）注射药物前准备。

①正确安装高压注射器管道，排出管道内空气，确保患者静脉通道与高压注射器连接的紧密性，预防管道脱落。

②进行试注射。先试注射生理盐水 20～30 ml，将手放到留置针尖的近心端，感觉液体在血管中有明显的冲击力。做到"一看、二摸、三感觉、四询问"，以确保高压注射器管道与血管连接通畅。告知患者，在注射时如有不适立即告知医护人员。同时，密切观察增强图像及对比剂的进入情况，以便及时发现外渗。

（5）检查过程中严密观察有无不适，高压注射器注射时压力曲线的变化。

（6）检查过程中注意对患者的非检查部位进行射线防护，避免不必要部位的辐射暴露。

（7）在不影响诊断的情况下，应通过优化参数、缩短检查时间，特别是针对患儿，以减少射线带来的危害。

（8）根据患者的情况，适当调节环境温度，注意给患者做好保暖。

（三）检查后的宣教和护理

（1）患者检查结束后，分离高压注射器管道，询问患者有无不适，观察留置针穿刺处有无外渗，如患者无不适则协助其下检查床。

（2）告知患者在观察室内休息 30 分钟。医护人员定时巡视观察室，询问患者有无不适，如无不适 30 分钟后方可拔掉留置针。

（3）拔除留置针后，嘱咐患者正确按压穿刺点至少 10 分钟，无出血后方可离开，并提醒患者携带好随身物品。

（4）健康宣教。合理水化，对病情允许者，鼓励患者于检查结束后每小时饮水 100～200 ml，24 小时饮水量不少于 2500 ml，从而促进对比剂排出，减轻对比剂对肾的损伤。

（5）告知患者及其家属取检查报告的时间及方法，继续观察患者有无迟发不良反应，告知患者如有不适随时就诊或及时电话联系。

（四）检查流程

胸部 CT 增强检查流程见图 3-3。

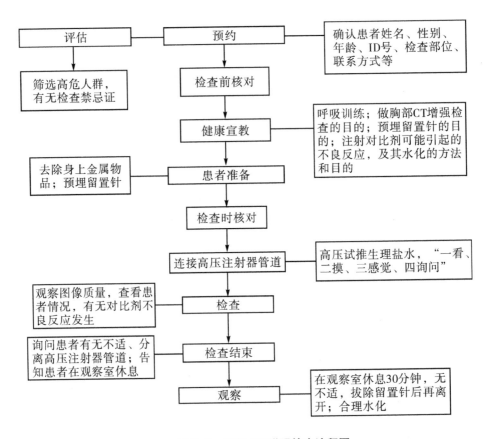

图 3-3　胸部 CT 增强检查流程图

三、肺动脉血管 CT 增强检查护理常规

（一）检查前的准备和护理

1.临床科室

（1）电话预约检查。临床医生电话通知影像科，怀疑有肺栓塞患者需行肺动脉血管 CT 增强检查，告知科室和患者姓名、筛查增强检查禁忌证。告知患者及其家属检查风险及注意事项，并指导患者仔细阅读并签署 CT 增强检查知情同意书。由临床医生陪同患者检查，预约后影像科医生、技师及护士合理安排患者检查。

（2）对于肺栓塞检查者，如果患者呼吸困难或疼痛严重则不必进行呼吸训练，直接屏气进行扫描。

（3）密切观察患者病情及神志、意识、面色、血压、心率、呼吸、血氧饱和度等情况。

2.检查科室

（1）信息核查和筛查禁忌证。阅读检查申请单，快速完成患者信息确认、登记、身份识别，查看碘对比剂知情同意书签署情况。

（2）护士评估患者病情及神志、意识、面色、血压、心率、呼吸、血氧饱和度等情况，严密观察患者的生命体征及病情变化情况。肺栓塞的三联征为呼吸困难、胸痛、咯血，多数患者仅有 1～2 个症状。评估患者心、肺、肾功能情况。重点了解患者胸痛程度，必要时提前使用镇痛药。持续给予患者高浓度氧气吸入，以改善缺氧症状，缓解患者恐惧心理。

（3）行肺动脉血管 CT 增强检查前，确认患者有无对比剂过敏史，查看患者是否签署 CT 增强检查知情同意书。若为高危人群，应提前做好准备工作，让患者签署高危患者知情同意书，并提前预热对比剂至 37 ℃。

（4）建立静脉通道。对于一般患者，选择 18/20 G 静脉留置针，评估血管时避开静脉瓣，选取粗、直、弹性好且活动度小、易于固定的血管，如头静脉、肘正中静脉、贵要静脉等。穿刺后妥善固定。穿刺手臂不可过度活动。

（5）健康宣教。告知患者检查的目的与意义，以及碘对比剂注入人体后可能产生的不良反应，讲解检查所需的时间及检查过程中的相关注意事项和配合要点。碘对比剂注入体内后喉咙有异味感、有便意、身体发热均属于正常现象，告知患者不必紧张。

（6）呼吸训练。检查前指导患者正确呼吸及屏气，切忌过度屏气，以能耐受为准。

（7）协助患者去除被检部位所有金属物品，防止产生伪影，影响图像质量。

（8）高压注射器和对比剂准备。确保对比剂、高压注射器、注射仪器设备处于完好备用状态。

（9）对怀疑肺栓塞者，必须由有医师资质的医生陪同检查。陪同医生做好风险评估与确保急救设备与物品处于完好备用状态，发生病情变化立即启动抢救应急预案。

（10）检查前注意患者的保暖和隐私保护，避免不必要部位的辐射暴露。

（11）根据受检者的特点，在不影响诊断的情况下可以优化参数、缩短检查时间，以减少射线照射。

（二）检查中的观察和护理

（1）信息核查。协助患者上检查床，确保仪器运行正常，再次核对患者姓名、检查项目、药名、浓度、留置针型号。

（2）体位摆放。协助搬运患者仰卧于检查床上，动作要轻柔缓慢，搬运过程中注意观察患者，嘱咐患者双手举过头顶置于头顶两侧。告知患者检查过程中保持不动。

（3）再次告知患者检查中配合好吸气屏气，屏气程度以自身耐受为主，避免剧烈咳嗽。检查中需有家属陪同，以缓解患者的紧张情绪。告知患者如有不适可举手示意。

（4）注射药物前准备。

①正确安装高压注射器管道，排出管道内空气，确保患者静脉通道与高压注射器连接的紧密性，预防管道脱落。

②进行试注射。先试注射生理盐水 20～30 ml，将手放到留置针尖的近心端，感觉液体在血管中有明显的冲击力。做到"一看、二摸、三感觉、四询问"，以确保高压注射器管道与血管连接通畅。告知患者，在注射时如有不适立即告知医护人员。同时，密切观察增强图像及对比剂的进入情况，以便及时发现外渗。

（5）病情观察。检查过程中严密观察图像及患者反应，出现动态图像扫描不亮及不良反应发生时，应及时处理并通知医生。严密观察心率、心律、血氧饱和度、呼吸频率及节律，如发现病情变化，立即停止扫描并及时处理。

（6）检查过程中，控制注射对比剂的量和速度，以免血管内压力增高导致栓子脱落。

（7）检查过程中严密观察高压注射器注射时压力曲线的变化。

（8）检查过程中注意对患者的非检查部位进行射线防护，避免不必要部位的辐射暴露。

（9）根据患者的情况，适当调节环境温度，注意给患者做好保暖。

（三）检查后的宣教和护理

（1）患者检查结束后，分离高压注射器管道，询问患者有无不适，观察留置针穿刺处有无外渗，并立即转运患者，动作应轻柔快速。

（2）扫描中发现有肺栓塞应按危急值处理，立即告知临床医生检查结果，由医生护送患者回病房，在病房观察 30 分钟后拔除留置针。

（3）检查结束后，切勿在影像科停留过久，避免患者病情变化。

（4）健康宣教。合理水化，如果病情允许，鼓励患者于检查结束后每小时饮水100～200 ml，24 小时饮水量不少于 2500 ml，从而促进对比剂排出，减轻对比剂对肾的损伤。

（5）告知患者及其家属领取检查报告的时间及方法，如有不适随时就诊或及时电话联系。

（四）检查流程

肺动脉血管 CT 增强检查流程见图 3-4。

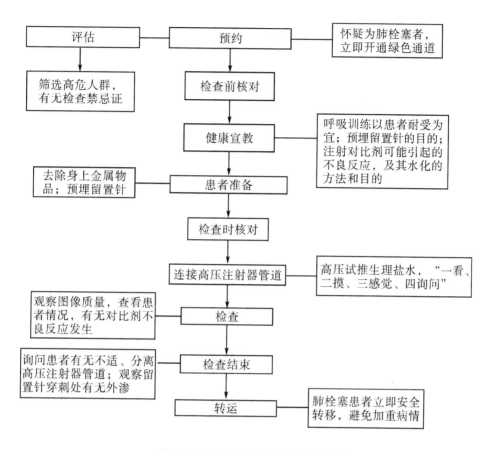

图 3-4 肺动脉血管 CT 增强检查流程图

第六节 心脏、冠状动脉 CT 血管成像检查基本知识与护理常规

一、心脏、冠状动脉 CT 血管成像检查基本知识

心脏、冠状动脉 CT 血管成像检查主要是观察冠状动脉血管有无狭窄、堵塞等病变，同时也可以观察心脏各个腔室有无病变。冠状动脉成像检查是评价冠状动脉变异和病变，以及各种介入治疗后复查随访的重要诊断方法，具有微创、简便、安全等优点。

（一）适应证
各种心脏及血管病变、心脏血管支架后复查。

（二）禁忌证

严重碘对比剂过敏者、检查中不能配合者、心肝肾功能不全者、甲状腺功能亢进正在治疗者等。

（三）目的

显示冠状动脉血管有无狭窄、堵塞及异常管腔等病变。

（四）方法

经外周静脉以团注的方式注入对比剂，采用对比剂智能追踪技术自动触发，对心脏及心脏血管畸形进行快速扫描。

冠状动脉 CT 血管成像（冠状动脉 CTA）是一种极微创性检查，它将碘对比剂经外周静脉（常采用右上臂静脉）应用静脉留置针和特定的高压注射器装置快速注入体内，应用高端 CT 机的自动触发示踪技术和心电门控技术，对心脏进行快速扫描，利用碘对比剂的高密度增加冠脉血管与周围组织的影像对比度，经过工作站后处理才能得到冠脉血管的图像，了解冠状动脉血流的情况。主要适用于冠状动脉各种先天性变异的诊断，冠状动脉狭窄、闭塞的诊断，冠状动脉支架术后或搭桥术后随访复查，等。

二、心脏、冠状动脉 CT 血管成像检查的护理常规

（一）检查前的准备和护理

1. 临床科室

（1）责任护士认真核对检查申请单，包括患者姓名、性别、年龄、ID 号、检查部位、检查项目、既往病史及相关的病情，并与相关科室联系进行预约。检查单上应注明患者的检查部位及相关的病情，为影像检查和诊断提供参考。

（2）责任护士告知患者检查的预约时间、检查地点、检查的基本流程。

（3）告知患者及其家属进行冠状动脉 CT 血管成像检查的注意事项，检查前 12 小时禁饮用咖啡因、浓茶等刺激性饮料。

（4）急危重症患者外出进行冠状动脉 CT 血管成像检查时，需要医生和护士陪同。陪同的医生和护士做好陪同检查的相关准备工作（包括备好急救设备、急救药品和物品），确保外出转运中患者的安全。

（5）对于妊娠的妇女，不建议进行冠状动脉 CT 血管成像检查，并告知患者原因。对于已决定终止妊娠或必须进行放射学检查者，须与医生沟通，并由患者及其家属签字确认后方可进行预约检查，并在预约检查时和检查前主动告知检查科室相关工作人员，同时出示患者及其家属签字确认单。

（6）对新生儿、婴幼儿、多动症及弱智儿童行心脏或冠状动脉 CT 血管成像检查

时，应遵医嘱在给予镇静及制动的情况下，由医生和护士陪同检查；对于入睡困难的患儿，必要时需在医生和护士监测的麻醉状态下进行检查。

（7）对于带有引流管路的患者，需在外出检查时做好管路的评估，并妥善固定好胃管、尿管和其他引流管，防止引流管路扭曲、受压、脱落。

（8）对于带有液体通路的患者，在外出检查时应暂时夹闭液体通路或减慢点滴速度。待检查结束、安全转运后按正常速度点滴。

（9）对于带有石膏支架或金属固定支架的患者，责任护士要嘱咐患者及其家属在检查前应事先告知检查人员。医生综合考虑病情严重程度，必要时除去石膏、金属固定支架，以免产生伪影，影响图像质量。

（10）责任护士应询问患者有无食物、药物过敏史等，并指导患者仔细阅读冠状动脉CT血管成像检查知情同意书，在影像科医生询问时如实告知并让患者签署知情同意书。

2. 检查科室

（1）核对信息。核对患者姓名、性别、年龄、ID号、检查部位、检查项目，如为住院患者则核对患者腕带信息。根据检查目的做好患者信息登记，确定检查方式。

（2）去除金属物质。协助患者去掉随身携带的金属物质（女性患者去除文胸），以免检查时产生干扰。

（3）心率控制。为保证图像质量和效果，64排及128层CT检查要求心率控制在70次/分以下，律齐无频繁期前收缩。使用双源CT行冠状动脉CT血管成像检查时，心率要求可以适当放宽至80次/分以下。待患者到达检查室先静息30分钟再监测心率，心率超过90次/分者，遵医嘱指导患者口服酒石酸美托洛尔，嘱患者静坐30～90分钟，并及时测量患者心率。心率超过85次/分者或有心律不齐者，Revolution CT心脏扫描时不受心率、心律限制，可完成检查。

（4）行增强检查前，确认患者有无对比剂过敏史，查看患者是否签署了CT增强检查知情同意书。若为高危人群，应提前做好准备工作，让患者签署高危患者知情同意书，并提前预热对比剂至37℃。

（5）建立静脉通道。对于一般患者，选择18/20 G静脉留置针，评估血管时避开静脉瓣，选取粗、直、弹性好且活动度小、易于固定的血管，如头静脉、肘正中静脉、贵要静脉等。穿刺后妥善固定。穿刺手臂不可过度活动。

（6）呼吸干预。告知患者整个检查过程需屏气的次数及患者正确呼吸的重要性。指导患者吸气与屏气，屏气时保持胸腹部不动，每次屏气幅度保持一致，如不能配合屏气，指导患者屏气时用手捏住鼻子。观察在屏气状态下患者心率变化，每次屏气的时间为10～15秒。告知患者检查时请注意听从指令。

（7）健康宣教。告知患者检查的目的与意义，以及碘对比剂注入人体后可能产生的不良反应，讲解检查所需的时间及检查过程中的相关注意事项和配合要点。碘对比剂注入体内后喉咙有异味感、有便意、身体发热均属于正常现象，告知患者不必紧张。

（8）高压注射器和对比剂准备。确保对比剂、高压注射器、注射仪器设备处于完好备用状态。

（9）检查过程中注意患者的保暖和隐私保护，避免不必要部位的辐射暴露。

（10）对于急危重症患者，必须由有医师资质的医生陪同检查，做好风险评估与确保急救设备与物品处于完好备用状态。

（11）根据受检者的特点、诊断的需要优化参数，以减少射线照射。

（二）检查中的观察和护理

（1）体位摆放。协助患者平卧于检查床上，解开胸前衣扣，粘贴电极片（分别放置在右锁骨中线锁骨下第2肋骨间隙，左锁骨中线锁骨下第2肋骨间隙，右侧腋前线第5与第6肋骨间，左侧腋前线第5与第6肋骨间），连接心电门控导联与电极片。

（2）健康宣教。再次告知患者检查中根据仪器提示正确配合呼吸及检查中可能出现的身体感觉，以缓解患者的紧张情绪。告知患者如有不适可举手示意。

（3）心电监测。密切观察患者心率变化，确认R波信号清晰，心率控制理想，心律正常，心电图波形不受呼吸运动和床板移动影响。对于64排或128层CT检查，若患者心率波动太大，可先暂停检查，给予患者心理指导或遵医嘱指导患者口服酒石酸美托洛尔，以控制和稳定心率。

（4）指导患者舌下含服硝酸甘油，充分扩张冠状动脉，以利于诊断。

（5）注射药物前准备。

①正确安装高压注射器管道，排出管道内空气，确保患者静脉通道与高压注射器连接的紧密性，预防管道脱落。

②进行试注射。先试注射生理盐水20～30 ml，将手放到留置针尖的近心端，感觉液体在血管中有明显的冲击力。做到"一看、二摸、三感觉、四询问"，以确保高压注射器管道与血管连接通畅。告知患者，在注射时如有不适立即告知医护人员。同时，密切观察增强图像及对比剂的进入情况，及时发现外渗。

（6）密切观察。检查过程中严密观察患者反应，告知患者若出现不适，可及时举手示意，同时注意观察图像质量。

（7）根据患者的血管情况，调节好注射速率，检查过程中严密观察高压注射器注射时压力曲线的变化。

（8）检查过程中注意对患者的非检查部位进行射线防护，避免不必要部位的辐射暴露。

（9）在不影响诊断的情况下，应通过优化参数、缩短检查时间，以减少射线带来的危害。

（10）根据患者的情况，适当调节环境温度，注意给患者做好保暖。

（三）检查后的宣教和护理

（1）患者检查结束后，询问患者有无不适，分离高压注射器管道，协助患者除去电极片，穿好衣物。如患者无不适则协助其下检查床。

（2）告知患者在观察室内休息 30 分钟。医护人员定时巡视观察室，询问患者有无不适，如无不适 30 分钟后方可拔掉留置针。

（3）拔除留置针后，嘱咐患者正确按压穿刺点至少 10 分钟，无出血后方可离开，并提醒患者携带好随身物品。

（4）健康宣教。合理水化，对病情允许者，鼓励患者于检查结束后每小时饮水 100～200 ml，24 小时饮水量不少于 2500 ml，从而促进对比剂排出，减轻对比剂对肾的损伤。

（5）告知患者及其家属领取检查报告的时间及方式，继续观察患者有无迟发不良反应，告知患者如有不适随时就诊或及时电话联系。

（四）检查流程

心脏、冠状动脉 CT 血管成像检查流程见图 3-5。

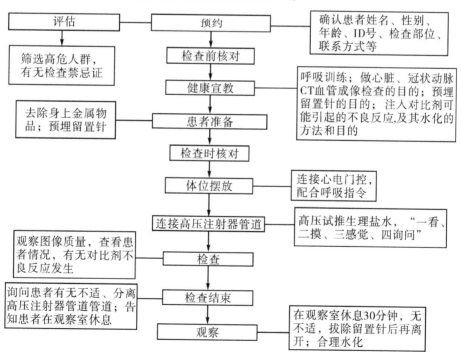

图 3-5　心脏、冠状动脉 CT 血管成像检查流程图

第七节 主动脉夹层 CT 检查基本知识与护理常规

一、主动脉夹层 CT 检查基本知识

主动脉夹层 CT 检查包括胸主动脉、腹主动脉、髂动脉三部分。主动脉夹层是指各种病因导致主动脉内膜出现破口，血液由内膜破口进入主动脉壁中层，造成主动脉内膜与中层分离的一种病理状态。该病较为凶险，特别是累及主动脉根部的夹层，死亡率较高，是心血管疾病中较为少见并且是最危险的疾病之一。

（一）适应证

适用于突发的胸背部撕裂样疼痛伴高血压者。

（二）禁忌证

严重碘对比剂过敏者、检查中不能配合者、心肝肾功能不全者、甲状腺功能亢进正在治疗者等。

（三）目的

通过 CT 扫描技术，显示主号代内膜内移假腔内血栓及主动脉夹层血液外渗，纵隔血肿，心包和胸腔积液等情况。

（四）方法

指经外周静脉将对比剂注入体内，利用高端 CT 机的自动触发技术进行扫描，通过对比剂显影来判断主动脉内膜是否发生血肿或出血的 CT 检查，从而判断主动脉内真假腔情况、撕裂的内膜瓣位置等，或判断植入的金属支架有无断裂、扭曲。

二、主动脉夹层 CT 检查护理常规

（一）检查前的准备和护理

1. 临床科室

（1）电话预约检查。临床医生电话通知影像科，怀疑有主动脉夹层患者需行主动脉夹层 CT 检查，告知科室和患者姓名，筛查增强检查禁忌证。告知患者家属检查风险及注意事项，并指导患者仔细阅读 CT 增强检查知情同意书。由临床医生陪同患者检查，预约后由影像科医生、技师及护士合理安排患者检查。

（2）进行主动脉夹层 CT 增强检查者，如果患者疼痛严重不必进行呼吸训练，直接屏气进行扫描。

（3）密切观察患者病情及神志、意识、面色、血压、心率、呼吸、血氧饱和度等情况。

2. 检查科室

（1）核对信息。与送检的医护人员核对患者信息，询问患者的检查史、用药史、家族史、过敏史，以筛查患者有无增强检查的禁忌证。

（2）对患者意识、面色、血压、心率、呼吸、肢体活动、疼痛性质、疼痛部位、发病时间与发病过程进行评估。

（3）对怀疑有主动脉夹层的患者，接到预约电话后开通绿色通道，告知患者及其家属相关事宜和注意事项，要求临床医生陪同检查，患者到达后优先检查。

（4）行增强检查前，确认患者有无对比剂过敏史，查看患者是否签署了CT增强检查知情同意书。若为高危人群，应提前做好准备工作，让患者签署高危患者知情同意书，并提前预热对比剂至 37 ℃。

（5）建立静脉通道。对于一般患者，选择 18/20 G 静脉留置针，评估血管时避开静脉瓣，选取粗、直、弹性好且活动度小、易于固定的血管，如头静脉、肘正中静脉、贵要静脉等。穿刺后妥善固定。穿刺手臂不可过度活动。

（6）健康宣教。告知患者检查的目的与意义，以及碘对比剂注入人体后可能产生的不良反应，讲解检查所需的时间及检查过程中的相关注意事项和配合要点。碘对比剂注入体内后喉咙有异味感、有便意、身体发热均属于正常现象，告知患者不必紧张。

（7）协助患者去除被检部位的所有金属物品，防止产生伪影，影响图像质量。

（8）呼吸干预。提前教会患者正确屏气，对疼痛明显及需长段落扫描的患者，可嘱患者平静状态下呼吸。

（9）心电监测。监测患者的血压、脉搏、呼吸等生命体征，保持患者生命体征平稳。

（10）用药护理。对携带药物的患者，应注意在运输移动过程中保持静脉通畅。

（11）疼痛护理。疼痛是主动脉夹层的主要特点，做好疼痛护理，在搬动患者时应注意动作轻柔缓慢。搬运过程中，注意观察患者以减少心肌耗氧，避免震动，防止血肿破裂。

（12）怀疑主动脉夹层者必须由有医师资质的医生陪同检查。陪同的医生做好风险评估与确保急救设备与物品处于完好备用状态，随时启动应急程序。

（13）高压注射器和对比剂准备。确保对比剂、高压注射器、注射仪器设备处于完好备用状态。

（14）检查过程中注意患者的保暖和隐私保护，避免不必要部位的暴露。

（15）根据受检者的特点、诊断的需要优化参数，以减少射线照射。

（二）检查中的观察和护理

（1）信息核查。协助患者上检查床，确保仪器运行正常，再次核对患者姓名、检查项目、药名、浓度、留置针型号。

（2）体位摆放。协助搬运患者仰卧于检查床上，动作要轻柔缓慢，搬运过程中注意观察患者，嘱咐患者双手举过头顶置于头顶两侧。告知患者检查过程中保持不动。

（3）再次告知患者检查中配合好吸气屏气，屏气程度以自身耐受为主，避免剧烈咳嗽。检查中需有家属陪同，以缓解患者的紧张情绪，告知患者如有不适可举手示意。

（4）注射药物前准备。

①正确安装高压注射器管道，排出管道内空气，确保患者静脉通道与高压注射器连接的紧密性，预防管道脱落。

②进行试注射。先试注射生理盐水 20～30 ml，将手放到留置针尖的近心端，感觉液体在血管中有明显的冲击力。做到"一看、二摸、三感觉、四询问"，以确保高压注射器管道与血管连接通畅。告知患者，在注射时如有不适立即告知医护人员。同时，密切观察增强图像及对比剂的进入情况，及时发现外渗。

（5）病情观察。检查过程中严密观察图像及患者反应，出现动态图像扫描不亮及不良反应发生时，及时处理并通知医生。密切观察检查过程中患者的生命体征及病情变化，若患者烦躁不安、脉搏细速、呼吸困难、面色苍白、皮肤发冷、意识模糊、大汗淋漓、有濒死感、疼痛放射范围广泛，向腰部或下腹部传导甚至到大腿部，提示动脉瘤破裂出现失血性休克，应停止扫描，立即抢救，启动应急预案。

（6）检查过程中，控制注射对比剂的量和速度，以免血管内压力增高导致夹层破裂。

（7）扫描中发现有主动脉夹层应按危急值处理，禁止患者自行离开，告知患者及其家属制动，避免用力咳嗽等增加腹部压力的动作；告知临床医生检查结果，在医护人员及患者家属的陪同下立即护送至病房或急诊科。

（8）检查过程中严密观察高压注射器注射时压力曲线的变化。

（9）检查过程中注意对患者的非检查部位进行射线防护，避免不必要部位的暴露。

（10）根据患者的情况，适当调节环境温度，注意给患者做好保暖。

（三）检查后的宣教和护理

（1）患者检查结束后，分离高压注射器管道，询问患者有无不适，观察留置针穿刺处有无外渗，并立即转运患者，动作要轻柔快速。

（2）扫描中发现有主动脉夹层应按危急值处理，立即电话告知临床医生检查结果，由医生护送患者回病房，在病房观察 30 分钟后拔除留置针。

（3）检查结束，切勿在影像科停留过久，避免患者病情变化。

（4）健康宣教。合理水化，如果病情允许，鼓励患者于检查结束后每小时饮水 100～200 ml，24 小时饮水量不少于 2500 ml，从而促进对比剂排出，减轻对比剂对肾的损伤。

（5）告知患者及其家属领取检查报告的时间及方式，如有不适随时就诊或及时电话联系。

（四）检查流程

主动脉夹层CT检查流程见图3-6。

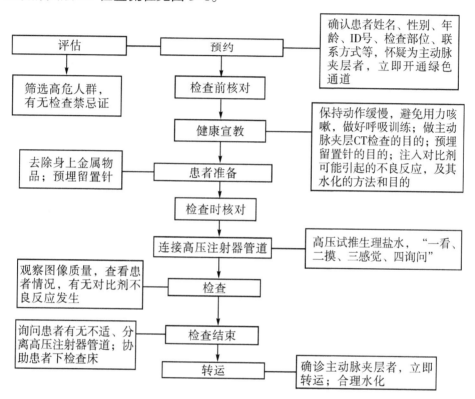

图3-6　主动脉夹层CT检查操作流程图

第八节　全腹部CT检查基本知识与护理常规

一、全腹部CT检查基本知识

全腹部CT检查包括腹部和盆腔，主要包括腹部、盆腔CT平扫，腹部、盆腔CT增强扫描，腹部、盆腔CT造影（包括胃部造影、小肠造影、大肠造影、盆腔造影）扫描及腹部盆腔CT血管成像。

（一）全腹部CT平扫

腹部CT平扫起自胸底的横膈膜，止于骨盆底部。

1. 适应证

主要适用于肝、胆、脾、肾、肾上腺、输尿管、膀胱、睾丸、子宫及其附件、腹腔及腹膜后等部位病变的诊断。

2. 禁忌证

一般无禁忌证，但患者体内有金属异物时，可因金属异物伪影影响图像质量，无法做出准确诊断。

（二）全腹部 CT 增强扫描

通过外周静脉以 3～3.5 ml/s 流速注入非离子型对比剂 80～90 ml 后，对上、下腹部进行三期扫描，对盆腔进行二期扫描。

1. 适应证

主要适用于显示全腹部平扫不能显示或可疑病灶的诊断，肝血管瘤与肝癌的鉴别，腹腔及腹膜后病变的诊断。

2. 禁忌证

严重碘对比剂过敏者、检查中不能配合者、心肝肾功能不全者、甲状腺功能亢进正在治疗者等。

（三）全腹部 CT 血管成像

适用于腹主动脉、髂动脉及下腔静脉等大血管疾病的诊断，还可显示腹部脏器的血管异常及肿瘤对血管的侵犯。

二、全腹部 CT 增强检查护理常规

（一）检查前的准备和护理

1. 临床科室

（1）责任护士认真核对检查申请单，包括患者姓名、性别、年龄、ID 号、检查部位、检查项目、既往病史及相关的病情，并与相关科室联系进行预约。检查单上应注明患者的检查部位及相关的病情，为影像检查和诊断提供参考。

（2）责任护士告知患者检查的预约时间、检查地点、检查的基本流程。

（3）告知患者及其家属全腹部 CT 增强检查的注意事项。

（4）急危重症患者外出进行 CT 检查时，需要医生和护士陪同。陪同的医生和护士做好陪同检查的相关准备工作（包括备好急救设备、急救药品和物品），确保外出转运中患者的安全。

（5）对于妊娠的妇女，不建议进行 CT 增强检查。对已终止妊娠或必须进行 CT 增强检查者，须与医生沟通，并由患者及其家属签字确认后方可进行预约检查，并在预约检查时和检查前主动告知检查科室相关工作人员，同时出示患者及其家属签字确

认单。

（6）对于新生儿、婴幼儿、多动症及弱智儿童，应遵医嘱在给予镇静及制动的情况下，由医生和护士陪同检查；对于入睡困难的患儿，必要时需在医生和护士监测的麻醉状态下进行检查。

（7）对于带有引流管路的患者，在 CT 检查外出时应做好管路的评估并妥善固定好胃管、尿管和其他引流管，防止引流管路扭曲、受压、脱落。

（8）对于带有液体通路的患者，在 CT 检查外出时应暂时夹闭液体通路或减慢点滴速度，待检查结束、安全转运患者后按正常速度点滴。

（9）对于带有石膏支架或金属固定支架的患者，责任护士要嘱咐患者及其家属，在检查前应事先告知检查人员。医生综合考虑病情严重程度，必要时除去石膏、金属固定支架，以免产生伪影，影响图像质量。

（10）对于做胃肠道 CT 增强检查的患者，检查前给予中性对比剂（甘露醇 250 ml ＋ 温开水 1750 ml），分 4 次口服，每 30 分钟喝 500 ml，由于甘露醇水吸收速度快，容易排空，因此最后 500 ml 于检查前 15 ～ 30 分钟口服。该方法的优点是简单、方便、安全，与胃肠道壁有一定的对比度，显示效果好。

（11）责任护士应询问患者有无食物、药物过敏史等，并指导患者仔细阅读 CT 增强检查知情同意书，在影像科医生询问时如实告知，并让患者签署 CT 增强检查知情同意书。

（12）对门诊患者，按检查要求做好相应的准备工作。

2. 检查科室

（1）核对信息。核对患者信息，询问患者的检查史、用药史、家族史、过敏史，以确定患者无增强扫描的禁忌证。

（2）对于行全腹部 CT 增强扫描的患者，需询问其在 1 周前是否做过钡餐检查。若做过钡餐检查，需待大便颜色正常或服用导泻药（如番泻叶等）将钡剂排净再进行全腹部 CT 增强扫描。

（3）全腹部 CT 增强检查的特殊准备。进行胃部 CT 增强检查的患者，检查前需禁食 4 ～ 6 小时，为避免伪影出现，应告知患者在检查前 5 分钟饮水至少 500 ml 使胃充盈。对膀胱病变的患者，应告知其在检查前 1 小时饮水 1000 ～ 1500 ml 并停止排尿使膀胱充盈，以利于诊断。对于进行小肠 CT 增强检查的患者，必要时遵医嘱于检查前 15 分钟肌内注射盐酸消旋山莨菪碱（654-2）20 mg。盐酸消旋山莨菪碱为胆碱能神经阻滞药，能对抗乙酰胆碱所致的平滑肌痉挛，使消化道的平滑肌松弛，使胃和肠管充分扩张，以减少胃肠蠕动；但青光眼、前列腺肥大、尿潴留等患者禁用。

（4）女性盆腔检查。建议检查前进行阴道塞纱，可以在矢状面清晰显示宫体、宫颈、阴道的关系。下腹、盆腔、输尿管膀胱检查需要膀胱充盈，留置尿管、膀胱造瘘者应夹闭尿管及引流管，待膀胱充盈后再做检查。

（5）进行增强检查前，确认患者有无对比剂过敏史，查看患者是否签署 CT 增强检查知情同意书。若为高危人群，应提前做好准备工作，让患者签署高危患者知情同意书，并提前预热碘对比剂至 37 ℃。

（6）建立静脉通道。对于一般患者，选择 18/20 G 静脉留置针，评估血管时避开静脉瓣，选取粗、直、弹性好且活动度小、易于固定的血管，如头静脉、肘正中静脉、贵要静脉等，穿刺后妥善固定。被穿刺的手臂不可过度活动。

（7）呼吸干预。告知患者整个检查过程需屏气的次数及患者正确呼吸的重要性。指导患者吸气、屏气，屏气时保持胸腹部不动，每次屏气幅度保持一致，如不能配合屏气，指导患者屏气时用手捏住鼻子。观察患者在屏气状态下的心率变化，每次屏气的时间 10 ～ 15 秒，检查时请注意听从指令。

（8）健康宣教。告知患者检查的目的与意义，以及碘对比剂注入人体后可能产生的不良反应，讲解检查所需的时间及检查过程中的相关注意事项和配合要点。碘对比剂注入体内后喉咙有异味感、有便意、身体发热均属于正常现象，告知患者不必紧张。

（9）协助患者去除被检部位所有金属物品，防止产生伪影，影响图像质量。

（10）高压注射器和碘对比剂的准备。确保对比剂、高压注射器、注射仪器设备处于完好备用状态。

（11）检查过程中注意患者的保暖和隐私保护，避免不必要部位的辐射暴露。

（12）根据受检者的特点、诊断的需要优化参数，以减少射线照射。

（二）检查中的观察和护理

（1）核对患者信息及检查部位，协助患者上检查床，有固定架、引流管、引流袋等的患者，应帮助其妥善放置。注意患者安全，防止患者坠床。

（2）体位摆放。协助搬运患者仰卧于检查床上，动作要轻柔，嘱咐患者双手举过头顶置于头顶两侧。告知患者检查过程中身体保持不动。

（3）再次告知患者检查中根据仪器提示正确呼吸及检查中可能出现的身体感觉，以缓解患者的紧张情绪，告知患者如有不适可举手示意。

（4）注射药物前准备。

①正确安装高压注射器管道，排除管道内空气，确保患者静脉通道与高压注射器管道连接的紧密性，预防管道脱落。

②进行试注射。先试注射生理盐水 20 ～ 30 ml，将手放到留置针尖的近心端，感觉液体在血管中明显的冲击力。做到"一看、二摸、三感觉、四询问"，以确保高压注射器管道与血管连接通畅，并告知患者，在注射时如有不适立即告知医护人员。同

时，密切观察增强图像碘对比剂的进入情况，以便及时发现外渗现象。

（5）检查过程中严密观察患者病情变化及高压注射器注射时压力曲线的变化。

（6）检查过程中注意对患者的非检查部位进行射线防护，避免不必要部位的辐射暴露。

（7）在不影响诊断的情况下，应通过优化参数、缩短检查时间，特别是针对患儿，以减少射线带来的危害。

（8）根据患者的情况，适当调节环境温度，注意给患者做好保暖。

（三）检查后的宣教和护理

（1）患者检查结束后，分离高压注射器管道，询问患者有无不适，观察留置针穿刺处有无外渗，如无不适则协助患者下检查床。

（2）指导患者在观察室内休息 30 分钟，医护人员定时巡视观察室，询问患者有无不适，无不适 30 分钟后方可拔掉留置针。

（3）拔除留置针后，嘱咐患者正确按压穿刺点至少 10 分钟，无出血后方可离开，并提醒患者携带好随身物品。

（4）健康宣教。合理水化，对于病情允许者，鼓励患者于检查结束后每小时饮水 100 ～ 200 ml，24 小时饮水量不少于 2500 ml，从而促进碘对比剂排出，减轻碘对比剂对肾脏的损伤。

（5）告知患者及其家属领取检查报告的时间及方式，继续观察有无迟发不良反应，如有不适随时就诊或及时电话联系。

（四）检查流程

全腹部 CT 增强检查流程见图 3-7。

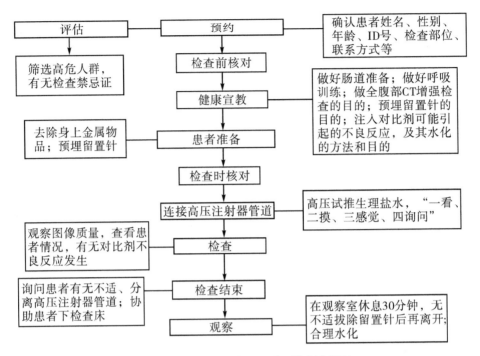

图 3-7　全腹部 CT 增强检查流程图

第九节　四肢、骨、关节 CT 检查基本知识与护理常规

一、四肢、骨、关节 CT 检查基本知识

四肢、骨、关节 CT 检查主要包括 CT 平扫、CT 增强扫描和 CT 血管成像。

（一）四肢、骨、关节 CT 平扫

四肢、骨、关节 CT 平扫包括上下肢体及其关节，适用于骨折检查，可以显示碎片及移位情况，同时还能显示出血、血肿、异物及相邻气管的有关情况。

1.适应证

上下肢体的骨折、移位、血肿等异常情况。

2.禁忌证

一般无禁忌证。如果有内置金属异物，可因金属异物伪影影响图像质量，无法做出诊断。

（二）四肢、骨、关节 CT 增强扫描

四肢、骨、关节 CT 增强扫描可观察和显示肿瘤病变的部位、形态、大小、范围

及血供等情况，有助于对肿瘤进行定性诊断。

1. 适应证

骨瘤、关节肿瘤、出血、血肿等占位性病变，以及良性或恶性肿瘤鉴别、病变血供情况。

2. 禁忌证

严重碘对比剂过敏者、检查中不能配合者、严重心肝肾功能不全者、甲状腺功能亢进治疗者等。

（三）四肢、骨、关节 CT 血管成像

CT 血管成像分为动脉成像和静脉成像，是利用计算机处理数字化影像信息的减影技术及三维重建技术，可消除骨骼和软组织的影像，使血管清晰显示。静脉成像是下肢深静脉疾病最可靠的诊断方法。

1. 适应证

肱动脉、桡动脉、尺动脉、股动脉、胫腓动脉血管疾病，以及确定上下肢体肿块与血管的关系。

2. 禁忌证

严重碘对比剂过敏者、检查中不能配合者、严重心肝肾功能不全者、甲状腺功能亢进治疗者等。

二、四肢、骨、关节 CT 增强检查护理常规

（一）检查前的准备和护理

1. 临床科室

（1）责任护士认真核对申请单，包括患者姓名、性别、年龄、ID 号、检查部位、检查项目、既往病史及相关的病情，并与相关科室联系进行预约。检查单上应注明检查部位及相关的病情，为影像检查和诊断提供参考。

（2）责任护士告知患者检查的预约时间、检查地点、检查的基本流程。

（3）责任护士告知患者及其家属 CT 增强检查的注意事项。

（4）急危重患者外出进行 CT 增强检查时，需要医生和护士陪同，并做好陪同检查的相关准备工作（包括备好急救设备、急救药品和物品），确保外出转运过程中患者的安全。

（5）对于妊娠的妇女，不建议进行 CT 增强检查，并告知患者原因。对已决定终止妊娠或必须进行放射学检查者，须与医师沟通，并由患者及其家属签字确认后方可进行预约检查；在预约检查时和检查前应主动告知检查科室相关工作人员，同时出示

患者及其家属签字确认单。

（6）对于新生儿、婴幼儿、多动症及弱智儿童，应遵医嘱，在给予镇静及制动的情况下，由医生和护士陪同检查；对入睡困难的患儿，必要时需在医生和护士监测麻醉状态下进行检查。

（7）对于带有引流管路的患者，需在进出影像科及外出检查时做好管路的评估，并妥善固定好胃管、尿管和其他引流管，防止管路扭曲、受压、脱落。

（8）对于带有液体通路的患者，外出 CT 增强检查时应暂时夹闭液体通路或减慢点滴速度，待检查结束、安全转运患者后恢复正常速度点滴。

（9）对于带有石膏支架或金属固定支架的患者，责任护士要嘱咐患者及其家属，在检查前应告知检查人员。医生综合考虑病情严重程度，必要时除去石膏、金属固定支架，以免产生伪影，影响图像质量。在搬动患者时应注意动作轻柔缓慢。

（10）责任护士应询问患者有无食物、药物过敏史等，并指导患者仔细阅读 CT 增强检查知情同意书，在影像科医生询问时如实告知并让患者签署 CT 增强检查知情同意书。

（11）门诊患者按检查要求做好相应的准备工作。

2. 检查科室

（1）核对信息。核对患者姓名、性别、年龄、ID 号、检查部位、检查项目，住院患者查对患者腕带信息。根据检查目的做好患者信息登记，确定检查方式、检查部位。

（2）有金属固定支架的下肢骨折患者，检查前应协助患者暂时取走金属固定支架，以防金属伪影影响检查结果。

（3）观察患者一般情况，向患者解释增强扫描的目的、步骤和注意事项。详细讲解检查的过程及喝水的方法、目的，以得到患者积极的配合。

（4）行增强检查前，确认患者有无对比剂过敏史，查看患者是否签署 CT 增强检查知情同意书。若为高危人群，应提前做好准备工作，让患者签署高危患者知情同意书，并提前预热碘对比剂至 37 ℃。

（5）建立静脉通道。对于一般患者，选择 18/20 G 静脉留置针，评估血管时避开静脉瓣，选取粗、直、弹性好且活动度小、易于固定的血管，如头静脉、肘正中静脉、贵要静脉等。穿刺后妥善固定。穿刺手臂不可过度活动。

（6）健康宣教。告知患者检查的目的与意义，以及碘对比剂注入人体后可能产生的不良反应，讲解检查所需的时间及检查过程中的相关注意事项和配合要点。碘对比剂注入体内后喉咙有异味感、有便意、身体发热均属于正常现象，告知患者不必紧张。

（7）高压注射器和碘对比剂的准备。确保碘对比剂、高压注射器、注射仪器设备处于完好备用状态。

（8）检查过程中注意患者的保暖和隐私保护，避免不必要部位的辐射暴露。

（9）根据受检者的特点和诊断的需要优化参数，以减少射线照射。

（二）检查中的观察和护理

（1）核对患者信息及检查部位，协助患者上检查床，有固定架、引流管、引流袋等的患者，应帮助其妥善放置。注意患者安全，防止患者坠床。

（2）协助患者上下检查床，以防止跌倒。有跌倒风险的患者，检查过程中应有家属陪同。

（3）体位摆放。

①双手及腕关节的扫描采用仰卧位，头先进，双臂上举平伸。

②双肩关节、胸锁关节及锁骨、肘关节及上肢长骨的扫描采用仰卧位，头先进，双上臂自然平伸置于身体两侧，双手手心向上，身体置于床面正中。

③双髋关节及骨盆的扫描采用仰卧位，头先进，双足跟略分开而足尖相对，双上臂抱头，身体躺平、躺正、躺直。

④双膝关节、踝关节和下肢长骨的扫描采用仰卧位，足先进，双下肢伸直并拢，足尖向上，双上臂抱头。

⑤双足扫描采用仰卧位，足先进，双下肢伸直并拢，足尖向上，身体置于床面正中。

（4）注射药物前准备。

①正确安装高压注射器管道，排除管道内空气，确保患者静脉通道与高压注射器管道连接的紧密性，预防管道脱落。

②进行试注射。先试注射生理盐水 20～30 ml，将手放到留置针尖的近心端，感觉液体在血管中明显的冲击力。做到"一看、二摸、三感觉、四询问"，以确保高压注射器管道与血管连接通畅，并告知患者，在注射时如有不适立即告知医护人员。同时，密切观察增强图像碘对比剂的进入情况，以便及时发现外渗现象。

（5）检查过程中严密观察患者病情变化及高压注射器注射时压力曲线的变化。

（6）告知患者检查过程中应保持身体不动，以防运动伪影的产生，影响诊断。

（7）检查过程中注意对患者的非检查部位进行射线防护，避免不必要部位的辐射暴露。

（8）在不影响诊断的情况下，应通过优化参数，缩短检查时间，特别是针对患儿，以减少射线带来的危害。

（9）根据患者的情况，适当调节环境温度，注意给患者做好保暖。

（三）检查后的宣教和护理

（1）患者检查结束后，分离高压注射器管道，询问患者有无不适，观察留置针穿刺处有无外渗，如无不适则协助患者下检查床。

（2）对携带有金属支架的患者，协助患者重新合理放置支架。

（3）指导患者在观察室内休息 30 分钟，医护人员定时巡视观察室，询问患者有无不适，无不适 30 分钟后方可拔掉留置针。

（4）拔除留置针后，嘱咐患者正确按压穿刺点至少 10 分钟，无出血后方可离开，并提醒患者携带好随身物品。

（5）健康宣教。合理水化，对病情允许者，鼓励患者于检查结束后每小时饮水 100 ～ 200 ml，24 小时饮水量不少于 2500 ml，从而促进碘对比剂排出，减轻碘对比剂对肾脏的损伤。

（6）告知患者及其家属取检查报告的时间及方式，继续观察有无迟发不良反应。如有不适，随时就诊或及时电话联系。

（四）检查流程

四肢、骨、关节 CT 增强检查流程见图 3-8。

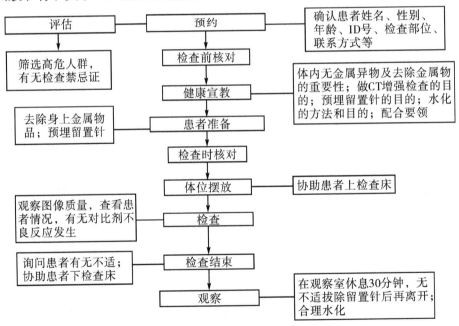

图 3-8　四肢、骨、关节 CT 增强检查流程图

第十节　外来血管通路用于 CT 增强检查的基本知识与护理常规

近年来，随着我国静脉治疗工作的飞速发展，影像科会面临众多的外来血管通路，如经外周静脉置入中心静脉导管（peripherally inserted central venous catheter，PICC）、完全植入式静脉输液港（totally implantable venous access port，TIVAP）、中心静脉导管（central venous catheter，CVC ）、隧道式中心静脉导管（tunneled central venous catheters，TCVC）、输液港（implantable venous access port，PORT）等，患者留置的耐高压 PICC 或者耐高压 PORT 需标注有 Power injectable、Max5ml/sec 和 300 psi 的压力标识才能用于 CT 增强检查。

一、外来血管通路基本知识

（1）PICC。指经外周肘部的正中静脉、贵要静脉、头静脉等穿刺置入中心静脉导管，PICC 的应用是外周静脉输液治疗的又一个里程碑。1975 年，PICC 问世，该导管使用硅胶材质，利用 14 G 穿刺针在肘部静脉留置导管。1978 年，肿瘤医生 Dr. Leroy Groshong 发明了三向瓣膜式装置，减少了导管堵塞，使导管功效得到极大改进，患者舒适度得到极大提升。20 世纪 80 年代末，PICC 被欧美国家广泛应用于各种疾病，成为静脉安全输液的伟大变革。PICC 适用于中长期静脉输液治疗，可用于任何性质的药物输注，不应用于高压注射泵注射对比剂和血流动力学监测（耐高压导管除外）。

（2）CVC。指经皮肤直接从颈内静脉、锁骨下静脉或股静脉等进行穿刺，沿血管走向直至上腔静脉或下腔静脉的导管。CVC 是一种监测中心静脉压及建立有效给药途径的治疗方法，在手术及紧急静脉输液治疗时，能保证输液的速度与输液量且留置时间相对较短。美国 INS 建议 CVC 导管的保留时间为 48 小时至 4 周。CVC 可适用于任何性质的药物输注、血流动力学监测，不应用于高压注射泵注射对比剂（耐高压导管除外）。

（3）TCVC。指导管尖端在上腔静脉或下腔静脉，导管的后半部分在胸壁或腹壁下走行，在距血管穿刺点一定距离处穿出皮肤。导管从置入中心静脉的入口到穿出体表出口，中间有一段潜行于皮下，可降低导管的感染。导管总长 55 ～ 90 cm。TCVC 与非 TCVC 相比，其优点有导管可长期应用、导管维护及固定简便、降低导管相关感染的发生率。根据 TCVC 是否在皮下将其分为皮下隧道式导管和非皮下隧道式导管；根据 TCVC 导管开口道设计分为开口式尾端和瓣膜式尾端两类，后者可避免回血、减少堵管的发生。TCVC 适用于中心静脉压监测、任何性质的药物输注、静脉输血、静脉营养治疗、静脉采血，不应用于高压注射泵注射对比剂和血流动力学监测（耐高压导管除外）。

（4）PORT。又称植入式中央静脉导管系统，是一种全植入式的、埋藏于人体内的闭合输液系统。导管种类分单腔、双腔、多腔的中心静脉导管。植入式输液港的植入和拔除属于外科手术，需由有执照的独立执业医师（LIP）或经认证的高级实践护士（APRN）来执行。PORT 适用于需长期或重复静脉输液治疗的患者，包括输注胃肠外营养液、化疗药物，进行输血或血标本采集，不应用于高压注射泵注射对比剂和血流动力学监测（耐高压导管除外）。

二、外来血管通路用于 CT 增强检查护理常规

（一）检查前的准备和护理

1. 临床科室

（1）责任护士认真核对申请单，包括患者姓名、性别、年龄、ID 号、检查部位、检查项目、既往病史及相关的病情，并与相关科室联系进行预约。检查单上应注明检查部位及相关的病情，为影像检查和诊断提供参考。

（2）责任护士告知患者检查的预约时间、检查地点、检查的基本流程。

（3）责任护士告知患者及其家属 CT 检查的注意事项，评估 PICC 导管是否耐高压、导管性质和性能，查看导管的颜色及导管的标识等，试推注生理盐水以确保管路通畅。

（4）急危重患者外出进行 CT 增强检查时，需要医生和护士陪同，并做好陪同检查的相关准备工作（包括备好急救设备、急救药品和物品），确保外出转运过程中患者的安全。

（5）对于妊娠的妇女，不建议进行 CT 增强检查。对已决定终止妊娠或必须进行放射学检查者，须与医师沟通，并由患者及其家属签字确认后方可进行预约检查；并在预约检查时和检查前主动告知检查科室相关工作人员，同时出示患者及其家属签字确认单。

（6）对于带有引流管路的患者，在需外出 CT 增强检查时做好管路的评估，并妥善固定好胃管、尿管和其他引流管，防止管路扭曲、受压、脱落。

（7）对于带有液体通路的患者，在外出 CT 增强检查时应暂时夹闭液体通路或减慢点滴速度，待检查结束、安全转运患者后恢复正常速度点滴。

（8）对于带有石膏支架或金属固定支架的患者，责任护士要嘱咐患者及其家属，在检查前应告知检查人员。医生综合考虑病情严重程度，必要时除去石膏、金属固定支架，以免产生伪影，影响图像质量。

（9）责任护士应询问患者有无食物、药物过敏史等，并指导患者仔细阅读 CT 增强

检查知情同意书，在影像科医生询问时如实告知并让患者签署 CT 增强检查知情同意书。

（10）对门诊患者，按检查要求，由 PICC 门诊护士做好相应的准备工作。

2. 检查科室

（1）核对信息。核对患者姓名、性别、年龄、ID 号、检查部位、检查项目，住院患者查对患者腕带信息。根据检查目的做好患者信息登记，确定检查方式。

（2）行增强检查前，确认患者有无碘对比剂过敏史，查看患者是否签署 CT 增强检查知情同意书。若为高危人群，应提前做好准备工作，让患者签署高危患者知情同意书，提前预热碘对比剂至 37 ℃。

（3）向患者详细讲解使用 PICC 进行 CT 增强检查可能存在爆管和堵管的风险，并签署外来管路知情同意书，取得患者的理解及配合。

（4）首先，评估 PICC 导管的性质和性能，导管是否耐高压，查看导管的颜色及导管的标识；其次，评估穿刺点有无红肿、有无分泌物，查看透明敷料是否完好，查看置管手臂有无肿胀；最后，使用生理盐水 20 ml 采用脉冲式冲管正压封管推 1 秒停 1 秒的方式，以 1 ml/s 的速度（以便在导管内形成漩涡）冲净导管内残留的血液药液，最后的 2 ～ 3 ml 生理盐水则采用持续正压推注封管。评估完成后在申请单上盖章，做好标识，护士在外来管路知情同意书上签字。

（5）呼吸干预。指导患者正确的呼吸方式，应由专人示范并由专人反复训练患者的屏气能力。吸气后屏住呼吸保持鼻子、嘴巴不漏气，腹部没有呼吸引起的波动，屏气时间为 5 ～ 10 秒。对于多次训练后仍不能掌握者，指导其吸气后用手捏鼻进行屏气训练。

（6）健康宣教。告知患者检查的目的与意义，以及碘对比剂注入人体后可能产生的不良反应，讲解检查所需的时间及检查过程中的相关注意事项和配合要点。碘对比剂注入体内后喉咙有异味感、有便意、身体发热均属于正常现象，告知患者不必紧张。

（7）高压注射器和对比剂的准备。确保对比剂、高压注射器、注射仪器设备处于完好备用状态。

（8）去掉检查部位所有金属物品，防止产生伪影，影像图像质量。

（9）检查过程中注意患者的保暖和隐私保护，避免不必要部位的辐射暴露。

（10）对于急危重患者，必须由有医师资质的医生陪同检查，做好风险评估，确保急救设备与物品处于完好备用状态。

（11）由于 CT 增强扫描检查是肿瘤患者治疗后复查的重要检查手段，需根据受检者的特点和诊断的需要优化参数，以减少射线照射。

（二）检查中的观察和护理

（1）核对患者信息及检查部位，协助患者上检查床，有固定架、引流管、引流袋等的患者，应帮助其妥善放置。注意患者安全，防止患者坠床。

（2）体位摆放。协助搬运患者仰卧于检查床上，动作要轻柔，嘱咐患者双手举过头顶置于头顶两侧。告知患者检查过程中身体保持不动。

（3）再次告知患者检查中根据仪器提示正确呼吸及检查中可能出现的身体感觉，以缓解患者的紧张情绪，并告知患者如有不适可举手示意。

（4）注射药物前准备。

①正确安装高压注射器管道，排除管道内空气，再次规范消毒输液接头，连接患者耐高压 PICC 静脉通道与高压注射器，确保其紧密性，预防管道脱落。

②进行试注射。先试注射生理盐水 20 ～ 30 ml，将手放到留置针尖的近心端，感觉到液体在血管中明显的冲击力。做到"一看、二摸、三感觉、四询问"，以确保高压注射器管道与血管连接通畅，并告知患者，在注射时如有不适立即告知医护人员。同时，密切观察增强图像碘对比剂的进入情况，以便及时发现外渗现象。

（5）检查过程中严密观察患者病情变化及高压注射器注射时压力曲线的变化，耐高压 PICC 管路与外周静脉留置管路相比较，在相同流速时所产生的压力曲线会稍高。

（6）检查过程中注意对患者的非检查部位进行射线防护，避免不必要部位的暴露。

（7）在不影响诊断的情况下，应通过优化参数，缩短检查时间，以减少射线带来的危害。

（8）根据患者的情况，适当调节环境温度，注意给患者做好保暖。

（三）检查后的宣教和护理

（1）患者检查结束后，分离高压注射器管道，询问患者有无不适，观察耐高压 PICC 穿刺处有无肿胀，如无不适则协助患者下检查床。

（2）再次按照 PICC 冲封管操作流程进行维护，用力涂擦输液接头横截面及外围，连接 20 ml 生理盐水，抽回血，采用脉冲式冲管及正压封管冲洗管道。叮嘱患者返回病房或至 PICC 门诊再次评估导管性能等注意事项。

（3）医护人员定时巡视观察室，询问患者有无不适，及时发现与处理不良反应。

（4）指导患者在观察室内休息 30 分钟后方可离开，并提醒患者携带好随身物品。

（5）健康宣教。合理水化，对病情允许者，鼓励患者于检查结束后每小时饮水 100 ～ 200 ml，24 小时饮水量不少于 2500 ml，从而促进碘对比剂排出，以减轻碘对比剂对肾脏的损伤。

（6）告知患者及其家属领取检查报告的时间及方式，继续观察有无迟发不良反应。如有不适。随时就诊或及时电话联系。

（四）检查流程

外来血管通路用于 CT 增强检查流程见图 3-9。

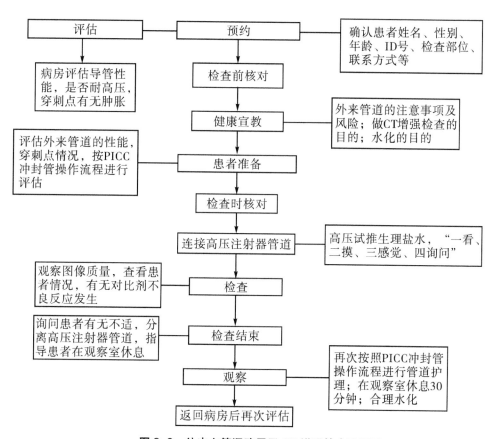

图 3-9　外来血管通路用于 CT 增强检查流程图

第四章

磁共振成像检查基本知识与护理

第一节　磁共振成像检查基本知识

一、概念

（1）磁共振（magnetic resonance，MR）。给处于主磁场中的人体组织一个射频脉冲，这个射频脉冲的频率与质子的进动频率相同，射频脉冲的能量将传递给处于低能级的质子，处于低能级的质子获得能量后将跃迁到高能级，这种现象就称为磁共振现象。

（2）序列。在检查中一系列射频脉冲、梯度脉冲和信号采集时刻等相关各参数的设置及其在时序上的排列称为MRI的脉冲序列。常用的有自旋回波序列（spin-echo，SE）、快速自旋回波序列（fast spin-echo，FSE）、反转恢复序列（inversion recovery，IR）、平面回波序列（echo planar imaging，EPI）。

（3）重复时间（repetition time，TR）。是指脉冲序列执行一次所需要的时间，也就是从第一个射频激励脉冲出现到下一周期同一脉冲再次出现时所经历的时间。

（4）回波时间（echo time，TE）。是指产生宏观横向磁化矢量的脉冲中点到回波中点的时间间隔。

（5）反转时间（inversion time，TI）。是指在反转恢复脉冲序列中，–180°反转脉冲与90°激励脉冲之间的时间间隔。当反转恢复序列以抑制某种信号为应用目的时，序列的TI时间根据不同组织的TI值进行选择。

（6）加权。通过成像脉冲序列的选择及成像参数的调整，使MR图像主要反映组织某方面特性，而抑制组织的其他特性对MR信号强度的影响，这就是加权成像。

（7）流空效应。心血管内的血液由于流动迅速，使发射MR信号的氢离子离开接收范围，测不到MR信号，进而表现为黑色，这就是流空效应。在一定范围内，TE/2越长，流空效应越明显。

（8）弛豫。在射频脉冲的激发下，人体组织内氢质子吸收能量处于激发状态。射频脉冲结束后，处于激发状态的氢离子恢复其原始状态，这个恢复过程称为弛豫过程。

（9）矩阵。即MR图像层面内行和列的数目，也就是频率编码和相位编码方向上的像素数目，可分为采集矩阵和显示矩阵。

（10）视野（field of vision，FOV）。为MR成像的实际范围，即图像区域在频率编码方向和相位编码方向的实际尺寸。在矩阵不变的情况下，FOV越大，成像体素越大，图像层面内的空间分辨率越低。

（11）信噪比（signal-to-noise ratio，SNR）。即感兴趣区内组织信号强度与噪声强度的比值。它是衡量图像质量最主要的参数之一。所谓信号强度，是指某一感兴趣区内各像素的平均值；噪声是患者、环境和 MR 系统电子设备产生的不需要的信号。

（12）对比度噪声比（contrast-to-noise ratio，CNR）。MR 图像另一个重要的质量参数是对比度噪声比。对比剂噪声比是指两种组织信号强度差值与背景噪声的标准差之比，在临床上常用 CNR 表示。

（13）图像均匀度。图像上均匀物质信号强度的偏差越大，说明均匀度越低。均匀度包括信号强度的均匀度、SNR 均匀度、CNR 均匀度。

（14）K 空间。也称傅立叶空间，是带有空间定位编码信息的 MR 信号原始数据的填充空间。每一幅 MR 图像都有其相应的 K 空间数据点阵。

二、成像原理

MRI 成像原理大致分为以下几个过程。

（1）人体置于磁场中，人体组织中的原子核（含奇数质子或中子，一般指氢质子）在强磁场中磁化。

（2）梯度场给予空间定位后，射频脉冲激励特定进动频率的氢质子产生共振。接受激励的氢离子在弛豫过程中释放能量，即磁共振信号。

（3）计算机将 MR 信号收集起来，按强度转换成黑白灰阶，按位置组成二维或三维的形态，最终组成 MR 图像。

总之，MRI 就是利用原子核在磁场内共振产生的信号经重建成像的成像技术。

三、检查方式

（一）平扫
平扫是指不使用对比剂的 MR 扫描。

（二）增强扫描
增强扫描是指血管内注射对比剂后的扫描，目的是提高病变组织同正常组织的对比度。根据注射对比剂后扫描方法的不同，可分为常规增强扫描、动态增强扫描、延迟增强扫描和多期增强扫描等。

（三）特殊检查
（1）磁共振弥散加权成像（diffusion weighted imaging，DWI）。弥散成像又称为扩散加权成像，是利用磁共振成像观察活体组织中水分子微观扩散运动的一种成像方法。与传统的 MRI 技术不同，它主要依赖于水分子的运动而非组织的自旋质子密度、T_1 值或 T_2 值，为组织成像对比提供了一种新的技术。

（2）磁共振灌注成像（perfusion weighted imaging，PWI）。PWI 是用来反映组织微

循环分布及其血流灌注情况、评估局部组织活力和功能的磁共振检查技术。磁共振反映灌注的方法主要有两种：一种是使用外源性示踪剂，常用的是动态磁敏感对比增强（dynamic susceptibility weighted contrast enhanced，DSC）；另一种是利用内源性示踪剂的动脉自旋标记（arterial spin labeling，ASL）技术。目前，灌注成像主要用于脑梗死的早期诊断，心、肝和肾功能灌注及良恶性肿瘤鉴别诊断等方面。

（3）脑功能磁共振成像（functional MRI，fMRI）。基于血氧水平依赖（blood oxygenation level dependent，BOLD）效应的 f MRI 技术，是利用在脑活动生理过程中，脑血流、脑血流容积、血液氧含量等微弱的能量代谢过程来成像。它主要借助超快速 MRI 扫描技术，测量人脑在思维、视觉、听觉或肢体活动时，相应脑区脑组织局部灌注状态的变化，并将这些变化显示于磁共振图像上。

（4）磁共振波谱（magnetic resonance spectroscopy，MRS）。MRS 是利用 MRI 中的化学位移来测定分子组成及空间构型的一种检测方法。MRS 是目前唯一能无创性观察活体组织代谢及生化变化的技术。

（5）磁敏感加权成像（susceptibility weighted imaging，SWI）。最早可显示症状出现后 2 小时以内的出血，最小可显示直径 $2 \sim 5$ mm 的微出血。

（6）神经 3D 薄层扫描。近年来，随着磁共振技术的迅速发展，神经 MRI 技术日趋成熟，并且不断有新的技术出现，临床常用于三叉、面、听、臂丛及腰丛神经成像。

（7）MR 血管成像。MR 血管成像主要有三种血管成像的模式，分别为时间飞跃法（time of flight，TOF）、相位对比法（phase contrast，PC）和对比增强法（contrast enhanced，CE）。

（8）MR 水成像。根据水的长 T_2 特性，采用重 T_2 加权序列，即选择很长的 TE，其他组织的横向磁化矢量几乎完全衰减，因而信号很低或者完全没有信号，而水样的结构由于 T_2 值很长仍保持较大横向磁化矢量，所采集图像信号主要来自水样结构。在水成像的图像中，流速慢或停滞的液体，如脑脊液、胆汁、尿液呈明显高信号，实质性组织或流速快的血液呈低信号或无信号，从而显示人体含水管腔。

（9）磁共振组织抑制技术。在 MR 成像中，为了更好地显示感兴趣区，经常采用一些特殊的方法使某一局部组织的信号减小或消失，最常使用的方法就是饱和技术。

第二节　MRI 检查适应证与禁忌证

一、适应证

（1）中枢系统疾病。MRI 在中枢神经系统颅脑、脊髓中的应用最具优势。对肿瘤、感染、血管病变、白质病变、发育畸形、退行性病变、脑室系统及蛛网膜下隙病变、后颅凹及颅颈交界处病变诊断具有独特优势。

（2）头颈、颌面部疾病。尤其适用于头颈部肿瘤和肿瘤样病变的诊断与鉴别诊断，是鼻咽癌、喉癌的首选影像学检查方法，在诊断口咽部肿瘤方面较其他检查方法具有独到的优势。

（3）胸部疾病。MRI 对纵隔及肺门淋巴结肿大、占位性病变的诊断有特殊价值，也是诊断乳腺疾病的重要方法，但是对肺部病变（如钙化及小病灶）的检出不如 CT。

（4）心脏、大血管疾病。MRI 根据心脏具有周期波动的特点，运用心电门控触发技术，可对心肌梗死、心肌病、瓣膜病、心包病变、先天性心脏病及心脏肿瘤等做出准确诊断，且可做定量分析。MRI 的流空效应可直观显示主动脉瘤、主动脉夹层等大血管疾患。

（5）腹部和盆腔疾病。MRI 通过水成像技术可直观显示胆囊及胆管等结构，多参数的快速序列对肝脏病变提供了良好的显示效果，通过周围脂肪的衬托，可显示胰腺及胰腺导管。肾及周围脂肪囊在尿路造影 MR 图像对比上有着天然优势，肾实质与肾盂内尿液形成良好对比，磁共振尿路造影（magnetic resonance urography，MRU）可不注射对比剂而显示泌尿系统影像，对输尿管梗阻及狭窄有重要价值。多方位、大视野成像可清晰显示盆腔解剖结构，尤其对女性盆腔有着重要诊断价值，是盆腔肿瘤、炎症、子宫内膜异位症、转移癌等病变最佳影像学检查方法。

（6）骨关节和软组织病变。MRI 适用于关节内软骨盘、肌腱、韧带、滑膜的损伤与病变，可清晰显示软骨、关节囊、关节液及关节韧带。对关节软骨损伤、半月板损伤、关节积液等病变，以及对关节疾病的诊断，MRI 是首选的检查方法，具有其他影像学检查无法比拟的价值。对关节软骨的变性与坏死诊断，MRI 优于其他影像学方法，因此也是股骨头缺血性坏死的首选检查方法。

二、禁忌证

（一）绝对禁忌证

绝对禁忌证指会导致受检者生命危险的情况。有下列情况者，一般不宜行 MRI 检查。

（1）体内装有心脏起搏器，起搏器为新型的 MRI 兼容性产品的除外。

（2）体内置入电子耳蜗、磁性金属药物灌注泵、神经刺激器等电子装置。

（3）妊娠 3 个月内。

（4）眼眶内有磁性金属异物。

（二）相对禁忌证

相对禁忌证指有可能导致受检者生命危险或不同程度伤害的情况，通过解除金属器械后仍可进行检查的情况，但对影像质量可能有不利的情况。如存在下列情况者，在做好风险评估、成像效果预估的前提下，权衡病情与检查的利弊关系后，慎重考虑检查。

（1）体内有弱磁性植入物（如心脏金属瓣膜、血管金属支架、血管夹、螺旋圈、滤器、封堵物等）者，如病情需要，一般建议术后 6～8 周再检查，并且最好在 1.5 T 以下场强设备进行。

（2）体内有金属弹片、金属人工关节、假肢、假体、固定钢板等金属置入物者，应视金属置入物距扫描区域（磁场中心）的距离情况，以确保人身安全为首要考虑因素，慎重选择检查，而且建议在 1.5 T 以下磁场强设备进行。

（3）体内有骨关节固定钢钉、骨螺丝、固定义齿、避孕环等者，一般不会造成严重的人身伤害，主要以产生的金属伪影是否影响检查目标的观察来考虑是否适宜检查。

（4）危重患者或可短时去除生命监护设备（磁性金属类、电子类）的危重患者。

（5）癫痫发作、神经刺激征、幽闭恐惧症者。

（6）高热患者。

（7）妊娠 3 个月以上者。

因此，MRI 检查具有绝对禁忌证及相对禁忌证。对于 MRI 检查的安全性，操作者一定要引起重视。检查前必须详细询问，弄清楚是否在禁忌范围，以及禁止将金属物品带入扫描室，以确保患者的人身安全及图像的质量。

三、检查流程

（1）门诊患者：检查申请单—交费—预约登记—按预约时间检查。

（2）住院患者：检查申请单—计费—预约登记—按预约时间检查。

（3）MRI 检查后取报告：凭电子就诊卡二维码在自助机取报告或通过互联网医院线上查看结果。

四、注意事项

（1）患者携带预约单，按照预约时间提前 30 分钟到达 MRI 检查室，并告知检查室工作人员。

（2）在候诊区等候期间，除去患者和拟陪同进入检查室家属身上及衣物内的一切金属物品。

（3）尽量穿戴棉质、无任何金属配饰及宽松或穿脱方便的衣物。

（4）告知患者在进行检查时，要听从 MRI 室工作人员的吩咐。

（5）嘱咐患者检查过程中保持安静，不能有任何移动，否则会影响图像质量。

（6）带有胰岛素泵的患者在进入 MRI 检查室时应移除胰岛素泵，因为强磁场可能会破坏胰岛素泵的功能。

第三节　MRI 检查一般护理常规

MRI 检查作为一种可靠的影像检查手段，拥有极高的软组织对比度以及物质分辨能力。目前而言，受成像原理制约，其扫描速度较低，因此在较长的扫描时间里，注意患者在磁共振室里的情况成为 MRI 专科护理的重点之一。

一、检查前的准备和护理

（一）临床科室

（1）责任护士认真核对申请单，包括患者姓名、性别、年龄、ID 号、检查部位、检查项目、既往病史及相关的病情，并与 MRI 登记室联系进行预约，登记室工作人员将患者信息录入 PACS。

（2）责任护士告知患者检查的预约时间、检查地点、检查的基本流程。

（3）责任护士告知患者及其家属 MRI 检查的目的、注意事项，注射对比剂后可能出现的不良反应及增强前后水化的意义，使患者能在检查中配合。

（4）评估患者。外出检查前，责任护士应再次评估患者是否有 MRI 检查的禁忌证。

（5）必要时进行镇静处理。对于小儿及昏迷、躁动、精神异常的受检者，如必须进行 MRI 检查时，要在医师指导下适当给予镇静处理后，方可进行检查。

（6）对于幽闭恐惧症的患者，可通过评估患者紧张焦虑情绪后采取相应措施，如熟悉环境、由陪同人员陪伴等。若患者十分焦虑紧张，建议告知其医生，不可勉强进行检查。

（7）责任护士应询问患者有无食物、药物过敏史等，并指导患者仔细阅读 MRI 增强检查知情同意书；在影像科医生询问时如实告知并让患者签署 MRI 增强检查知情同意书。

（8）消化道准备。对于预约腹部 MRI 检查的患者，责任护士应告知检查前需禁食、禁水 4～6 小时。

（9）对于预约腹部 MRI 检查的患者，责任护士应提前指导呼吸训练，训练方式为吸气—呼气—屏气—可以呼吸。告知患者每次吸气幅度保持一致，屏气最长时间为 18 秒，使患者在实际检查工作中适应憋气扫描。对于一些屏气较差的患者，可采取加腹带及捏鼻的方法使其被动屏气，也可获得很好的效果。

（10）对于预约盆腔 MRI 检查的患者，责任护士告知患者需要憋适量小便进行检查，因为膀胱充盈有利于更好地区分盆腔脏器。女性患者进行盆腔 MRI 检查前需去掉节育环。

（11）对门诊患者则按检查要求做好相应的准备工作。

（二）检查科室

（1）患者报到。患者按照预约时间提前 30 分钟到 MRI 检查室，凭检查预约单确认患者信息；正确记录患者身高、体重，并记录在申请单上，便于计算对比剂使用剂量。

（2）信息核对。仔细阅读检查申请单，核对患者信息（姓名、性别、年龄、检查部位、检查设备等），详细询问患者既往史（检查史、用药史、过敏史），明确检查目的和要求。

（3）评估患者病情。根据患者病情和检查配合程度评估患者是否适合做 MRI 检查。对使用钆对比剂增强检查的患者，护士要按照对比剂使用的适应证和禁忌证筛选高危人群，评估钆对比剂使用的风险，并查看患者是否签署 MRI 增强检查知情同意书。

（4）心理护理和健康宣教。在常规宣教的基础上重点告知患者检查的目的和注意事项。检查前向患者说明检查所需的时间，检查过程中保持体位不动。检查时磁共振检查室会产生噪声，给予患者佩戴专用的耳罩或在外耳道内塞棉球，告知患者检查时如有不适可以按压报警球呼叫医务人员。对行增强检查的患者，告知其注射钆对比剂后可能出现的正常反应（如口干、口苦、口腔异味、全身发热等）和不良反应（如恶心、呕吐、皮疹等），以及合理水化的重要性。

（5）确认患者和拟陪同进入检查室的家属，除去其体表及随身的一切金属物品，如胰岛素泵、微量泵、助听器、手机、义齿、钥匙、硬币、磁卡、打火机等，并明确无体内金属植入物（如心脏起搏器、金属钢板、金属套管等）。通过安全检查探测门，用金属探测仪扫描等确保无金属物品后方可检查。

（6）建立静脉通道。对于一般患者，选择 22 G 静脉留置针，评估血管时避开静脉瓣，选取粗、直、弹性好且活动度小、易于固定的血管，如头静脉、肘正中静脉、贵要静脉等。穿刺后妥善固定。穿刺手臂不可过度活动。

（7）备齐急救物品和药物。因 MRI 扫描设备的特殊性，应在 MRI 检查室操作间常备各种急救药品和仪器，固定放置，定期查对。

（8）对于小儿及昏迷、躁动、精神异常的受检者，应在医师指导下适当给予镇静处理后进行检查。

（9）消化道准备。腹部检查前需禁食、禁水 4 ～ 6 小时。

（10）正确指导呼吸训练。对有憋气要求的扫描项目，向患者耐心解释说明屏气的重要性，训练方式为吸气—呼气—屏气—可以呼吸。告知患者在扫描时需数次屏气，每次吸气幅度保持一致。另外，训练患者屏气最长时间 20 秒，使患者在实际检查工作中适应憋气扫描。对一些屏气较差的患者，可采取加腹带及捏鼻子的方法使其被动屏气，也可获得很好的效果。

（11）对于盆腔检查的患者，检查前询问患者是否憋有适量小便，使膀胱充盈，以便更好地显示盆腔脏器。女性患者进行盆腔 MRI 检查前，确认已经取出节育环。

（12）由于某些化妆品含有微量金属，因此应告知化妆的患者检查前卸妆。

二、检查中的观察和护理

（1）核对信息。再次核对患者姓名、性别、检查部位，协助患者上检查床。有引流管、引流袋等的患者，应帮助其妥善放置。注意患者安全，防止患者坠床。

（2）根据患者的检查部位协助患者摆好体位，选择正确线圈。严禁患者体位在体内形成回路（两手不能交叉放在一起，双手不与身体其他部位的皮肤直接接触，其他部位裸露皮肤也不能相互接触产生回路）。安抚患者不要紧张、害怕，积极配合医护人员检查。

（3）告知患者检查时皮肤不能直接接触磁体内壁及各种导线，以免灼伤皮肤。告知患者检查所需时间、设备会产生噪声、检查时可能会出现身体发热现象，保持体位不动。如有不适，可以按压报警球呼救。

（4）对于腹部检查的患者，需对患者进行呼吸训练，查看患者的配合度，指导其按照提示音执行吸气—呼气—屏气—可以呼吸的指令。

（5）检查过程中注意患者的保暖和隐私保护。

（6）密切观察检查中患者的病情变化及对比剂注射情况。

（7）对于对比剂外渗或者患者出现不良反应，做到早发现、早介入、早处理。

（8）已行镇静处理的患者若镇静失效，应立即停止检查并快速进入检查室处理，避免患者坠床、跌倒、脱管等。

三、检查后的宣教和护理

（1）核对信息。再次核对患者姓名、性别、检查部位。

（2）检查完成后，询问患者有无不适，如无不适则协助患者下检查床。

（3）告知患者在观察室内等待 30 分钟，无任何不良反应后方可拔除留置针，按压拔针处至少 10 分钟。

（4）合理水化。钆对比剂的半衰期为 20 ～ 100 分钟，24 小时内约有 90% 以原型从尿液排出。若病情允许，指导患者检查后及时饮水（100 ml/h），促进钆对比剂排出。

（5）告知患者及其家属领取检查报告的时间及方式，继续观察有无迟发不良反应，如有不适，随时就诊或及时电话联系。

第四节　头、颈部 MRI 检查基本知识与护理常规

一、头、颈部 MRI 检查基本知识

（一）头、颈部 MRI 检查部位

（1）头部 MRI 检查包括颅脑、鞍区、内耳道、眼部、鼻旁窦、鼻咽、颅底、腮腺、内耳等部位。

（2）颈部 MRI 检查包括颈部软组织、颈部血管成像、喉及甲状腺。

（二）头、颈部 MRI 检查适应证

1. 颅脑 MRI 检查适应证

（1）颅脑外伤，尤适用于 CT 检查阴性者。

（2）脑血管性疾病，如脑梗死、脑出血、脑血管畸形。

（3）颅内占位性病变，如良恶性肿瘤、囊肿等。

（4）颅内感染与炎症。

（5）脑部退行性病变。

（6）脑白质病变。

（7）颅脑先天性发育异常、脑积水、脑萎缩。

（8）颅骨骨源性疾病。

2. 颈部 MRI 检查适应证

喉与咽喉、气管、甲状腺、甲状旁腺、颈部淋巴结、上段食管及颈部血管、肿瘤性病变。

二、头、颈部 MRI 检查护理常规

（一）检查前的准备和护理

1. 临床科室

（1）责任护士认真核对申请单，包括患者姓名、性别、年龄、ID 号、检查部位、检查项目、既往病史及相关的病情，并与 MRI 登记室联系进行预约，登记室工作人员将患者信息录入 PACS。

（2）责任护士告知患者检查的预约时间、检查地点、检查的基本流程。

（3）对头、颈部行 MRI 增强检查的患者，告知患者及其家属 MRI 增强检查的目的、注意事项，注射对比剂后可能出现的不良反应及增强前后水化的意义，使患者能在检查中配合。

（4）评估患者。外出检查前，责任护士应再次评估者是否有 MRI 检查的禁忌证。

（5）必要时行镇静处理。对于小儿及昏迷、躁动、精神异常的受检者，如必须进行 MRI 检查时，要在医师指导下适当给予镇静处理后，方可进行检查。

（6）对于幽闭恐惧症的患者，可通过评估患者紧张焦虑情绪后采取相应措施，如熟悉环境、由陪同人员陪伴等。若患者十分焦虑紧张，建议告知其医生，不可勉强进行检查。

（7）责任护士应询问患者有无食物、药物过敏史等，并指导患者仔细阅读 MRI 增强检查知情同意书；在影像科医生询问时如实告知并让患者签署 MRI 增强检查知情同意书。

（8）对门诊患者则按检查要求做好相应的准备工作。

2. 检查科室

（1）患者持检查预约单，按预约时间提前 30 分钟到 MRI 检查室，凭检查预约单确认患者信息；正确记录患者身高、体重，并记录在申请单上，便于计算对比剂使用剂量。

（2）信息核对。仔细阅读检查申请单，核对患者信息（姓名、性别、年龄、检查部位、检查设备等），详细询问患者既往史（检查史、用药史、过敏史），明确检查目的和要求。

（3）评估患者病情。根据患者病情和检查配合程度评估患者是否适合做 MRI 检查。对使用钆对比剂增强检查的患者，护士要按照钆对比剂使用的适应证和禁忌证筛选高危人群，评估钆对比剂使用的风险，并查看患者是否签署 MRI 增强检查知情同意书。

（4）心理护理和健康宣教。告知患者在头、颈部 MRI 检查中配合检查对疾病诊断的重要性，根据患者病情，评估检查配合程度，并给予配合训练指导，进一步确定患者是否适合做 MRI 检查。检查前向患者说明检查所需的时间，检查过程中保持体位不动。检查时磁共振检查室会产生噪声，给予患者佩戴专用的耳罩或在外耳道内塞棉球。告知患者检查时如有不适可以按压报警球呼叫医务人员。对行增强检查的患者，告知其注射钆对比剂后可能出现的正常反应（如口干、口苦、口腔异味、全身发热等）和不良反应（如恶心、呕吐、皮疹等），以及合理水化的重要性。

（5）确认患者和拟陪同进入检查室的家属，除去其体表及随身的一切金属物品，如胰岛素泵、微量泵、助听器、手机、义齿、钥匙、硬币、磁卡、打火机等，并明确无体内金属植入物（如心脏起搏器、金属钢板、金属套管等）。通过安全检查探测门，用金属探测仪扫描等确保无金属物品后方可检查。

（6）建立静脉通道。对于一般患者，选择 22 G 静脉留置针，评估血管时避开静脉瓣，选取粗、直、弹性好且活动度小、易于固定的血管，如头静脉、肘正中静脉、贵要静脉等。穿刺后妥善固定。穿刺手臂不可过度活动。

（7）备齐急救物品和药物。因 MRI 扫描设备的特殊性，应在 MRI 检查室操作间常备各种急救药品和仪器，固定放置，定期查对。

（8）对于小儿及昏迷、躁动、精神异常的受检者，应在医师指导下适当给予镇静处理后进行检查。

（9）由于某些化妆品含有微量金属，因此应告知化妆的患者检查前卸妆。

（二）检查中的观察和护理

（1）核对信息。再次核对患者姓名、性别、检查部位。

（2）协助患者上检查床，有引流管、引流袋等的患者，应帮助其妥善放置。注意患者安全，防止患者坠床。

（3）根据患者的检查部位协助患者摆好体位，选择头部专用线圈或颈部专用线圈。严禁患者体位在体内形成回路（两手不能交叉放在一起，双手不与身体其他部位的皮肤直接接触，其他部位裸露皮肤也不能相互接触产生回路）。安抚患者不要紧张、害怕，积极配合医护人员检查。

（4）体位设计。患者仰卧在检查床上，头先进，头部或颈部置于线圈内，人体长轴与床面长轴一致，双手置于身体两旁或胸前。头颅正中矢状面尽可能与线圈纵轴保持一致，并垂直于床面。

（5）颅脑 MRI 检查成像中心。颅脑、鞍区的 MR 成像以眉间线位于线圈横轴中心；内听道、鼻旁窦、鼻咽、颅底、腮腺、内耳的 MR 成像以鼻根部位于线圈横轴中心；眼部的成像以眶间线位于线圈横轴中心，即以线圈中心为采集中心，锁定位置，并送至磁场中心。

（6）颅脑 MRI 检查制动并保护眼部。叮嘱患者保持头部不动，平静呼吸。检查眼球时叮嘱患者闭眼，双眼球不能转动，避免产生运动伪影。对眼睑闭合不全的患者，可用纱布遮盖患者双眼。

（7）颈部 MRI 检查成像中心。颈部的 MR 成像线圈中心对准甲状软骨，移动床面位置，使十字定位灯的纵横交点对准线圈纵横轴中点，即以线圈中心为采集中心，锁定位置，并送至磁场中心。

（8）颈部 MRI 检查中，叮嘱患者保持安静、平静呼吸。叮嘱患者尽可能避免咳嗽或吞咽，以免产生伪影，影响图像质量。患者确实无法控制咳嗽时，可在扫描间隙期（即机器没有声音时）进行。

（9）安抚患者不要紧张、害怕，积极配合医技人员检查。

（10）检查过程中注意患者的保暖和隐私保护。

（11）密切观察检查中患者的病情变化及对比剂注射情况。

（12）对于对比剂外渗或者患者出现不良反应，做到早发现、早介入、早处理。

（13）对于已行镇静处理的患者，若镇静失效应立即停止检查并快速进入检查室处理，避免患者坠床、跌倒、脱管等。

（三）检查后的宣教和护理

（1）查对信息。再次核对患者姓名、性别、检查部位与检查申请单是否一致。

（2）检查完成后，询问患者有无不适，如无不适则协助患者下检查床。

（3）告知患者在观察室内等待 30 分钟，无任何不良反应后方可拔除留置针，按压拔针处至少 10 分钟。

（4）合理水化。钆对比剂的半衰期为 20 ～ 100 分钟，24 小时内约有 90% 以原型从尿液排出。若病情允许，指导患者检查后及时饮水 500 ～ 1000 ml，促进钆对比剂排出。

（5）告知患者及其家属领取检查报告的时间及方式，继续观察有无迟发不良反应。如有不适，随时就诊或及时电话联系。

（四）检查流程

头、颈部 MRI 增强检查流程见图 4-1。

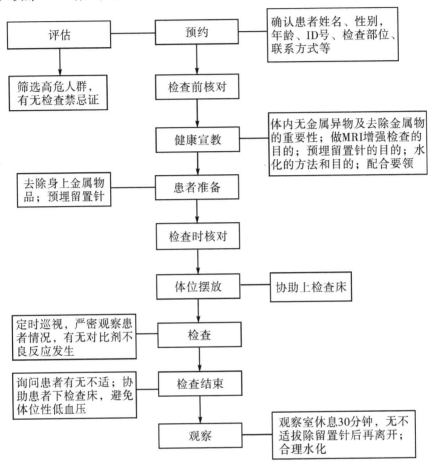

图 4-1 头、颈部 MRI 增强检查流程图

第五节 心脏 MRI 检查基本知识与护理常规

一、心脏 MRI 检查基本知识

（一）正常心脏 MRI 表现

MRI 为多方位成像，可获得任意平面断层的图像，能清晰显示心脏、大血管的解剖结构，常用扫描体位及正常表现如下。

（1）横轴位为最基本的心脏切层，呈不典型的四腔心断面，并为其他的心脏 MRI 检查体位提供定位图像。左心室平均直径为 45 mm，室壁及室间隔厚度约为 10 mm，右心室平均直径为 35 mm，室壁厚度约为 5 mm。

（2）冠状位可较好地显示左心室腔及左心室流出道、主动脉窦和升主动脉的形态、走行，并能显示左心房、右心房后部的上腔静脉入口形态。

（3）矢状位。不同心型的心脏矢状切面心腔及心壁的形态结构变异较大，因此矢状位主要用于心脏 MRI 扫描的定位。

（二）心包

心包因其壁层纤维组织的质子密度低，导致 T_1 值长、T_2 值短，因此 T_1WI、T_2WI 均表现为低信号，正常心包厚度为 $1 \sim 2$ mm。

（三）心脏 MRI 检查适应证

（1）观察心肌形态。

（2）心肌运动功能、心输出功能分析。

（3）心脏瓣膜功能状态。

（4）心脏大血管解剖形态结构及血流分析。

（5）心肌活性评价分析。

二、心脏 MRI 检查护理常规

（一）检查前的准备和护理

1. 临床科室

（1）责任护士认真核对申请单，包括患者姓名、性别、年龄、ID 号、检查部位、检查项目、既往病史及相关的病情，并与 MRI 登记室联系进行预约，登记室工作人员将患者信息录入 PACS。

（2）责任护士告知患者检查的预约时间、检查地点、检查的基本流程。

（3）责任护士告知患者及其家属 MRI 检查的目的、注意事项。对行 MRI 增强检查的患者，告知其注射对比剂后可能出现的不良反应及增强前后水化的意义，使患者能在检查中配合。

（4）评估患者。外出检查前，责任护士应再次评估患者是否有 MRI 检查的禁忌证。

（5）对于幽闭恐惧症的患者，可通过评估患者紧张焦虑情绪后采取相应措施，如熟悉环境、由陪同人员陪伴等。若患者十分焦虑紧张，建议告知其医生，不可勉强进行检查。

（6）对于小儿及昏迷、躁动、精神异常的受检者，不建议进行心脏 MRI 检查，可用其他检查替代。

（7）对于行心脏 MRI 检查的患者，责任护士应询问患者有无食物、药物过敏史等，告知其注射钆对比剂的意义及可能出现的不良反应，并告知其检查前需签署 MRI 增强检查知情同意书。

（8）责任护士应提前指导患者呼吸训练，训练方式为吸气—呼气—屏气—可以呼吸。告知患者每次吸气幅度保持一致，屏气最长时间 18 秒，使患者在实际检查工作中适应憋气扫描。对一些屏气较差的患者，可采取加腹带及捏鼻的方法使其被动屏气，也可获得很好的效果。

（9）告知患者心脏、血管 MRI 检查前后水化的重要性。

（10）对门诊患者则按检查要求做好相应的准备工作。

2. 检查科室

（1）患者报道。患者按照预约时间提前 30 分钟到 MRI 检查室，凭检查预约单确认患者信息；正确记录患者身高、体重，并记录在申请单上，便于计算对比剂使用剂量。

（2）信息核对。仔细阅读检查申请单，核对患者信息（姓名、性别、年龄、检查部位、检查设备等），详细询问患者既往史（检查史、用药史、过敏史），明确检查目的和要求。

（3）评估患者病情。根据患者病情和检查配合程度评估患者是否适合做 MRI 检查。对使用钆对比剂增强检查的患者，护士要按照钆对比剂使用的适应证和禁忌证筛选高危人群，评估钆对比剂使用的风险，并查看患者是否签署 MRI 增强检查知情同意书。

（4）心理护理和健康宣教。在常规宣教的基础上重点告知检查的目的和注意事项。检查前向患者说明检查所需的时间，检查过程中保持体位不动。检查时磁共振检查室会产生噪声，给予患者佩戴专用的耳罩或在外耳道内塞棉球。告知患者检查时如有不适可以按压报警球呼叫医务人员。对行增强检查的患者，告知其注射钆对比剂后可能出现的正常反应（如口干、口苦、口腔异味、全身发热等）和不良反应（如恶心、呕吐、皮疹等），以及合理水化的重要性。

（5）确认患者和拟陪同进入检查室的家属，除去其体表及随身的一切金属物品，如胰岛素泵、微量泵、助听器、手机、义齿、钥匙、硬币、磁卡、打火机等，并明确无体内金属植入物（如心脏起搏器、金属钢板、金属套管等）。通过安全检查探测门，用金属探测仪扫描等确保无金属物品后方可检查。

（6）建立静脉通道。对于一般患者，选择 22 G 静脉留置针，评估血管时避开静脉瓣，选取粗、直、弹性好且活动度小、易于固定的血管，如头静脉、肘正中静脉、贵要静脉等。穿刺后妥善固定。穿刺手臂不可过度活动。

（7）备齐急救物品和药物。因 MRI 扫描设备的特殊性，应在 MRI 检查室操作间常备各种急救药品和仪器，固定放置，定期查对。

（8）正确指导呼吸训练。对有憋气要求的扫描项目，向患者耐心解释说明屏气的重要性，训练方式为吸气—呼气—屏气—可以呼吸。告知患者在扫描时需数次屏气，每次吸气幅度保持一致。另外，训练患者屏气最长时间 20 秒，使患者在实际检查工作中适应憋气扫描。对一些屏气较差的患者，可采取加腹带及捏鼻子的方法使其被动屏气，也可获得很好的效果。

（9）由于某些化妆品含有微量金属，因此应告知化妆的患者检查前卸妆。

（二）检查中的观察和护理

（1）核对信息。再次核对患者姓名、性别、检查部位，协助患者上检查床，有引流管、引流袋等的患者，应帮助其妥善放置。注意患者安全，防止患者坠床。

（2）线圈选择。根据患者的检查部位协助患者摆好体位，选择体表线圈或者专用心脏线圈。严禁患者体位在体内形成回路（两手不能交叉放在一起，双手不与身体其他部位的皮肤直接接触，其他部位裸露皮肤也不能相互接触产生回路）。安抚患者不要紧张、害怕，听从工作人员指令，配合检查。

（3）告知患者检查时皮肤不能直接接触磁体内壁及各种导线，以免灼伤皮肤。告知患者检查所需时间、设备会产生噪声、检查时可能会出现身体发热现象，保持体位不动，如有不适可以按压报警球呼救。

（4）体位设计。仰卧位，头先进或足先进。心电门控电极粘贴于胸前导联相应位置或外周门控感应器夹于手指或足趾。若使用呼吸门控感应器，将其用腹带加压固定于患者呼吸动作起伏最明显的部位，如上腹部或胸部（女性胸式呼吸者）。线圈覆盖于胸前，前后片线圈尽量对齐。定位中心对准线圈中心及两侧锁骨中线第 5 肋间水平连线。

（5）成像中心。胸部 MRI 成像线圈中心对准胸部中点（胸骨柄切迹与剑突连线中点和正中矢状面），移动床面位置，使十字定位灯的纵横交点对准线圈纵横轴交点，即以线圈中心为采集中心，锁定位置，并送至磁场中心。

（6）呼吸控制。呼吸门控放置于患者呼吸幅度最大处，如呼吸活动幅度过大，可加用腹带捆绑以限制患者的呼吸。

（7）指导并训练患者在平静呼吸下屏气。叮嘱患者在检查过程中保持安静勿动，尽量避免咳嗽或吞咽，以免影响检查质量。

（8）行心脏磁共振检查，用药量按体重 0.3 ml/kg，分两期进行注射钆对比剂加等量生理盐水，两期之间间隔 90 秒。告知患者在注射钆对比剂后可能出现口干、口苦、口腔异味、全身发热等现象，此为药物正常反应，不要紧张。

（9）检查过程中注意患者的保暖和隐私保护。

（10）密切观察检查中患者的病情变化及对比剂注射情况。

（11）对于对比剂外渗或者患者出现不良反应，做到早发现、早介入、早处理。

（三）检查后的宣教和护理

（1）核对信息。再次查对患者姓名、性别、检查部位。

（2）检查完成后，询问患者有无不适，如无不适则协助患者下检查床。

（3）检查后，告知患者在观察室内等待30分钟，无任何不良反应后方可拔除留置针，按压拔针处至少10分钟。

（4）合理水化。钆对比剂的半衰期为20～100分钟，24小时内约有90%以原型从尿液排出。若病情允许，指导患者检查后及时饮水（100 ml/h），促进对比剂的排出。

（5）告知患者及其家属领取检查报告的时间及方式，继续观察有无迟发不良反应。如有不适，随时就诊或及时电话联系。

（四）检查流程

心脏MRI增强检查流程见图4-2。

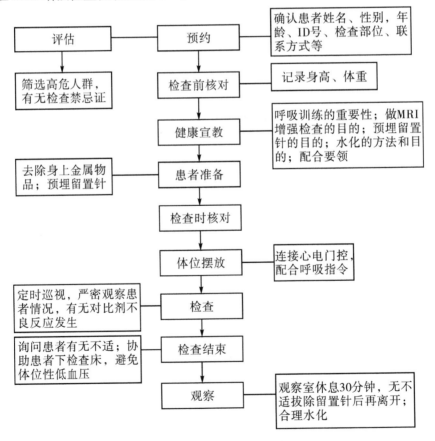

图 4-2　心脏 MRI 增强检查流程图

第六节　腹盆部 MRI 检查基本知识与护理常规

一、腹盆部 MRI 检查基本知识

（一）检查部位
包括肝、胰腺、肾、前列腺、女性盆腔、尿路。

（二）适应证
（1）肝脏的占位性病变（如肝癌、肝血管瘤等）、肝内的弥漫性病变（如肝硬化、脂肪肝等）、胰胆管病变。

（2）肾及其周围脂肪囊在 MRI 上可形成鲜明对比，肾实质与肾盂内尿液也可形成良好对比，故 MRI 对肾脏的诊断具有重要价值，对肾实质、肾上腺和血管病变显示较好。

（3）女性盆腔肿瘤、炎症、子宫内膜异位症、转移癌等病变；男性前列腺病变尤其是早期前列腺癌和病变分期，膀胱病变。

二、腹盆部 MRI 检查护理常规

（一）检查前的准备和护理

1.临床科室
（1）责任护士认真核对申请单，包括患者姓名、性别、年龄、ID 号、检查部位、检查项目、既往病史及相关的病情，并与 MRI 登记室联系进行预约，登记室工作人员将患者信息录入 PACS。

（2）责任护士告知患者检查的预约时间、检查地点、检查的基本流程。

（3）责任护士告知患者及其家属 MRI 检查的目的、注意事项。对行 MRI 增强检查的患者，告知其注射对比剂后可能出现的不良反应及增强前后水化的意义，使患者能在检查中配合。

（4）评估患者。外出检查前，责任护士应再次评估患者是否有 MRI 检查的禁忌证。

（5）必要时镇静。对于小儿及昏迷、躁动、精神异常的受检者，如必须进行 MRI 检查时，要在医师指导下适当给予镇静处理后，方可进行 MRI 检查。

（6）对于幽闭恐惧症的患者，可通过评估患者紧张焦虑情绪后采取相应措施，如熟悉环境、由陪同人员陪伴等。若患者十分焦虑紧张，建议告知其医生，不可勉强进行。

（7）责任护士应询问患者有无食物、药物过敏史等，并指导患者仔细阅读 MRI 增强检查知情同意书，在影像科医生询问时如实告知并让患者签署 MRI 增强检查知情同意书。

（8）消化道准备。对行腹部 MRI 检查的患者，责任护士应告知患者检查前需禁食、禁水 4～6 小时。

（9）对于预约腹部 MRI 检查的患者，责任护士应提前指导其呼吸训练，训练方式为吸气—呼气—屏气—可以呼吸。告知患者每次吸气幅度保持一致，屏气最长时间 18 秒，使患者在实际检查工作中适应憋气扫描。对一些屏气较差的患者，可采取加腹带及捏鼻子的方法使其被动屏气，也可获得很好的效果。

（10）对于预约盆腔 MRI 检查的患者，责任护士告知患者需要憋适量小便进行检查，因为膀胱充盈有利于更好地区分盆腔脏器。女性患者进行盆腔 MRI 检查前需去掉节育环。

（11）对门诊患者则按检查要求做好相应的准备工作。

2. 检查科室

（1）患者报到。患者按照预约时间提前 30 分钟到 MRI 检查室，凭检查预约单确认患者信息；正确记录患者身高、体重，并记录在申请单上，便于计算对比剂使用剂量。

（2）信息核对。仔细阅读检查申请单，核对患者信息（姓名、性别、年龄、检查部位、检查设备等），详细询问患者既往史（检查史、用药史、过敏史），明确检查目的和要求。

（3）评估患者病情。根据患者病情和检查配合程度评估患者是否适合做 MRI 检查。对使用钆对比剂增强检查的患者，护士要按照钆对比剂使用的适应证和禁忌证筛选高危人群，评估钆对比剂使用的风险，并查看患者是否签署 MRI 增强检查知情同意书。

（4）心理护理和健康宣教。在常规宣教的基础上重点告知检查的目的和注意事项。检查前向患者说明检查所需的时间，检查过程中保持体位不动。检查时磁共振检查室会产生噪声，给予患者佩戴专用的耳罩或在外耳道内塞棉球。告知患者检查时如有不适可以按压报警球呼叫医务人员。对行增强检查的患者，告知注射钆对比剂后可能出现的正常反应（如口干、口苦、口腔异味、全身发热等）和不良反应（如恶心、呕吐、皮疹等），以及合理水化的重要性。

（5）确认患者和拟陪同进入检查室的家属，除去其体表及随身的一切金属物品，如胰岛素泵、微量泵、助听器、手机、义齿、钥匙、硬币、磁卡、打火机等，并明确无体内金属植入物（如心脏起搏器、金属钢板、金属套管等）。通过安全检查探测门，用金属探测仪扫描等确保无金属物品后方可检查。

（6）建立静脉通道。对于一般患者，选择 22 G 静脉留置针，评估血管时避开静脉瓣，选取粗、直、弹性好且活动度小、易于固定的血管，如头静脉、肘正中静脉、贵要静脉等。穿刺后妥善固定。穿刺手臂不可过度活动。

（7）备齐急救物品和药物。因 MRI 扫描设备的特殊性，应在 MRI 检查室操作间常备各种急救药品和仪器，固定放置，定期查对。

（8）对于小儿及昏迷、躁动、精神异常的受检者，应在医师指导下适当给予镇静处理后再进行检查。

（9）消化道准备。腹部检查前需禁食、禁水 4 ～ 6 小时。

（10）对肝脏高特异性 MRI 检查，使用的特异性对比剂（钆塞酸二钠）可通过肾脏和肝脏双重途径从体内清除。肝功能或肾功能受损时，两条排泄途径可相互代偿，具有 50% 通过肝细胞代谢的独特优势，结合特有的肝胆期图像能够明显提高肝脏病变的检出及定性诊断能力，在肝脏肿瘤的良恶性做出早期、准确的诊断检查中应用较多。

（11）正确指导呼吸训练。对有憋气要求的扫描项目，向患者耐心解释说明屏气的重要性，训练方式为吸气—呼气—屏气—可以呼吸。告知患者在扫描时需数次屏气，每次吸气幅度保持一致。另外，训练患者屏气最长时间 18 秒，使患者在实际检查工作中适应憋气扫描。对一些屏气较差的患者，可采取加腹带及捏鼻的方法使其被动屏气，也可获得很好的效果。

（12）对于行盆腔检查的患者，检查前询问其是否憋有适量小便，确保膀胱充盈，以便更好地显示盆腔脏器。女性患者进行盆腔 MRI 检查前应确认已经取出节育环。

（13）由于某些化妆品含有微量金属，因此应告知化妆的患者检查前卸妆。

（二）检查中的观察和护理

（1）核对信息。再次核对患者姓名、性别、检查部位，协助患者上检查床，有引流管、引流袋等的患者，应帮助其妥善放置。注意患者安全，防止患者坠床。

（2）根据患者的检查部位协助患者摆好体位，选择正确线圈。患者仰卧在检查床上，头先进，体表线圈置于腹部并固定于床沿，人体长轴与床面长轴一致，双手置于身体两旁或双手上举。严禁患者体位在体内形成回路（两手不能交叉放在一起，双手不与身体其他部位的皮肤直接接触，其他部位裸露皮肤也不能相互接触产生回路）。安抚患者不要紧张、害怕，积极配合医护人员检查。

（3）成像中心。肝、胰腺的 MR 成像线圈中心对准脐与剑突连线中点，肾、肾上腺的 MR 成像线圈中心对准脐中心，盆腔的 MR 成像线圈中心对准脐和耻骨联合连线中点，前列腺的 MR 成像线圈中心对准脐和耻骨联合连线下 1/3 处中点。移动床面位置，开十字定位灯，使十字定位灯的纵横交点对准脐与剑突连线中点，即以线圈中心为采集中心，锁定位置，并送至磁场中心。

（4）告知患者检查时皮肤不能直接接触磁体内壁及各种导线，以免灼伤皮肤。告知患者检查所需时间、设备会产生噪声、检查时可能会出现身体发热现象，保持体位不动。如有不适，可以按压报警球呼救。

（5）对于行腹部检查的患者，需对患者进行呼吸训练，查看患者的配合度，指导患者按照吸气—呼气—屏气—可以呼吸的方式训练。

（6）对于肝脏高特异性 MR 检查，根据国内外众多的使用经验来看，以 1 ml/s 的流速进行推注，所得图像质量更高，其可能的机制是 1 ml/s 的流速更有利于钆塞酸二钠对比剂与血浆中蛋白的充分结合，从而发挥其高弛豫率所带来的图像增强效果。随后以相同速度注射 20 ml 生理盐水，以取得更好的图像效果。

（7）检查过程中注意患者的保暖和隐私保护。

（8）密切观察检查中患者的病情变化及对比剂注射情况。

（9）对于对比剂外渗或者患者出现不良反应，做到早发现、早介入、早处理。

（10）对于已行镇静处理的患者，若镇静失效，应立即停止检查并快速进入检查室处理，避免患者坠床、跌倒、脱管等。

（三）检查后的宣教和护理

（1）核对信息。再次核对患者姓名、性别、检查部位。

（2）检查完成后，询问患者有无不适，如无不适则协助患者下检查床。

（3）检查后，告知患者在观察室内等待 30 分钟，无任何不良反应后方可拔除留置针，按压拔针处至少 10 分钟。

（4）合理水化。钆对比剂的半衰期为 20～100 分钟，24 小时内约有 90% 以原型从尿液排出。若病情允许，指导患者检查后及时饮水（100 ml/h），促进对比剂排出。

（5）告知患者及其家属领取检查报告的时间及方式，继续观察有无迟发不良反应。如有不适，随时就诊或及时电话联系。

（四）检查流程

腹盆部 MRI 增强检查流程见图 4-3。

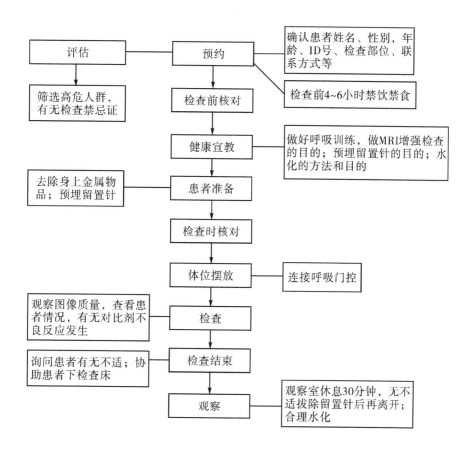

图 4-3 腹盆部 MRI 增强检查流程图

第七节 脊柱 MRI 检查基本知识与护理常规

一、脊柱 MRI 检查基本知识

（一）检查部位
包括颈椎、胸椎、腰椎、骶椎等。

（二）适应证
（1）椎管内肿瘤。

（2）椎骨肿瘤。

（3）脊椎炎性疾病。

（4）脊髓退行性变和椎管狭窄症。

（5）脊椎和脊髓外伤。

（6）脊椎和脊髓的先天性疾病。

（7）脊髓及椎管内病变手术后复查。

二、脊柱 MRI 检查护理常规

（一）检查前的准备和护理

1. 临床科室

（1）责任护士认真核对申请单，包括患者姓名、性别、年龄、ID 号、检查部位、检查项目、既往病史及相关的病情，并与 MRI 登记室联系进行预约，登记室工作人员将患者信息录入 PACS。

（2）责任护士告知患者检查的预约时间、检查地点、检查的基本流程。

（3）责任护士告知患者及其家属 MRI 检查的目的、注意事项。对行 MRI 增强检查的患者，告知其注射对比剂后可能出现的不良反应及增强前后水化的意义，使患者能在检查中配合。

（4）评估患者。外出检查前，责任护士应再次评估患者是否有 MRI 检查的禁忌证。

（5）必要时镇静。对于小儿及昏迷、躁动、精神异常的受检者，如必须进行 MRI 检查时，要在医师指导下适当给予镇静处理后，方可进行 MRI 检查。

（6）对于幽闭恐惧症的患者，可通过评估患者紧张焦虑情绪后采取相应措施，如熟悉环境、由陪同人员陪伴等。若患者十分焦虑紧张，建议告知其医生，不可勉强进行检查。

（7）责任护士应询问患者有无食物、药物过敏史等，并指导患者仔细阅读 MRI 增强检查知情同意书；在影像科医生询问时如实告知并让患者签署 MRI 增强检查知情同意书。

（8）门诊患者按检查要求做好相应的准备工作。

2. 检查科室

（1）患者报到。患者按照预约时间提前 30 分钟到 MRI 检查室，凭检查预约单确认患者信息；正确记录患者身高、体重，并记录在申请单上，便于计算对比剂使用剂量。

（2）信息核对。仔细阅读检查申请单，核对患者信息（姓名、性别、年龄、检查部位、检查设备等），详细询问患者既往史（检查史、用药史、过敏史），明确检查目的和要求。

（3）评估患者病情。根据患者病情和检查配合程度评估患者是否适合做 MRI 检查。对使用钆对比剂增强检查的患者，护士要按照钆对比剂使用的适应证和禁忌证筛选高危人群，评估钆对比剂使用的风险，并查看患者是否签署 MRI 增强检查知情同意书。

（4）心理护理和健康宣教。在常规宣教的基础上重点告知检查的目的和注意事项。检查前向患者说明检查所需的时间，检查过程中保持体位不动。检查时磁共振检查室会产生噪声，给予患者佩戴专用的耳罩或在外耳道内塞棉球。告知患者检查时如有不适，可以按压报警球呼叫医务人员。对行增强检查的患者，告知其注射钆对比剂后可能出现的正常反应（如口干、口苦、口腔异味、全身发热等）和不良反应（如恶心、呕吐、皮疹等），以及合理水化的重要性。

（5）确认患者和拟陪同进入检查室的家属，除去其体表及随身的一切金属物品，如胰岛素泵、微量泵、助听器、手机、义齿、钥匙、硬币、磁卡、打火机等，并明确无体内金属植入物（如心脏起搏器、金属钢板、金属套管等）。通过安全检查探测门，用金属探测仪扫描等确保无金属物品后方可检查。

（6）建立静脉通道。对于一般患者，选择 22 G 静脉留置针，评估血管时避开静脉瓣，选取粗、直、弹性好且活动度小、易于固定的血管，如头静脉、肘正中静脉、贵要静脉等。穿刺后妥善固定。穿刺手臂不可过度活动。

（7）备齐急救物品和药物。因 MRI 扫描设备的特殊性，应在 MRI 检查室操作间常备各种急救药品和物器，固定放置，定期查对。

（8）对于小儿及昏迷、躁动、精神异常的受检者，应在医师指导下适当给予镇静处理后再进行检查。

（9）由于某些化妆品含有微量金属，因此应告知化妆的患者检查前卸妆。

（二）检查中的观察和护理

（1）核对信息。再次查对患者姓名、性别、检查部位，协助患者上检查床，有引流管、引流袋等的患者，应帮助其妥善放置。注意患者安全，防止患者坠床。

（2）根据患者的检查部位协助患者摆好体位，选择正确线圈，如颈椎选用颈部线圈，胸椎、腰椎、骶椎、髋关节选用椎体线圈。严禁患者体位在体内形成回路（两手不能交叉放在一起，双手不与身体其他部位的皮肤直接接触，其他部位裸露皮肤也不能相互接触产生回路）。安抚患者不要紧张、害怕，积极配合医护人员检查。

（3）体位设计。行脊柱 MRI 检查的患者仰卧在检查床上，头先进，人体长轴与床面长轴一致，双手置于身体两旁。患者取仰卧位，用海绵垫垫平被查肢体并用沙袋固定，使患者舒适易于配合。单侧肢体检查时，尽量把被检测的肢体放在床中心。

（4）成像中心。颈椎 MR 成像中心在喉结处，胸椎的 MR 成像中心对准双锁骨连线处，腰椎 MR 成像中心对准脐上两横指，髋关节 MR 成像中心对准髂前上棘与耻骨联合中点处。

（5）告知患者检查时皮肤不能直接接触磁体内壁及各种导线，以免灼伤皮肤。告知患者检查所需时间、设备会产生噪声、检查时可能会出现身体发热现象，保持体位不动。如有不适，可以按压报警球呼救。

（6）检查过程中注意患者的保暖和隐私保护。

（7）密切观察检查中患者的病情变化及对比剂注射情况。

（8）对于对比剂外渗或者患者出现不良反应，做到早发现、早介入、早处理。

（9）对于已行镇静处理的患者，若镇静失效，应立即停止检查并快速进入检查室处理，避免患者坠床、跌倒、脱管等。

（三）检查后的宣教和护理

（1）核对信息。再次查对患者姓名、性别、检查部位。

（2）检查完成后，询问患者有无不适，如无不适则协助患者下检查床。

（3）检查后，告知患者在观察室内等待30分钟，无任何不良反应后方可拔除留置针，按压拔针处至少10分钟。

（4）合理水化。钆对比剂的半衰期为20～100分钟，24小时内约有90%以原型从尿液排出。若病情允许，指导患者检查后及时饮水（100 ml/h），促进钆对比剂排出。

（5）告知患者及其家属领取检查报告的时间及方式，继续观察有无迟发不良反应。如有不适，随时就诊或及时电话联系。

（四）检查流程

脊柱MRI增强检查流程见图4-4。

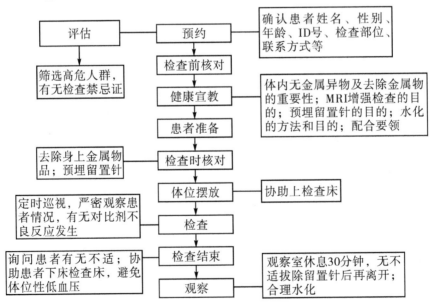

图4-4　脊柱MRI增强检查流程图

第八节 四肢关节MRI检查基本知识与护理常规

一、四肢关节MRI检查基本知识

（一）检查部位

包括肩关节、肘关节、腕关节、膝关节、踝关节等。

（二）MRI检查正常表现

（1）骨髓。由造血细胞及脂肪组织构成，骨小梁构成骨髓中细胞成分的支架。正常情况下，在 T_1WI 上，黄骨髓表现为与皮下脂肪相似的高信号，红骨髓信号介于皮下脂肪和肌肉之间；在 T_2WI 上，红、黄骨髓信号相似，其信号高于肌肉而低于水。

（2）骨皮质、骨膜和关节软骨。由于骨皮质中自由水质子含量很少，因此在任何序列上均表现为低信号。骨膜是紧贴非关节面处骨皮质外表面的一层菲薄纤维膜，正常情况下，MRI不能显示。关节软骨介于肌肉和脂肪之间，T_1WI 上关节软骨为相对低信号，与高信号的关节内液体形成对比。脂肪抑制 T_1WI 是观察关节软骨较为理想的序列，可以增加关节软骨和邻近结构的对比度，此时关节软骨为高信号，关节积液为中等信号，软骨下骨板及骨髓为低信号。

（3）滑膜。正常滑膜通常很薄，通过常规MRI难以识别。有时在较粗厚的纤维性关节囊衬托下，滑膜可以表现为菲薄的低信号结构。在增强扫描图像上不会发生强化或者仅有轻度强化。

（4）纤维软骨、肌腱和韧带。关节内数种支持结构，如关节盘半月板及关节唇都由纤维软骨构成。正常纤维软骨在绝大多数序列上呈低信号。正常肌腱在所有序列上均表现为均匀一致的低信号。绝大多数韧带与肌腱的组成成分相似，在所有序列上都表现为低信号。

（5）脂肪的间隔。肌肉与肌肉之间通常由含脂肪的间隔相隔。每一块肌肉由肌束构成，肌束与肌束之间亦有含脂肪的结缔组织分隔。在TWI上，高信号的肌肉间间隔与低信号肌肉形成自然对比，可以辨认不同的肌肉。

二、四肢关节MRI检查护理常规

（一）检查前的准备和护理

1.临床科室

（1）责任护士认真核对申请单，包括患者姓名、性别、年龄、ID号、检查部位、检查项目、既往病史及相关的病情，并与MRI登记室联系进行预约，登记室工作人员将患者信息录入 PACS。

（2）责任护士告知患者检查的预约时间、检查地点、检查的基本流程。

（3）责任护士告知患者及其家属 MRI 检查的目的、注意事项。对行 MRI 增强检查的患者，告知其注射对比剂后可能出现的不良反应及增强前后水化的意义，使患者能在检查中配合。

（4）评估患者。外出检查前，责任护士应再次评估患者是否有 MRI 检查的禁忌证。

（5）必要时进行镇静处理。对于小儿及昏迷、躁动、精神异常的受检者，如必须进行 MRI 检查时，要在医师指导下适当给予镇静处理后，方可进行 MRI 检查。

（6）对于幽闭恐惧症的患者，可通过评估患者紧张焦虑情绪后采取相应措施，如熟悉环境、由陪同人员陪伴等。若患者十分焦虑紧张，建议告知其医生，不可勉强进行。

（7）责任护士应询问患者有无食物、药物过敏史等，并指导患者仔细阅读 MRI 增强检查知情同意书，在影像科医生询问时如实告知并让患者签署 MRI 增强检查知情同意书。

（8）对门诊患者则按检查要求做好相应的准备工作。

2. 检查科室

（1）患者报到。患者按照预约时间提前 30 分钟到 MRI 检查室，凭检查预约单确认患者信息；正确记录患者身高、体重，并记录在申请单上，便于计算对比剂使用剂量。

（2）信息核对。仔细阅读检查申请单，核对患者信息（姓名、性别、年龄、检查部位、检查设备等），详细询问患者既往史（检查史、用药史、过敏史），明确检查目的和要求。

（3）评估患者病情。根据患者病情和检查配合程度评估患者是否适合做 MRI 检查。对使用钆对比剂增强检查的患者，护士要按照钆对比剂使用的适应证和禁忌证筛选高危人群，评估钆对比剂使用的风险，并查看患者是否签署 MRI 增强检查知情同意书。

（4）心理护理和健康宣教。在常规宣教的基础上重点告知检查的目的和注意事项。检查前向患者说明检查所需的时间，检查过程中保持体位不动。检查时磁共振检查室会产生噪声，给予患者佩戴专用的耳罩或在外耳道内塞棉球。告知患者检查时如有不适可以按压报警球呼叫医务人员。对行增强检查的患者，告知注射钆对比剂后可能出现的正常反应（如口干、口苦、口腔异味、全身发热等）和不良反应（如恶心、呕吐、皮疹等），以及合理水化的重要性。

（5）确认患者和拟陪同进入检查室的家属，除去其体表及随身的一切金属物品，如胰岛素泵、微量泵、助听器、手机、义齿、钥匙、硬币、磁卡、打火机等，并明确无体内金属植入物（如心脏起搏器、金属钢板、金属套管等）。通过安全检查探测门，用金属探测仪扫描等确保无金属物品后方可检查。

（6）建立静脉通道。对于一般患者，选择 22 G 静脉留置针，评估血管时避开静脉瓣，选取粗、直、弹性好且活动度小、易于固定的血管，如头静脉、肘正中静脉、贵要静脉等。穿刺后妥善固定。穿刺手臂不可过度活动。

（7）备齐急救物品和药物。因 MRI 扫描设备的特殊性，应在 MRI 检查室操作间常备各种急救药品和仪器，固定放置，定期查对。

（8）对于小儿及昏迷、躁动、精神异常的受检者，应在医师指导下适当给予镇静处理后再进行检查。

（9）由于某些化妆品含有微量金属，因此应告知化妆的患者检查前卸妆。

（二）检查中的观察和护理

（1）核对信息。再次核对患者姓名、性别、检查部位，协助患者上检查床，有引流管、引流袋等的患者，应帮助其妥善放置。注意患者安全，防止患者坠床。

（2）根据患者的检查部位协助患者摆好体位，选择正确线圈，如髋关节选用体表线圈，肩关节选用肩关节线圈，四肢关节选用四肢关节线圈。严禁患者体位在体内形成回路（两手不能交叉放在一起，双手不与身体其他部位的皮肤直接接触，其他部位裸露皮肤也不能相互接触产生回路）。安抚患者不要紧张、害怕，积极配合医护人员检查。

（3）体位设计。四肢关节 MRI 检查根据相应线圈和机器选择合适的检查体位。患者取仰卧位，用海绵垫垫平被查肢体并用沙袋固定，使患者舒适易于配合。单侧肢体检查时，尽量把被检测的肢体置于床中心。可用体线圈行两侧肢体同时扫描，以便对照观察或用特殊骨关节体表线圈。

（4）成像中心。肩关节对准喙突，肘关节对准鹰嘴，腕关节对准腕关节中部，膝关节对准髌骨下缘，踝关节对准踝关节中心。

（5）告知患者检查时皮肤不能直接接触磁体内壁及各种导线，以免灼伤皮肤。告知患者检查所需时间、设备会产生噪声、检查时可能会出现身体发热现象，保持体位不动。如有不适，可以按压报警球呼救。

（6）检查过程中注意患者的保暖和隐私保护。

（7）密切观察检查中患者的病情变化及对比剂注射情况。

（8）对于对比剂外渗或者患者出现不良反应，做到早发现、早介入、早处理。

（9）对于已行镇静处理的患者，若镇静失效，应立即停止检查并快速进入检查室处理，避免患者坠床、跌倒、脱管等。

（三）检查后的宣教和护理

（1）核对信息。再次核对患者姓名、性别、检查部位。

（2）检查完成后，询问患者有无不适，如无不适则协助患者下检查床。

（3）检查后，告知患者在观察室内等待 30 分钟，无任何不良反应后方可拔除留置针，按压拔针处至少 10 分钟。

（4）合理水化。钆对比剂的半衰期为 20 ～ 100 分钟，24 小时内约有 90% 以原型从尿液排出。若病情允许，指导患者检查后及时饮水（100 ml/h），促进钆对比剂排出。

（5）告知患者及其家属领取检查报告的时间及方式，继续观察有无迟发不良反应。如有不适，随时就诊或及时电话联系。

（四）检查流程

四肢关节 MRI 增强检查流程见图 4-5。

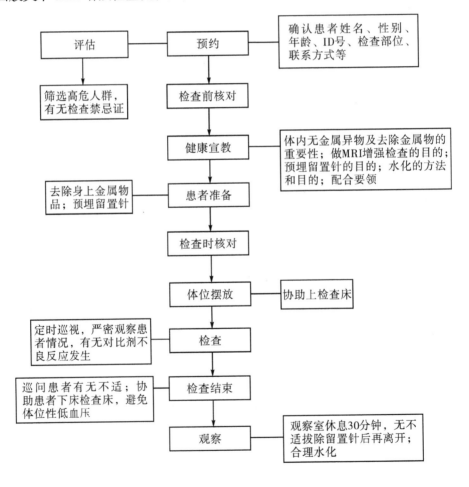

图 4-5　四肢关节 MRI 增强检查流程图

第九节　乳腺 MRI 检查基本知识与护理常规

一、乳腺 MRI 检查基本知识

（一）适应证

（1）诊断及术前评估。对乳腺钼靶或超声探查困难或难以定性的病变；确定乳腺病灶大小及周围病灶情况；排查多个病变情况；腋窝淋巴结转移而原发灶不明者。

（2）治疗评价及随访。乳腺癌保乳术后或放疗后随诊；乳腺癌新辅助化疗后疗效评价；保乳术后的检测复发；良性病灶的随访。

（3）高危人群的筛查。

（4）植入乳腺假体而超声显示不满意。

（二）MRI 检查正常表现

（1）脂肪组织。通常在 T_1WI 及 T_2WI 上均呈高信号，在脂肪抑制序列上呈低信号，增强后几乎无强化。

（2）腺体组织和乳腺导管。在 T_1WI 上，纤维和腺体组织通常不能区分，纤维及腺体组织表现为较低或中等信号，与肌肉组织大致呈等信号。在 T_2WI 上，腺体组织表现为中等信号（高于肌肉的，低于液体和脂肪的）。在 T_2WI 脂肪抑制序列上，腺体组织表现为中等或较高信号。动态增强 T_1WI 扫描时，正常乳腺实质通常表现为轻度、渐进性强化，且增加幅度不超过增强前信号强度的 1/3，如在经期或经前期也可呈中度甚至重度强化表现。乳导管最终汇集于乳头，以矢状位观察最清晰。

（3）皮肤和乳头。增强后乳腺皮肤可呈程度不一渐进性强化，皮肤厚度大致均匀。乳头亦呈轻至中等程度渐进性强化，双侧大致对称。

二、乳腺 MRI 检查护理常规

（一）检查前的准备和护理

1.临床科室

（1）责任护士认真核对申请单，包括患者姓名、性别、年龄、ID 号、检查部位、检查项目、既往病史及相关的病情，并与 MRI 登记室联系进行预约，登记室工作人员将患者信息录入 PACS。

（2）责任护士告知患者检查的预约时间、检查地点、检查的基本流程，告知患者穿开扣的棉质衣物。

（3）责任护士告知患者及其家属 MRI 检查的目的、注意事项。对行 MRI 增强检查的患者，告知其注射对比剂后可能出现的不良反应及增强前后水化的意义，使患者能在检查中配合。

（4）评估患者。外出检查前，责任护士应再次评估患者是否有 MRI 检查的禁忌证。

（5）对于幽闭恐惧症的患者，可通过评估患者紧张焦虑情绪后采取相应措施，如熟悉环境、由陪同人员陪伴等。若患者十分焦虑紧张，建议告知其医生，不可勉强进行检查。

（6）责任护士应询问患者有无食物、药物过敏史等，并指导患者仔细阅读 MRI 增强检查知情同意书；在影像科医生询问时如实告知并让患者签署 MRI 增强检查知情同意书。

（7）对门诊患者则按检查要求做好相应的准备工作。

2. 检查科室

（1）患者报到。患者按照预约时间提前 30 分钟到 MRI 检查室，凭检查预约单确认患者信息；正确记录患者身高、体重，并记录在申请单上，便于计算对比剂使用剂量；指导患者更换开扣的棉质衣物。

（2）信息核对。仔细阅读检查申请单，核对患者信息（姓名、性别、年龄、检查部位、检查设备等），详细询问患者既往史（检查史、用药史、过敏史），明确检查目的和要求。

（3）评估患者病情。根据患者病情和检查配合程度评估患者是否适合做 MRI 检查。对使用钆对比剂增强检查的患者，护士要按照钆对比剂使用的适应证和禁忌证筛选高危人群，评估钆对比剂使用的风险，并查看患者是否签署 MRI 增强检查知情同意书。

（4）心理护理和健康宣教。在常规宣教的基础上重点告知检查的目的和注意事项。检查前向患者说明检查所需的时间，告知检查过程中保持体位不动。检查时磁共振检查室会产生噪声，给予患者佩戴专用的耳罩或在外耳道内塞棉球。告知患者检查时如有不适，可以按压报警球呼叫医务人员。对行增强检查的患者，告知其注射钆对比剂后可能出现的正常反应（如口干、口苦、口腔异味、全身发热等）和不良反应（如恶心、呕吐、皮疹等），以及合理水化的重要性。

（5）确认患者和拟陪同进入检查室的家属，除去其体表及随身的一切金属物品，如胰岛素泵、微量泵、助听器、手机、义齿、钥匙、硬币、磁卡、打火机等，并明确无体内金属植入物（如心脏起搏器、金属钢板、金属套管等）。通过安全检查探测门，用金属探测仪扫描等确保无金属物品后方可检查。

（6）建立静脉通道。对于一般患者，选择 22 G 静脉留置针，评估血管时避开静脉瓣，选取粗、直、弹性好且活动度小、易于固定的血管，如头静脉、肘正中静脉、贵要静脉等。穿刺后妥善固定。穿刺手臂不可过度活动。

（7）备齐急救物品和药物。因MRI扫描设备的特殊性，应在MRI检查室操作间常备各种急救药品和仪器，固定放置，定期查对。

（8）由于某些化妆品含有微量金属，因此应告知化妆的患者检查前卸妆。

（二）检查中的观察和护理

（1）核对信息。再次核对患者姓名、性别、检查部位，协助患者上检查床，有引流管、引流袋等的患者，应帮助其妥善放置。注意患者安全，防止患者坠床。

（2）根据患者的检查部位协助患者摆好体位，选择正确线圈，目前多数高场MRI扫描仪配备乳腺专用线圈，为多通道相控阵线圈。患者取俯卧位，乳腺自然悬垂于线圈的两个凹槽中，使乳腺处于自然状态。严禁患者体位在体内形成回路（两手不能交叉放在一起，双手不与身体其他部位的皮肤直接接触，其他部位裸露皮肤也不能相互接触产生回路）。安抚患者不要紧张、害怕，积极配合医护人员检查。

（3）体位设计。将乳腺专用线圈放于检查床上，头或足先进，受检者俯卧于线圈支架上，两侧乳房悬垂于支架孔（圆形线圈）内中心处，并尽量使两乳头连线处于线圈中心。额部垫于支架软垫上，双臂上举伸直于头两侧，在双手掌处垫高使双上肢与身体处于同水平，忌上臂下垂，以免产生卷积伪影。身体力求体位舒适，以保证在长时间检查过程中不移动。

（4）成像中心。定位中心对准支架孔（线圈及乳腺）中心。

（5）告知患者检查时皮肤不能直接接触磁体内壁及各种导线，以免灼伤皮肤。告知患者检查所需时间、设备会产生噪声、检查时可能会出现身体发热现象，保持体位不动。如有不适，可以按压报警球呼救。

（6）检查过程中注意患者的保暖和隐私保护。

（7）密切观察检查中患者的病情变化及对比剂注射情况。

（8）对于对比剂外渗或者患者出现不良反应，做到早发现、早介入、早处理。

（三）检查后的宣教和护理

（1）核对信息。再次核对患者姓名、性别、检查部位。

（2）检查完成后，询问患者有无不适，如无不适则协助患者下检查床。

（3）检查后，告知患者在观察室内等待30分钟，无任何不良反应后方可拔除留置针，按压拔针处至少10分钟。

（4）合理水化。钆对比剂的半衰期为20～100分钟，24小时内约有90%以原型从尿液排出。若病情允许，指导患者检查后及时饮水（100 ml/h），促进钆对比剂排出。

（5）告知患者及其家属领取检查报告的时间及方式，继续观察有无迟发不良反应。如有不适，随时就诊或及时电话联系。

（四）检查流程

乳腺 MRI 增强检查流程见图 4-6。

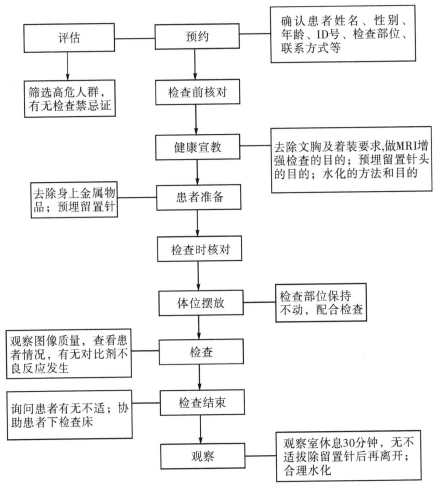

图 4-6 乳腺 MRI 增强检查流程图

第五章

儿童 CT、MRI 检查基本知识与护理

第一节　儿科影像检查基本知识

儿科影像学是将影像学应用于儿童疾病的发现、诊断、治疗和随访的一门学科。儿科影像学发展迅速，已成为医学影像学的一个亚专业。儿童处于全身组织和器官发育时期，生理、心理和精神状态尚未成熟，与成人相比存在诸多不同之处，且年龄越小差异越大。儿童期以遗传性、先天性疾病最多见，感染性疾病发病率和病死率亦高于成人期。儿童病情变化快，可迅速痊愈，超出一般预测，如骨折之后易于矫正及恢复；脑炎恢复期较短，后遗症一般比成人少；但也可迅速进展而猝死，如急性败血症、新生儿先天畸形等。

儿童期根据年龄不同分为新生儿期（出生至生后 28 天）、婴儿期（1 岁内）、幼儿期（1 ～ 3 岁）、学龄前期（3 ～ 7 岁）、学龄期（7 ～ 12 岁）、青春期（12 ～ 18 岁）共 6 个年龄时期。儿科疾病的病理变化与年龄有密切关系，如肺部炎症、支气管肺炎多见于婴幼儿期，而大叶性肺炎则多见于年长儿。有些疾病仅见于儿科的某一年龄时期，如先天性食管闭锁仅见于新生儿期。因此，儿科疾病的影像学诊断必须密切结合年龄特点。儿童患者影像检查的护理也不同于成年人。

儿童进行影像学检查时常因无法配合需要镇静。对于行增强检查者，在镇静前预先留置静脉留置针。检查期间以镇静后熟睡最为理想，药物镇静一般适用于 6 个月至 4 岁患儿。常用镇静药物为 10% 水合氯醛，水合氯醛吸收快、维持时间比较长、副作用小，使用剂量为 0.5 mg/kg，口服或保留灌肠，一般剂量不应超过 1 g，否则将影响循环和抑制呼吸。用药前应详细了解患儿病史，观察患儿一般情况和了解肝肾功能等检查结果；用药后应密切观察患儿生命体征变化。

第二节　儿童 CT 平扫检查护理常规

（1）核对信息。核对患儿的科别、姓名、年龄、ID 号、检查部位、检查项目，用药名称、剂量、浓度，核对住院患儿则查对患儿腕带信息。根据检查目的做好患儿信息登记，确定检查方式。

（2）患儿评估。仔细阅读申请单，根据检查项目筛查 CT 增强检查禁忌证，评估患儿病情、配合程度。不能配合检查的患儿按医嘱使用镇静药物，待患儿熟睡后方能进行检查，并告知患儿家属检查的注意事项和风险。

（3）在患儿入睡前，指导家属取出患儿检查部位的一切金属物品。

（4）心理护理。由于 CT 检查环境的陌生及扫描时机器产生的特殊声响，患儿和家属会产生紧张、害怕、恐惧等不良情绪。检查前对能配合的患儿进行心理安慰与疏导，亲切、耐心地与患儿及其家属交流，帮助患儿及其家属消除紧张、害怕、恐惧等不良情绪，使其能更好地配合完成检查；解释增强扫描的目的、意义、检查步骤及配合要点，仔细说明 CT 增强检查中或检查后可能出现的不良反应及相应的处理方法。

（5）环境准备。保持环境安静、温度适宜，备毯子和棉被保暖用。保持室内光线柔和，避免因寒冷和灯光刺激造成患儿惊醒。

（6）呼吸干预。选择性地对能够配合的患儿进行呼吸训练，对不能配合的患儿或处于睡眠状态的患儿让其平静呼吸即可。

（7）镇静方法。CT 扫描具有即时要求，患儿稍有躁动就容易出现图像伪影，故在检查时对患儿不可移动身体，需要镇静。告知患儿家属镇静的目的和注意事项，患儿镇静前需要禁饮 1 小时、禁奶类或固体食物 3～4 小时，以防止检查时溢乳导致窒息发生。门急诊患儿可按规定去门急诊儿童处置室用药，一般遵医嘱采用 10% 水合氯醛按 0.5 ml/kg 剂量保留灌肠或者口服，水合氯醛为催眠药和抗惊厥药，消化道或直肠给药均能迅速吸收，1 小时达高峰，维持 4～8 小时；或者遵医嘱肌内注射苯巴比妥，苯巴比妥为长效巴比妥类，具有镇静、催眠、抗惊厥的作用，静脉注射一般 15 分钟可以起效，2～18 小时血药浓度达峰值。对镇静效果欠佳者，在医师的指导下应用静脉镇静药，必要时对带有气管插管的患儿可采用基础麻醉，该方法起效快、镇静作用强，易于掌握睡眠的深浅。住院患儿由所在科室医师按预约时间进行镇静，熟睡后由临床医师陪同检查。

（8）健康指导及注意事项。对能自行配合检查的患儿，告知患儿检查时不要动及检查中配合的重要性；对行腹部检查的，则指导患儿多饮水；对行泌尿系检查的，则指导患儿保持膀胱充盈。告知患儿家属检查中可能出现的不适，以减轻其思想顾虑。对已经睡眠的患儿尽快安排检查。

（9）放射防护及安全护理。给患儿非检查部位覆盖铅方巾或铅围脖等，做好辐射防护；为防止患儿在检查过程中发生坠床，应安排家属陪同检查，家属需做好相应的防护措施。

（10）镇静的患儿检查完毕后，密切观察患儿的睡眠深度、面色、呼吸、脉搏等情况。若患儿出现不适，则应立即进行相应的处理；若患儿无特殊不适，待清醒后方可离开。住院患儿由临床医师护送回病房观察。

第三节　儿童留置针穿刺常规准备与要求

（1）信息核查。护士核对患儿姓名和ID号，阅读检查申请单，确定检查项目是否为增强扫描。

（2）护士全面评估患儿的精神状态、血管情况，根据检查项目确定留置针型号和穿刺的部位，向患儿家属说明留置针穿刺的目的和注意事项，取得家属配合；用简单、易懂、和蔼的语气与患儿沟通，通过与患儿玩耍等方式转移患儿注意力，缓解患儿恐惧感。

（3）穿刺要求。选择粗、直、弹性好、易于固定的血管，首选肘部，其次是手腕、手背等四肢血管。尽量不选择头皮静脉，因头部皮下脂肪少，一旦外渗会造成皮下组织肿胀，外渗液体不易吸收，容易出现水疱、溃烂、坏死等情况。

（4）操作要求。留置针针头斜面与皮肤呈 $15° \sim 30°$ 直刺血管，缓慢进针，见回血后，降低角度至 $5°$ ，继续进针 $2 \sim 3$ mm；左手固定透明三通，右手退针芯 $2 \sim 5$ mm，左手将导管平行完全送入血管，试抽回血，右手退针芯，松压脉带，避免反复穿刺。

（5）穿刺成功后，用透明敷贴妥善固定。必要时采取加强固定和额外保护。

（6）试推注预充式导管冲洗器或生理盐水 5 ml，确保留置针通畅。

（7）告知患儿家属注意保护静脉留置针，避免穿刺部位活动，预防留置针的移位和脱落。

（8）病房的患儿行增强检查前，由病房护士留置静脉留置针。门诊患儿穿刺困难时，可联系小儿输液室进行留置针穿刺，影像科护士评估外来留置针型号、留置时间，试推注生理盐水，检查留置针管路是否通畅。

第四节　儿童CT增强检查护理常规

一、检查前的准备和护理

（1）核对信息。核对患儿的科别、姓名、年龄、ID号、检查部位、检查项目，用药名称、剂量、浓度，核对住院患儿则查对患儿腕带信息。根据检查目的做好患儿信息登记，确定检查方式。

（2）患儿评估。仔细阅读申请单，根据检查项目筛查 CT 增强检查禁忌证，评估患儿病情、配合程度。不能配合检查的患儿按医嘱使用镇静药物，待患儿熟睡后方能进行检查，并告知患儿家属检查的注意事项和风险。

（3）在患儿入睡前，指导家属取出患儿检查部位的一切金属物品。

（4）心理护理。由于 CT 检查环境的陌生及扫描时机器产生的特殊声响，患儿和家属会产生紧张、害怕、恐惧等不良情绪。检查前对能配合的患儿进行心理安慰与疏导，亲切、耐心地与患儿及其家属交流，帮助患儿及其家属消除紧张、害怕、恐惧等不良情绪，使其能更好地配合完成检查；解释增强扫描的目的、意义、检查步骤及配合要点，仔细说明 CT 增强检查中或检查后可能出现的不良反应及相应的处理方法。

（5）环境准备。保持环境安静、温度适宜，备毯子和棉被保暖用。保持室内光线柔和，避免因寒冷和灯光刺激造成患儿惊醒。

（6）呼吸干预。选择性地对能够配合的患儿进行呼吸训练，对不能配合的患儿或处于睡眠状态的患儿让其平静呼吸即可。

（7）镇静方法。行 CT 增强检查的患儿，需要注射碘对比剂。因高压注射压力大、速度快、注射药物浓度高、对血管刺激性强，患儿稍有躁动容易出现图像伪影，而扫描具有即时要求，故在检查时患儿不能移动，需要镇静。告知患儿家属镇静的目的和注意事项，患儿镇静前需要禁水 1 小时、禁奶类或固体食物 3～4 小时，防止检查时溢乳导致窒息发生。门急诊患儿可按规定去门急诊儿童处置室用药，一般遵医嘱采用 10% 水合氯醛按 0.5 ml/kg 剂量保留灌肠或者口服，水合氯醛为催眠药和抗惊厥药，消化道或直肠给药均能迅速吸收，1 小时达高峰，维持 4～8 小时；或者遵医嘱肌内注射苯巴比妥，苯巴比妥为长效巴比妥类，具有镇静、催眠、抗惊厥的作用，静脉注射一般 15 分钟可以起效，2～18 小时血药浓度达峰值。对镇静效果欠佳者，在医师的指导下应用静脉镇静药。必要时对带有气管插管的患儿，可采用基础麻醉，该方法起效快、镇静作用强，易于掌握睡眠的深浅。住院患儿由所在科室医师按预约时间进行镇静，熟睡后由临床医师陪同检查。

（8）健康指导及注意事项。对行 CT 增强检查的患儿，要评估患儿病情，告知患儿家属增强检查的风险及注射对比剂时可能出现一过性发热、口腔异味等现象及恶心、呕吐等不良反应，并由患儿家属签署 CT 增强检查知情同意书。对能自行配合检查的患儿，告知患儿检查时不要动及检查中配合的重要性；对行腹部检查的，则指导患儿饮水；对行泌尿系统检查的，则指导患儿保持膀胱充盈。检查扫描时需要家属陪同，家属做好相应的防辐射措施。

（9）留置针穿刺。镇静前为患儿留置静脉留置针，评估患儿血管，穿刺完毕后固定牢固，用预充式导管冲洗器或生理盐水预推注，查看留置针是否通畅。

（10）将对比剂预热至 37 ℃，安装好高压注射器管路，核对抽吸药物，排净管路内气体备用。保持注射仪器设备处于完好备用状态。再次评估患儿增强检查的风险及静脉留置针是否通畅。

二、检查中的观察和护理

（1）核对信息。再次查对患儿的姓名、年龄、性别、检查部位、检查项目、用药名称，核对住院患儿则核对腕带信息，确认检查部位和项目。

（2）安排检查。已经镇静熟睡的患儿尽快安排检查。

（3）将患儿轻轻放置至检查床，取平卧位，头偏向一侧；携带氧气瓶及监护仪的患儿，护士需将仪器搬运到检查床尾，注意不要压到患儿。对配合的患儿告知检查时不可移动身体。

（4）安置心电门控系统，动作要轻柔，避免动作太大惊醒患儿。

（5）放射防护及安全护理。给患儿非检查部位覆盖铅方巾或铅围脖等，做好辐射防护；患儿在检查过程中应安排家属陪同，以防患儿检查过程中突然苏醒，发生坠床；陪同家属做好辐射防护。

（6）技师操作要熟练，以缩短检查时间。在检查过程中，为保证患儿的安全，防止坠床，必要时可考虑使用约束带。

（7）密切观察患儿生命体征的变化，告知陪同者，若发现患儿有任何不适，应立即举手示意。

（8）注意保暖。因 CT 机房温度较低，注意给患儿保暖，以免受凉而引起不适。

（9）再次检查高压注射器管道与对比剂是否处于备用状态，连接管道与留置针，连接管道时应动作轻柔，预注射生理盐水，观察管路是否通畅。扫描时，按照 1.5～2.5 ml/kg 计算对比剂的使用剂量，根据检查项目和患儿血管条件确定注射流速。

（10）有条件的医院，可以在检查室内安装高清摄像头，通过可视化监控屏幕随时查看患儿的情况。

三、检查后的宣教和护理

（1）核对信息。再次核对患儿姓名、年龄、性别、检查部位、检查项目、用药名称，核对住院患儿则核对腕带信息。

（2）检查结束后分离注射器高压管道，抱起患儿离开检查床时应动作轻柔，并密切观察患儿有无不良反应、留置针穿刺处有无肿胀。

（3）镇静的患儿检查完毕后，密切观察患儿的睡眠深度、面色、呼吸、脉搏等情况。若患儿出现不适，则应立即进行相应的处理；若患儿无特殊不适，在观察室观察

30分钟，待患儿清醒后拔除留置针，按压拔针处至无渗血后方可离开。住院患儿由临床医师护送回病房观察。

（4）返回病房的患儿，病房护士应告知患儿及家属在病情允许范围内给予患儿适量多饮水，以促进对比剂排出。叮嘱家属观察患儿30分钟，无不良反应后病房护士可拔除留置针。

（5）对检查未成功者，告知家属相关流程，并与临床医师联系沟通，确定是否需要继续检查。

（6）告知患儿家属领取检查报告的时间及方式，继续观察有无迟发不良反应。如有不适，随时就诊或及时电话联系。

四、检查流程

儿童 CT 增强检查流程见图 5-1。

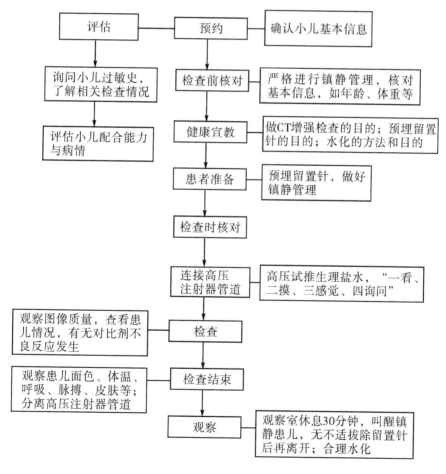

图 5-1　儿童 CT 增强检查流程图

第五节　儿童先天性复杂型心脏病与血管畸形 CT 增强检查护理常规

一、检查前的准备和护理

（1）核对信息。核对患儿姓名、年龄、性别、ID号、检查部位、检查项目、用药名称，核对住院患儿则查对患儿腕带信息。根据检查目的做好患儿信息登记，确定检查方式。

（2）患儿评估。护士仔细阅读申请单，评估患儿病情、生命体征、体重、配合程度、精神状态，有无发绀及发绀程度，有无心力衰竭表现（杵状指、蹲踞现象、缺氧等），有无呼吸道感染、吃奶中断等。筛查 CT 增强检查的禁忌证。不配合的患儿镇静后方可检查，告知患儿家属镇静的目的、注意事项。

（3）在患儿入睡前，指导家属取出患儿检查部位的一切金属物品。

（4）心理护理。由于 CT 检查环境的陌生及扫描时机器产生的特殊声响，患儿和家属会产生紧张、害怕、恐惧等不良情绪。检查前对能配合的患儿进行心理安慰与疏导，亲切、耐心地与患儿及其家属交流，帮助患儿及其家属消除紧张、害怕、恐惧等不良情绪，使其能更好地配合完成检查；解释增强扫描的目的、意义、检查步骤及配合要点，仔细说明增强 CT 检查中或检查后可能出现的不良反应及相应的处理方法。

（5）环境准备。保持环境安静、温度适宜，备毯子和棉被保暖用。保持室内光线柔和，避免因寒冷和灯光刺激造成患儿惊醒。

（6）呼吸干预。选择性地对能够配合的患儿进行呼吸训练，对不能配合的患儿或处于睡眠状态的患儿让其平静呼吸即可。

（7）镇静方法。行 CT 增强检查的患儿，需要注射碘对比剂。因高压注射压力大、速度快、注射药物浓度高、对血管刺激性强，患儿稍有躁动容易出现图像伪影，而扫描具有即时要求，故在检查时患儿不能移动，需要镇静。告知患儿家属镇静的目的和注意事项，患儿镇静前需要禁水 1 小时、禁奶类或固体食物 3～4 小时，防止检查时溢乳导致窒息发生。门急诊患儿可按规定去门急诊儿童处置室用药，可以采用 10% 水合氯醛按 0.5 ml/kg 剂量保留灌肠，镇静效果欠佳者，在医师的指导下应用静脉镇静药。必要时对带有气管插管的患儿，可采用基础麻醉，该方法起效快、镇静作用强，易于掌握睡眠的深浅。镇静后由护士陪同患儿检查。住院患儿由所在科室医师按预约时间进行镇静，熟睡后由临床医师陪同检查。

（8）健康指导及注意事项。对行 CT 增强检查的患儿，要评估患儿病情，告知患儿家属增强检查的风险及注射对比剂时可能出现一过性发热、口腔异味等现象及恶心、呕吐等不良反应，并由患儿家属签署 CT 增强检查知情同意书。对能自行配合检查的患儿，告知患儿检查时不要动及检查中配合的重要性。检查扫描时，需要家属陪同，家属做好相应的防辐射措施。

（9）留置针穿刺。镇静前为患儿留置静脉留置针，评估患儿血管，穿刺完毕后固定牢固，用预充式导管冲洗器或生理盐水预推注，查看留置针是否通畅。

（10）将对比剂预热至 37 ℃，安装好高压注射器管路，核对抽吸药物，排净管路内气体备用。保持注射仪器设备处于完好备用状态。再次评估患儿增强检查的风险及静脉留置针是否通畅。

二、检查中的观察和护理

（1）核对信息。再次核对患儿的姓名、年龄、性别，核对住院患儿则查对患儿腕带信息，确认检查部位。

（2）安排检查。已经镇静熟睡的患儿尽快安排检查。

（3）将患儿轻轻放置至检查床，取平卧位，头偏向一侧，防止呕吐后发生误吸。对携带氧气瓶及监护仪的患儿，护士需将仪器搬运到检查床尾，注意不要压到患儿。对配合的患儿告知其检查时勿移动身体。

（4）安置心电门控系统，动作要轻柔，避免动作太大惊醒患儿。

（5）放射防护及安全护理。给患儿非检查部位覆盖铅方巾或铅围脖等，做好辐射防护；患儿在检查过程中应安排家属陪同，以防患儿检查过程中发生坠床；陪同家属需要穿防护铅衣、铅帽、铅围脖等进行防护。

（6）技师操作要熟练，以缩短检查的时间。在检查过程中，为保证患儿的安全，防止患儿坠床，必要时可考虑使用约束带。

（7）密切观察病情。持续心电监护，密切观察患儿面色、口唇颜色、生命体征及血氧饱和度等变化，有无呕吐、躁动等情况。若出现紧急情况，立即停止扫描并进行抢救，持续给予患儿低流量吸氧。

（8）注意保暖。因 CT 机房温度较低，注意给患儿保暖，以免受凉而引起不适。

（9）再次检查高压注射器管道与对比剂是否处于备用状态，连接管道与留置针，连接管道时应动作轻柔，预注射生理盐水，观察管路是否通畅。扫描时，注意严格按照千克体重计算对比剂的使用剂量，按照检查项目和患儿血管条件确定注射流速。

（10）有条件的医院，可以在检查室内安装高清摄像头，通过可视化监控屏幕随时查看患儿的情况。

三、检查后的宣教和护理

（1）核对信息。再次核对患儿姓名、年龄、性别、ID号、检查部位、检查项目、用药名称，核对住院患儿则核对患儿腕带信息。

（2）检查结束后，分离心电门控及高压连接管道，观察患儿有无不适、留置针穿刺处有无肿胀。

（3）镇静的患儿检查完毕后，抱起患儿离开检查床时应动作轻柔，密切观察患儿的睡眠深度、面色、呼吸、脉搏等情况。若患儿出现不适，则应立即进行相应的处理；若患儿无特殊不适，在观察室观察30分钟，待患儿清醒后予拔除留置针，按压拔针处至无渗血后方可离开。住院患儿由临床医师护送回病房观察。

（4）返回病房的患儿，病房护士应告知患儿及其家属在病情允许范围内给予患儿适量多饮水，以促进对比剂排出。叮嘱家属观察患儿30分钟，无不良反应后病房护士可拔除留置针。

（5）对检查未成功者，告知家属相关流程，并与临床医师联系沟通，确定是否需要继续检查。

（6）告知患儿家属领取检查报告的时间及方式，继续观察有无迟发不良反应，如有不适，随时就诊或及时电话联系。

四、检查流程

儿童心脏CT增强检查流程见图5-2。

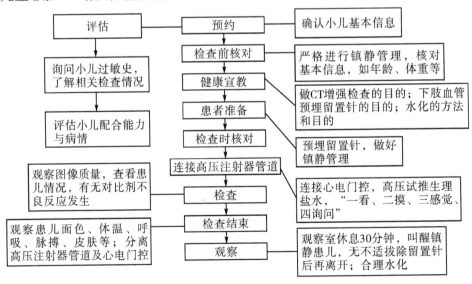

图5-2　儿童心脏CT增强检查流程图

第六节　儿童 MRI 平扫检查护理常规

一、检查前的准备和护理

（1）患儿评估。仔细阅读申请单，有无 MRI 检查禁忌证，评估患儿病情、配合程度、睡眠情况。对于不配合的患儿，则告知其家属需要镇静后方可检查。

（2）健康宣教。告知患儿家属镇静的目的、方法、注意事项。告知患儿家属由于 MRI 检查环境的特殊性，以及设备噪声大、检查耗时长等因素，检查很难一次性成功，希望家属要有耐心，积极配合护士做好检查前的准备。

（3）镇静前注意事项。患儿镇静前需要禁水 1 小时、禁奶类或固体食物 3 ～ 4 小时，防止检查时溢乳导致窒息发生。

（4）安全检查。护士指导家属在患儿镇静前取出患儿身上一切金属物品，包括有金属的衣物、带金属拉链的包被、护身符等，检查前需再次确认无金属异物的存在。

（5）检查镇静。护士根据预约时间，指导家属按医嘱给患儿使用镇静药物，以及观察患儿使用镇静药物后有无不良反应，检查使用镇静药物后的睡眠情况。

二、检查中的观察和护理

（1）体位。患儿取仰卧位，头偏向一侧，保持呼吸道通畅。

（2）专人陪同。镇静患儿由家属陪同，护士严密观察患儿情况；监护室及住院患儿 MRI 检查时由临床医师陪同。

（3）密切观察。检查过程中通过视频监控窗口密切查看患儿的情况。

（4）防止坠床。检查时由患儿家属陪同，防止患儿坠床。

（5）注意保暖。扫描房间内温度低，对患儿注意保暖，防止受凉。

（6）防止灼伤。检查过程中患儿身体不能接触导线，防止患儿灼伤或压伤。

三、检查后的宣教和护理

（1）信息核对。再次核对患儿姓名、性别、年龄。

（2）检查结束后，门诊镇静患儿在观察室休息 30 分钟，待患儿清醒、能识别人物、生命体征平稳后方可离开。

（3）检查结束后，住院镇静患儿由临床医生陪同回病房进行进一步观察。

（4）对检查未成功者，告知家属相关流程，并与临床医师或家属沟通，确定是否需要继续检查。

第七节　儿童 MRI 增强检查护理常规

一、检查前的准备和护理

（1）核对信息。核对患儿的姓名、年龄、性别、ID 号、检查部位、检查项目、用药名称，核对住院患儿则查对患儿腕带信息。根据检查目的做好患儿信息登记，确定检查方式。

（2）患儿评估。仔细阅读申请单，根据检查项目筛查 MRI 增强检查禁忌证，评估患儿病情、配合程度。对不能配合检查的患儿按医嘱使用镇静药物，待患儿熟睡后方能进行检查，并告知患儿家属检查的注意事项和风险。

（3）镇静前去除患儿及家属身上一切金属物品，包括有金属的衣物、带金属拉链的包被、护身符等，检查前需再次确认无金属异物的存在。

（4）心理护理。由于 MRI 检查环境的陌生及扫描时机器产生的特殊声响，患儿和家属会产生紧张、害怕、恐惧等不良情绪。检查前对能配合的患儿进行心理安慰与疏导，亲切、耐心地与患儿及其家属交流，帮助患儿及其家属消除紧张、害怕、恐惧等不良情绪，使其能更好地配合完成检查；解释增强扫描的目的、意义、检查步骤及配合要点，仔细说明 MRI 增强检查中或检查后可能出现的不良反应及相应的处理方法。

（5）环境准备。保持环境安静、温度适宜，备毯子和棉被保暖用。保持室内光线柔和，避免因寒冷和灯光刺激造成患儿惊醒。

（6）镇静方法。患儿稍有躁动容易出现图像伪影，故在检查时患儿不能移动，需要镇静。告知患儿家属镇静的目的和注意事项，患儿镇静前需要禁水 1 小时、禁奶类或固体食物 3～4 小时，防止检查时溢乳导致窒息发生。护士指引患儿家属去急诊科，可以采用 10% 水合氯醛按 0.5 ml/kg 剂量保留灌肠，按预约时间安排患儿镇静。护士指导家属按医嘱使用镇静药物，以及观察患儿使用镇静药物后有无不良反应、使用镇静药物后睡眠的情况。住院患儿由所在科室医师按预约时间进行镇静，熟睡后由临床医师陪同检查。

（7）健康指导及注意事项。对行 MRI 增强检查的患儿，要评估患儿病情，告知患儿家属增强检查的风险及注射对比剂时可能出现一过性发热、口腔异味等现象及恶心、呕吐等不良反应，并由患儿家属签署 MRI 增强检查知情同意书。对能自行配合检查的患儿，告知患儿检查时不要动及检查中配合的重要性。

（8）留置针穿刺。镇静前为患儿留置静脉留置针，评估患儿血管，穿刺完毕后固定牢固，用预充式导管冲洗器或生理盐水预推注，查看留置针是否通畅。

二、检查中的观察和护理

（1）核对信息。再次核对患儿姓名、年龄、性别、ID 号、检查部位、检查项目、用药名称，核对住院患儿则注意核对患儿腕带信息，确认检查部位。

（2）安排检查。已经镇静熟睡的患儿尽快安排检查。

（3）将患儿轻轻放置至检查床，取平卧位，头偏向一侧，对于配合的患儿告知检查时勿移动身体。

（4）检查中应由家属全程陪同，注意保护患儿以防坠床。

（5）严格按照医嘱根据患儿体重计算用药量，使用人工静脉推注的方法注射对比剂。

（6）对比剂注射前试推预充式导管冲洗器 5 ml，确保血管及管路通畅后推注对比剂。

（7）密切观察。对比剂注射过程中观察患儿反应和穿刺部位情况，发现不良反应和药物外渗，应及时停止注药并进行相应处理。

（8）注意保暖。因 MRI 机房温度较低，注意给患儿保暖，以免受凉而引起不适。

三、检查后的宣教和护理

（1）核对信息。再次核对患儿姓名、年龄、性别、ID 号、检查部位、检查项目、用药名称，核对住院患儿则查对患儿腕带信息。

（2）检查结束后分离高压器注射管道，抱起患儿离开检查床时应动作轻柔，并密切观察患儿有无不良反应、留置针穿刺处有无肿胀。

（3）镇静的患儿检查完毕后，密切观察患儿的睡眠深度、面色、呼吸、脉搏等情况。若患儿出现不适，则应立即进行相应的处理；若患儿无特殊不适，在观察室观察 30 分钟，待患儿清醒后拔除留置针，按压拔针处至无渗血后方可离开。住院患儿由临床医师护送回病房观察。

（4）返回病房的患儿，病房护士应告知患儿家属在病情允许范围内给予患儿适量多饮水，以促进对比剂排出。叮嘱家属观察患儿 30 分钟，无不良反应后病房护士可拔除留置针。

（5）对检查未成功者，告知家属相关流程，并与临床医师联系沟通，确定是否需要继续检查。

（6）告知患儿家属领取检查报告的时间及方式，继续观察有无迟发不良反应。如有不适，随时就诊或及时电话联系。

四、检查流程

儿童 MRI 增强检查流程见图 5-3。

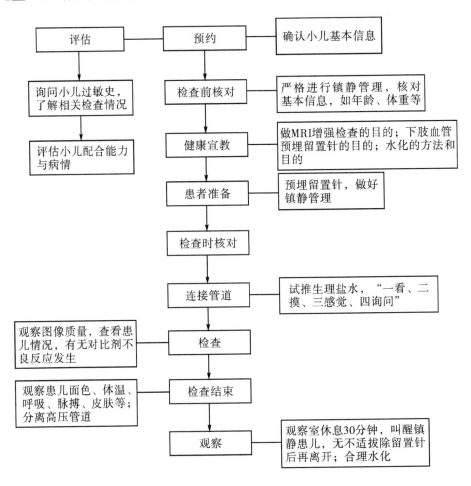

图 5-3　儿童 MRI 增强检查流程图

第六章

外周介入检查护理

介入放射学是 20 世纪 70 年代后期迅速发展起来的一门边缘性学科。它是在医学影像设备的引导下，以影像诊断学和临床诊断学为基础，结合临床治疗学原理，利用导管、导丝等器材对各种疾病进行诊断及治疗的一系列技术。

经典 Seldinger 技术是指用带针芯的穿刺针穿透血管前后壁，退出针芯，缓慢拔针，血液从针尾喷出，迅速插入导丝引入导管的一种技术。改良 Seldinger 技术是指用不带针芯的穿刺针穿破血管前壁，进入血管内血液从针尾喷出，引入导丝导管。

外周血管介入诊治的种类包括静脉疾病介入、动脉疾病介入、肿瘤介入、非血管介入。

第一节　静脉疾病介入检查护理常规

一、静脉造影术检查护理常规

常用的四种静脉造影术分别为顺行静脉造影术（ascending phlebography，APG）、逆行静脉造影术（descending phlebography，DPG）、腘静脉穿刺造影术（percutaneous transpopliteal phlebography，PTP）、浅静脉造影术（varicography，VG）。通过检查可以明确病因，为制订手术方案提供依据，避免手术的盲目性和片面性，从而提高治愈率。

（一）护理常规

1. 术前的准备和护理

（1）心理护理。患者是在完全清醒的状态下接受造影检查，难免产生顾虑和恐惧心理。因此，造影前应向患者及其家属说明检查的必要性、方法、步骤以及可能出现的异常感觉、注意事项，消除患者及其家属的顾虑，以取得良好的配合，使检查顺利进行。

（2）术前在护士的指导下练习床上排大便、小便，以及练习如何下平车。

（3）术前一晚保证充足睡眠。如入睡困难，应告知当班医护人员，遵医嘱使用镇静类药物，以保证休息。

（4）手术室环境评估。室内温度 22 ～ 24 ℃、湿度 55% ～ 70%、光线明亮、环境清洁、安全。符合手术要求。

（5）手术物品、药品的准备。药品齐全，物品性能完好，均处于备用状态。

①手术物品准备：无菌包（器械包、敷料包、无菌持物钳、无菌机罩），手术器

械（动脉鞘、导管、导丝等），手术所需物品（消毒液、无菌手套、注射器、刀片、绷带等），包扎所需物品（弹力绷带、绷带）。

②药品准备：生理盐水、肝素、地塞米松、利多卡因等。

（6）急救物品、药品的准备。药品齐全，物品性能完好，均处于备用状态。

（7）患者准备。

①与医生核对手术患者姓名、性别、年龄、ID 号、手术方式、手术部位，手牌标识确认。

②检查术前医嘱执行情况，询问患者有无碘过敏史、药物过敏史。

③检查手术知情同意书是否签名、按手印。

④查看凝血功能、输血前四项（即乙型肝炎表面抗体、丙型肝炎抗体、梅毒抗体、艾滋病抗体，下同）。

⑤按手术要求摆放好患者体位，检查患者皮肤是否完整，引流管是否通畅，输液是否通畅，是否符合抢救要求。

（8）术前访视。在有条件的情况下，对次日手术患者进行术前访视，讲解手术流程，观看手术室环境照片或视频，使其熟悉手术室环境，缓解患者焦虑程度。

2. 术中的观察和护理

（1）心理护理。向患者简单阐述手术方式，并交代注意事项及手术配合的重要性。

（2）协助患者取舒适体位，充分暴露患者术区。

（3）手术室护士打开造影包，清点手术器械。协助医生铺好无菌巾、穿手术衣、套无菌机罩。

（4）开启手术器械。开启前要检查每个器械外包装的完整性，以及有效期、型号、规格及商品名，与医生二次确认后方可打开器械，器械的条码贴于手术知情同意书上。

（5）准备无菌肝素盐水、对比剂。

（6）术中严密观察患者神志、生命体征、输液情况，确保导尿管等引流管路保持通畅，并妥善固定。

（7）在注入对比剂前，根据手术部位，应告知患者吸气、屏气、不可移动身体。注射后，应时刻与患者保持沟通，一旦发现异常应立即停止注入对比剂，并根据出现的反应，立即给予相应处理。

（8）严格无菌操作，注意观察穿刺部位皮肤情况，听取患者主诉，避免血肿和对比剂外渗。

（9）检查结束后，顺行造影按压穿刺部位 10 分钟以上至不出血；如为逆行造影，局部垂直压迫 15 分钟后妥善加压包扎，穿刺部位压沙袋，术侧肢体伸直制动 12 小时，24 小时后方能下床活动。

（10）给患者整理衣物，协助患者过床，交代注意事项，与转运患者人员做好交接工作。

3.术后的宣教和护理

（1）术后严密观察患者的生命体征，倾听患者主诉，如有异常，应及时与医生联系。

（2）穿刺部位血肿是血管内穿刺插管最常见的并发症，出血量大时，可引起压迫症状。术后应严密观察穿刺部位有无渗血和血肿，包扎绷带有无脱落，包扎肢体的脉搏搏动及皮肤颜色、温度情况；如有渗出，应及时更换敷料，保持穿刺部位干燥，防止感染。

（3）术后指导患者多饮水以利对比剂排出，卧床期间应进食低盐、低脂、易消化的食物。

（4）密切观察患肢末梢血运情况，注意观察患者皮肤的颜色、温度、感觉及有无肢体肿胀，如有异常，及时与医生联系给予相应处理。

（5）患者卧床平躺24小时，加压包扎侧肢要制动12小时，不能弯曲。

（6）与病房交接内容。

①患者病情、手术情况、伤口包扎情况、管道输液情况。

②注意密切观察患者尿量。

③注意观察患者有无对比剂的迟发过敏反应。

④交代患者术后体位平卧，穿刺侧肢平伸制动，无弯曲，制动12小时；术后24小时去除绷带；卧床期间避免压疮。密切观察患者穿刺侧肢足背动脉搏动，皮肤颜色、温度、色泽。皮肤发紫或发白反映静脉或动脉受压；皮肤温度下降、血管搏动变弱表示动脉受压严重，应立刻报告医生进行处理。

（二）并发症观察及护理

1.过敏反应

对比剂不良反应分轻、中、重度三种。

（1）轻度不良反应发生率为3%～8%；中度不良反应发生率为0.05%～2%；重度不良反应发生率为0.01%～0.1%。

（2）轻度不良反应表现为咳嗽、喷嚏、恶心、局限性荨麻疹，一般不需处理，可嘱患者多饮水或静脉补充液体进行水化。

（3）中度不良反应表现为严重呕吐、结膜充血水肿、全身荨麻疹及呼吸困难、胸腹部剧痛及剧烈头痛等，应予以抗过敏、解痉、止痛等对症治疗，一般可于数分钟至数小时内缓解。

（4）重度不良反应是防治的重点，表现为休克、肺水肿、昏迷抽搐或心搏骤停等。重度不良反应虽不多见，但多发生突然，迅速危及生命。一旦发生，必须尽快处理，全力抢救。在进行介入手术之前要备齐抢救药品及所需器材，严密观察患者的反应，及时处理。

2. 静脉炎和静脉血栓的形成

（1）在静脉造影中对比剂对血管壁的刺激或对血管内膜的损伤可引起静脉炎和静脉血栓的形成，其发生率为 2% ～ 5%。既往有静脉炎病史的患者，造影后并发静脉血栓的可能性明显增加。

（2）静脉瓣膜功能不全和长期卧床患者肢体静脉回流缓慢，容易发生深静脉血栓。患者在造影过程中持续平卧，易使对比剂潴留于肢体静脉内，加重对血管壁的刺激，引起静脉血栓。

（3）在注射高浓度对比剂后，血浆渗透压和血容量随之增高。由于渗透性失水，红细胞在肺微血管内皱缩和聚集，从而使肺动脉压力增加和肺血流量减少，血管内皮细胞发生类似改变，导致血栓形成。

（三）健康宣教

（1）指导患者注意保暖，避免受凉。尽量少去或不去公共场所，以免发生交叉感染。

（2）给予高蛋白、高维生素、高碳水化合物、易消化的低脂低盐饮食，以清淡为主，少量多餐，多食新鲜水果蔬菜。提供干净舒适的环境，保持室内空气流通，有利于患者的康复。

二、下腔静脉滤器植入术检查护理常规

下腔静脉滤器（inferior vena cava filter，IVCF）是为预防下腔静脉系统栓子脱落引起肺动脉栓塞而设计的医嘱装置，主要用于下肢深静脉血栓的患者。在下腔静脉置入滤器，从而阻隔脱落的血栓，避免造成急性肺动脉栓塞，对患者起到保护作用。

（一）护理常规

1. 术前的准备和护理

（1）心理护理。首先向患者及其家属解释疾病发生原因、手术意义及必要性、手术经过及注意事项，取得患者及其家属支持。

（2）饮食护理。进食低脂、粗纤维、清淡的食物，如青菜、豆制品。多吃粗粮，保持大便通畅，以免大便时过度用力造成腹压上升，从而引起血栓脱落造成肺栓塞。

（3）体位。急性发病后 10 ～ 14 天内绝对卧床休息，包括在床上大小便。采用上半身抬高 15°、下肢抬高 25°、膝关节屈曲 15°，使髂静脉呈松弛不受压状态，同时利于患肢静脉回流，减轻肿胀。

（4）患肢护理。严禁挤压、热敷、按摩，防止血栓脱落而致肺栓塞。指导患者进

行患肢适当功能锻炼。

（5）术前准备。术前检查血常规、肝功能、出凝血时间、胸片和心电图等，备皮（双侧腹股沟区及会阴部），术前4小时禁食。

（6）手术室环境评估。室内温度22～24℃、湿度55%～70%、光线明亮、环境清洁、安全，符合手术要求。

（7）手术物品、药品准备。药品齐全，物品性能完好，均处于备用状态。

①手术物品准备：无菌包（器械包、敷料包、无菌持物钳、无菌机罩），手术器械（动脉鞘、导丝等），手术所需物品（消毒液、无菌手套、注射器、刀片、绷带等），包扎所需物品（弹力绷带、绷带）。

②药品准备：生理盐水、肝素、地塞米松、利多卡因等。

（8）急救物品、药品的准备。药品齐全，物品性能完好，均处于备用状态。

（9）患者准备。

①与医生核对手术患者姓名、性别、年龄、手术方式、手术部位，手牌标识确认。

②检查术前医嘱执行情况，询问患者有无碘过敏史、药物过敏史。

③检查手术知情同意书是否签名、按手印。

④查看凝血功能、输血前四项。

⑤按手术要求摆放好患者体位，检查患者皮肤是否完整，引流管是否通畅，输液是否通畅，是否符合抢救要求。

（10）术前访视。在有条件的情况下，对次日手术患者进行术前访视，讲解手术流程，观看手术室环境照片或视频，使其熟悉手术室环境，缓解患者焦虑程度。

2. 术中的观察和护理

（1）心理护理。向患者简单阐述手术方式，并交代注意事项及手术配合的重要性。

（2）协助患者取舒适体位，充分暴露患者术区。

（3）手术室护士打开造影包，清点手术器械。协助医生铺好无菌巾、穿手术衣、套无菌机罩。

（4）开启手术器械。开启前要检查每个器械外包装的完整性，以及有效期、型号、规格及商品名，与医生二次确认后方可打开器械，器械的条码贴于手术知情同意书上。

（5）准备无菌肝素盐水、对比剂，为患者建立静脉通道，以便术中给药。

（6）密切给予心电监护，一旦出现任何异常需立即处理。

（7）术中严密观察患者神志、生命体征、输液情况，确保导尿管等引流管路保持通畅，并妥善固定。

（8）在注入对比剂前，根据手术部位，应告知患者吸气、屏气、不可移动身体。注射后，应时刻与患者保持沟通，一旦发现异常应立即停止注入对比剂，并根据出现的反应，立即给予相应处理。

（9）严格无菌操作，注意观察穿刺部位皮肤情况，听取患者主诉，避免血肿及对比剂外渗。

（10）肝素化。根据医生要求配置肝素液（1 ml 肝素加入 5 ml 生理盐水配制成1000 U/ml 的肝素液），在护理记录单上记录使用时间和剂量，每间隔 1 小时提醒医生是否追加。

（11）检查结束后，按压穿刺部位至少 10 分钟，至不出血再进行加压包扎。

（12）给患者整理衣物，协助患者过床，交代注意事项，与转运患者人员做好交接工作。

3. 术后的宣教和护理

（1）体位。绝对卧床，平卧 24 小时，术后穿刺点沙袋压迫 4 ～ 6 小时，穿刺侧肢体制动 12 小时，卧床休息 10 ～ 14 天。防止部分小血栓脱落后穿过滤网，导致肺部微栓塞发生。

（2）病情观察。加强对患者生命体征的监测，给予心电监护，注意观察血氧饱和度；观察穿刺点伤口敷料有无渗血和穿刺部位有无血肿；观察患肢的皮肤颜色、温度及有无瘀斑，足背动脉搏动情况。

（3）药物治疗。术后给予患者抗凝溶栓治疗，预防术后血栓再次形成。溶栓治疗 5 ～ 7 天，用药期间监测凝血酶原，观察患者皮肤黏膜有无出血及皮下瘀斑等情况。

（4）饮食。进食易消化、低盐低脂、富含维生素的食物，保持大便通畅。术后当天大量饮水，以加速对比剂排出，预防对比剂肾病的发生。

（5）与病房交接内容。

①患者病情、手术情况、伤口包扎情况、输液管道情况。

②注意密切观察患者尿量。

③注意观察患者有无对比剂的迟发过敏反应。

④患者卧床期间避免压疮。

⑤密切观察患者穿刺侧肢足背动脉搏动，皮肤颜色、温度、色泽。皮肤发紫或发白反映静脉或动脉受压；皮肤温度下降、血管搏动变弱表示动脉受压严重。

（二）并发症观察及护理

（1）肺栓塞。为了防止穿刺时造成原有栓子脱落，术后予以心电监护，严密监测生命体征及血氧饱和度的变化，每30～60分钟巡视病房一次并做好记录。询问患者有无呼吸困难、咯血、胸痛、烦躁不安、濒死感、晕厥等症状。若出现上述症状应立即给予平卧，避免做深呼吸、咳嗽、剧烈翻动，同时给予高浓度氧气吸入，并立即报告医生，积极抢救。

（2）出血。包括皮肤、黏膜出血和颅内出血。观察患者全身有无出血点，牙齿有无异常出血，有无血尿、黑便；患者有无持续性头痛、视力模糊、恶心、呕吐、神志不清。定期检查凝血酶原时间。患者清淡饮食，保持大便通畅。

（3）感染。运用广谱抗生素。

（4）滤器移位和腔静脉穿孔。为避免滤器移位，应选择合适型号的滤器。术后严密观察患者血压、心率、面色及末梢循环情况，注意询问患者有无腹痛、背痛等，尽早发现异常情况，并通知医生进行抢救。

（三）健康宣教

指导患者戒烟，减少饮酒或戒酒，进食低脂、富含纤维素和维生素的食物。经常更换体位，活动四肢。出院后坚持服用抗凝药物6个月，定期复查。

三、静脉置管溶栓术检查护理常规

下肢深静脉血栓形成（deep vein thrombosis，DVT）是指下肢深静脉在各种病理因素的影响下，管腔内部形成血栓，以致静脉回流所导致的一系列症状，包括病变静脉远心端肢体及脏器的肿胀、侧支静脉曲张等静脉高压表现和病变静脉局部的管壁及周围组织炎症。严重者还可能影响动脉供血，并使静脉瓣膜受损，遗留永久性的下肢深静脉功能不全，影响生存质量。静脉置管溶栓术利用血管腔内技术将溶栓导管插入血栓中，经导管直接灌注溶栓药物溶解血栓。

（一）护理常规

1. 术前的准备和护理

除同血管介入护理常规外，还应注意以下事项。

（1）一般护理。

①指导患者注意休息，避免劳累。

②如有下肢肿胀，每日定时测量其围径。

（2）饮食护理。进食高维生素、低盐、粗纤维、易消化的软食，清淡饮食，如青菜、豆制品等，忌食粗糙刺激性食物。避免便秘，同时禁烟禁酒。术前1小时可进食半流质饮食，不必强调禁食。

（3）体位及患肢的护理。体位采用上半身抬高15°、下肢抬高25°、膝关节屈曲15°，使髂静脉呈松弛不受压状态，同时利于患肢静脉回流，减轻肿胀。严禁挤压、按摩患肢，防止血栓脱落致肺栓塞。

（4）术前准备。术前常规备皮（备皮范围：上至脐部，下至膝上 10 cm，两侧至股外侧）；对于不习惯床上大小便者，嘱其练习床上排便，术前排空大小便。

2. 术中的观察和护理

除同血管介入护理常规外，还应注意以下事项。

（1）用物准备。包括溶栓导管、穿刺针、导丝等。

（2）穿刺股静脉或腘静脉置入溶栓导管，妥善固定导管头端，防止导管脱出及导丝刺伤患者。

（3）正确填写介入手术护理记录单，记录手术名称、对比剂及局部麻醉药名称、用量，特殊耗材名称、型号、数量，粘贴标签于手术知情同意单。

（4）密切给予患者心电监护，一旦出现任何异常应立即处理。

（5）术中严密观察患者神志、生命体征、输液情况、确保尿管等引流管路保持通畅，并妥善固定。

（6）在注入对比剂前，根据手术部位，应告知患者吸气、屏气、不可移动身体。注射对比剂后，应时刻与患者保持沟通，一旦发现异常应立即停止注入对比剂，并根据患者出现的反应，立即给予相应处理。

（7）肝素化。根据医生要求配置肝素液（1 ml 肝素加入 5 ml 生理盐水配制成 1000 U/ml 的肝素液，或将 2 ml 肝素加入 8 ml 生理盐水配制成 1 mg/ml 的肝素液），在护理记录单上记录使用时间和剂量，每间隔 1 小时提醒医生是否追加。

（8）使用尿激酶或瑞通立等溶栓药物。术中按医嘱给予患者静脉血管内溶栓治疗。

3. 术后的宣教和护理

除同血管介入护理常规外，还应注意以下事项。

（1）穿刺部位及肢体护理。穿刺侧肢伸直并制动 6～12 小时，卧床 24 小时，严密观察穿刺点部位有无渗血、血肿。

（2）严密监测生命体征。防止因出血引起的低血压休克、心律失常、栓子脱落后形成的其他部位的栓塞等。如有下肢肿胀者，观察用药后患侧肢体的肿胀有无消退，皮肤颜色、温度、感觉有无改善。询问疼痛有无转移，防止栓子脱落栓塞其他部位。每天定时定位测量患肢围径，以观察疗效。

（3）溶栓导管的护理。术后遵医嘱使用溶栓药物，应妥善固定导管，每天换药防止导管脱出及感染等并发症。连接处用碘伏消毒，注意排净气泡，防止空气栓塞。尿激酶应现配现用，使用期间要注意观察患者有无出血点，有无鼻出血及牙龈出血，伤口有无渗血，大小便颜色有无变化，有无头痛、呕吐、意识障碍等颅内出血的表现。术后定期复查，了解血栓溶解情况，根据溶栓情况拔除导管。

（二）并发症观察及护理

（1）出血。由溶栓、抗凝治疗及导管固定不佳所致。应及时正确留取血标本、监测凝血等，以便调整用药剂量。注射时，延长局部按压时间。患者应进食高维生素、高纤维食物，保持大便通畅，观察有无腹痛及便血。观察患者神志、面色、瞳孔，密切观察患者有无颅内出血。

（2）肺栓塞。虽然 IVCF 可有效防止肺栓塞的发生，但是小于 3 mm 的血栓仍可通过滤网。因此，术后要严密监测患者生命体征，询问患者有无胸痛、气短、胸闷、咳嗽等肺栓塞症状，备好急救物品及药物。

（三）健康宣教

（1）嘱患者按时服用抗凝药物，以预防新的血栓形成；注意观察皮肤黏膜有无瘀血、瘀斑，牙龈有无出血现象；定期复查凝血功能。如出现患肢红肿热痛和色素沉着，应立即就诊。

（2）告知患者注意休息，避免久站、久走影响下肢静脉血回流及血液供给。适当进行肢体活动，3 个月内避免负重活动，坚持功能锻炼。活动时坚持穿弹力袜，卧床时适当抬高患肢，主动做远端肢体进行等长收缩，促进静脉血回流。

（3）指导患者注意饮食营养，进食高纤维食物，清淡饮食，禁烟禁酒。避免用力排便，便秘时给予缓泻剂，以防腹压增高而影响下肢静脉血液回流。告知患者保持良好的心态，如发现下肢剧痛、呼吸困难，应立即就诊。

四、静脉置管吸栓术检查护理常规

静脉置管吸栓术即通过造影定位，导入导管到靶血管段，然后通过机器定时，定速灌入尿激酶盐水稀释液进行溶栓，30 分钟后再利用机器吸出溶化的血栓水。

（一）护理常规

1. 术前的准备和护理

除同血管介入护理常规外，还应注意以下事项。

（1）一般护理。

①指导患者注意休息，避免劳累。

②如有下肢肿胀，每日定时测量其围径。

（2）饮食护理。饮食宜选高维生素、低盐、易消化的软食，清淡饮食，如青菜、豆制品等，忌食粗糙刺激性食物。避免便秘，同时禁烟禁酒。术前 1 小时可进食半流质饮食，不必强调禁食。

（3）体位及患肢的护理。体位采用上半身抬高 15°、下肢抬高 25°、膝关节屈曲 15°，使髂静脉呈松弛不受压状态，同时利于患肢静脉回流，减轻肿胀。严禁挤压、按摩患肢，防止血栓脱落致肺栓塞。

（4）术前准备。

①术前常规备皮。备皮范围：上至脐部，下至膝上 10 cm，两侧至股外侧。

②对于不习惯床上大小便者，嘱其练习床上排便，术前排空大小便。

2. 术中的观察和护理

除同血管介入护理常规外，还应注意以下事项。

（1）用物准备。包括溶栓导管、穿刺针、导丝、AngioJet 吸栓机等。

（2）穿刺股静脉置入溶栓导管，妥善固定导管头端，防止导管脱出及导丝刺伤患者。

（3）正确填写介入手术护理记录单，记录手术名称、对比剂及局部麻醉药名称、用量，特殊耗材名称、型号、数量，粘贴标签于手术知情同意单。

（4）密切给予患者心电监护，一旦出现任何异常需立即处理。

（5）术中严密观察患者神志、生命体征、输液情况，关注尿管、引流管是否畅通。

（6）配制肝素盐水（1 ml 肝素加入 5 ml 生理盐水配制成 1000 U/ml）。

（7）打开 AngioJet 机器电源，取出导管套装与机器相连接，按照屏幕提示进行导管冲洗排气，沿导丝将导管送至血栓部位进行抽吸，导管第一个 Mark 接近血栓距离 1 cm 时即开始抽吸，抽吸推进 / 回撤速度一般控制为 2 mm/s。

（8）抽吸完成后复查造影，如有残余血栓可再次抽吸。

（9）血栓完全闭塞血管的情况下，Solent 导管最多可抽吸 8 分钟，其他规格导管可抽吸 10 分钟；血栓未完全闭塞血管、远端有血流的情况下，Solent 导管最多可抽吸 4 分钟，其他规格导管可抽吸 5 分钟。

（10）当血栓比较多时，进入到喷药模式，配制所需溶栓药物（20 万～ 40 万单位尿激酶溶于 50 ～ 100 ml 盐水）挂在挂钩上。

（11）将机器切换到 PP 模式，导丝到位后将 Solent 导管沿导丝送至血栓部位，踩脚踏开关持续注入所需剂量的溶栓药物，撤出导管至体外，等待 15 ～ 45 分钟至溶栓药物充分起效。

（12）将机器切换至常规模式，将导管换回另一挂钩的盐水袋，重新送入导管进行血栓抽吸。

（13）在注入对比剂后，应时刻与患者保持沟通，一旦发现异常应立即停止注入对比剂，给予对症处理。

3. 术后的宣教和护理

除同血管介入护理常规外，还应注意以下事项。

（1）穿刺部位及肢体护理。穿刺侧肢体伸直并制动 6 ～ 12 小时，卧床 24 小时，严密观察穿刺点部位有无渗血、血肿。

（2）严密监测生命体征。防止因出血引起的低血压休克、心律失常、栓子脱落后形成的其他部位的栓塞等。如有下肢肿胀者，观察用药后患侧肢体的肿胀有无消退，皮肤颜色、温度、感觉有无改善。询问疼痛有无转移，防止栓子脱落栓塞其他部位。每天定时定位测量患肢围径，以观察疗效。

（3）溶栓导管的护理。术后遵医嘱使用溶栓药物，应妥善固定导管，每天换药防止导管脱出及感染等并发症。连接处用碘伏消毒，用药时注意排净气泡，防止空气栓塞。尿激酶应现配现用，使用期间要注意观察患者有无出血点，有无鼻出血及牙龈出血，伤口有无渗血，大小便颜色有无变化，有无头痛、呕吐、意识障碍等颅内出血的表现。术后定期复查，了解血栓溶解情况，根据溶栓情况确认是否拔除导管。

（二）并发症观察及护理

（1）出血。由溶栓、抗凝治疗及导管固定不佳所致。应及时正确留取血标本、监测凝血等，以便调整用药剂量。血管穿刺时，延长局部按压时间。患者应进食高维生素、高纤维食物，保持大便通畅，观察有无腹痛及便血。观察患者神志、面色、瞳孔，密切观察患者有无颅内出血。

（2）肺栓塞。虽然 IVCF 可有效防止肺栓塞的发生，但是小于 3 mm 的血栓仍可通过滤网。因此，术后要严密监测患者生命体征，询问患者有无胸痛、气短、胸闷、咳嗽等肺栓塞症状，备好急救物品及药物。

（三）健康宣教

（1）嘱患者按时服用抗凝药物，以预防新的血栓形成；注意观察皮肤黏膜有无瘀血、瘀斑，牙龈有无出血现象；定期到医院复查凝血功能。如出现患肢红肿热痛和色素沉着，应立即就诊。

（2）告知患者注意休息，避免久站、久走影响下肢静脉血回流及血液供给。适当肢体活动，3 个月内避免负重活动，坚持功能锻炼。活动时坚持穿弹力袜，卧床时适当抬高患肢，主动做伸展运动促进静脉回流。

（3）指导患者注意饮食营养，进食高纤维食物，清淡饮食，禁烟禁酒。避免用力排便，便秘时给予缓泻剂，以防腹压增高而影响下肢静脉血液回流。告知患者保持良好的心态，如发现下肢剧痛、呼吸困难，应立即就诊。

五、经颈静脉肝内门腔静脉分流术检查护理常规

门静脉高压症（portal hypertension）是指门静脉血流受阻、血流瘀滞、门静脉系统压力增高，继而引起脾大及脾功能亢进、食管和胃底黏膜下静脉曲张及破裂出血、腹水等一系列症状的临床病症。门静脉高压症的三大临床表现为脾肿大、侧支循

环的建立与开放及腹水形成。经颈静脉肝内门腔静脉分流术（transjugular intrahepatic portosystemic shunt，TIPS）是治疗门静脉高压症的常规有效方法。

（一）护理常规

1. 术前的准备和护理

（1）心理护理。热情接待患者进入介入室，做好心理疏导，详细介绍介入治疗的原理、方法、术中配合要领及治疗必要性等，以缓解患者紧张心理，保持稳定情绪，增加治疗信心。

（2）环境熟悉。向患者介绍手术间环境，告知患者整个手术过程中医生、护士会随时观察患者病情变化，确保患者手术安全。

（3）术中配合指导。告知患者手术在局部麻醉下进行，术中如有任何不适请随时告知医务人员；解释术中造影检查时需屏住呼吸并指导患者进行憋气训练。经皮肤穿刺时需患者屏气后进行操作。告知患者术中配合的重要性并指导患者屏气及小幅度呼吸训练。

（4）患者准备。将患者安全转移至手术床，协助患者采取平卧位，双手放于身体两侧，双下肢分开略外展；行颈静脉穿刺者用无菌巾包裹头发，肩部垫一软枕，头偏向一侧，充分暴露颈静脉，给予患者面罩高流量吸氧，连接心电、血压及指脉氧监测，粘贴电极片时应避开上腹部体表区域，建立静脉通道。

（5）协助医生做好术前准备。协助所有参与手术的人员预先熟悉手术的每一步骤及注意事项，分工明确，密切配合，确保手术安全。协助医生完成手术部位皮肤消毒、铺无菌手术单及抽取对比剂。

（6）手术前核查。手术医生、技师、护士执行手术前核查，无误后开始手术。

2. 术中的观察和护理

（1）掌握手术进程，根据手术步骤及时递进术中所需物品和药品。使用前需再次检查各种耗材的名称、型号、性能和有效期，确保完好无损。术中遵医嘱用药时须复述并核对药名、剂量、用法，无误后方可执行，同时保留安瓿以备再次核对。

（2）病情观察。

①术中应严密监测患者的意识、神志及心率、血压、脉搏、呼吸、血氧饱和度等生命体征变化，发现异常应及时报告医生并配合医生进行抢救，同时做好护理记录。

②当开通肝静脉与门静脉通道时，嘱患者小幅度呼吸，勿随意移动身体；行球囊扩张时，如患者诉疼痛，应安慰、鼓励患者并给予心理疏导，必要时遵医嘱给予镇痛剂。

③保持沟通。术中密切观察患者面色、神志，及时询问患者有无不适，倾听其主诉并给予心理支持，必要时根据手术进程提醒患者屏气或小幅呼吸，劝其勿移动身体。

④做好记录。认真填写手术护理记录单，合理、准确、及时记录所使用的器械、药品，开启前每个器械要检查外包装的完整性，以及有效期、型号、规格及商品名，与医生二次确认后方可打开器械，器械的条码贴于手术知情同意书上。

3. 术后的宣教和护理

（1）协助医生妥善处理穿刺部位。手术结束后拔除血管鞘，颈部穿刺点压迫止血10～15分钟，无出血后协助医生加压包扎，压迫颈静脉穿刺点时注意勿用力过大，以免误压颈动脉窦，引起血压下降甚至休克。

（2）病情观察。观察患者有无腹痛、腹胀等胆管、腹腔出血症状；密切观察有无进行性血压下降、面色苍白、心率增快、神志烦躁不安等心脏压塞的临床表现，发现异常应及时报告医生处理。

（二）并发症观察及护理

（1）疼痛。当开通肝内分流道时，患者会出现剧烈疼痛，护士应做好患者心理护理，及时给予安慰和鼓励，以减轻患者对手术的紧张和恐惧心理，必要时可遵医嘱注射镇痛剂。

（2）腹腔内出血。术中发生门静脉损伤、肝动脉损伤、穿刺针穿破肝包膜等情况都会导致出血，术中进行心电监护的护士应密切观察患者生命体征。当患者发生血压下降、心率增快等异常情况，应立即报告医生采取抢救措施，对症处理，紧急止血、加快输液、备血，必要时做好外科手术准备。

（3）支架移位与成角。护士在术中应指导患者小幅度呼吸，身体不要移动。

（4）心脏压塞。术中心脏压塞多为操作时器械损伤右心房所致。当患者术中出现进行性血压下降、面色苍白、心率增快、心音遥远、颈静脉怒张、神志烦躁不安时，应考虑心脏压塞的存在，及时报告医生，紧急做心包穿刺引流，排血减压，缓解填塞，争取抢救时间。

（三）健康宣教

（1）饮食指导。告知患者术后清淡饮食、多饮水，以促进对比剂排泄。伴有消化道出血患者应严格遵医嘱进食，急性大出血伴恶心、呕吐者应禁食；待出血停止且稳定后可进食少量温凉、清淡流质饮食，再逐步过渡到正常饮食。术后1周内进半流食或软食，限制蛋白质的摄入，防止肝性脑病发生。

（2）保持颈部穿刺处敷料清洁干燥，嘱患者头部勿大幅度活动，防止穿刺点出血、渗血。

（3）安全转运。术后观察30分钟，确认患者生命体征平稳、无不适主诉后，安全护送患者返回病房。

第二节　动脉疾病介入检查护理常规

一、动脉造影术检查护理常规

动脉造影是通过直接在动脉内注射对比剂使动脉内充盈对比剂，使动脉系统显影的检查方法。

（一）护理常规

1. 术前的准备和护理

（1）术前4小时禁饮食。

（2）置管部位备皮。

（3）术前行血常规、X线胸透、心电图等检查。

（4）心理护理。对清醒患者及其主要亲属应详细介绍造影的目的、方法，消除其紧张、恐惧心理，使其主动配合检查。

2. 术中的观察和护理

（1）协助患者平卧于手术床上，对情绪紧张者做好解释工作。

（2）密切监测患者的呼吸、心率、血压、血氧饱和度等生命体征变化情况。

（3）备好手术耗材以及急救药品，密切观察患者情况，一旦出现任何异常及时通知医师，给予处理。

3. 术后的宣教和护理

（1）造影结束后穿刺部位按压15分钟后加压包扎，观察有无活动性出血，如无特殊不适可将患者推进病房。

（2）穿刺部位局部压迫6～8小时，同时要观察有无出血、渗血情况。

（3）患肢（穿刺侧）制动24小时，严密观察肢体的血运情况。注意观察穿刺肢体的皮肤温度、颜色。

（4）加强基础护理，防止并发症发生，做好口腔皮肤护理，定时翻身、拍背、按摩，促进受压部位的血液循环，防止褥疮发生。对留置尿管者行膀胱冲洗、尿道口消毒，男性患者尽量采用外接尿管，以防泌尿系统感染。鼻饲者应配好膳食，加强营养，提高机体抵抗力。

（二）并发症观察及护理

（1）假性动脉瘤。指血液自股动脉穿刺的破口流出并被邻近的组织局限性包裹而形成的血肿，血液可经此破口在股动脉和瘤体之间来回流动。假性动脉瘤与真性动脉瘤的区别在于假性动脉瘤瘤壁由血栓和周围组织构成，无正常血管壁的组织结构。其常见症状为局部疼痛，有时较剧烈，瘤体过大时也可产生周围神经血管压迫症状。

（2）股动静脉瘘。指股动脉穿刺造成股动、静脉之间有异常通道形成。大部分股动静脉瘘无明显症状，也不导致严重并发症，许多小的动静脉瘘可自行愈合。少数情况下因动静脉瘘血流量大，导致静脉扩张、曲张，或患者自身存在严重的股动脉远端血管狭窄，股动静脉瘘导致"窃血"现象，使患者下肢缺血加重。

（3）腹膜后出血。指血流经股动脉穿刺口，通常沿腰大肌边缘流入腹膜后腔隙。由于腹膜后腔隙具有更大的空间，可潴留大量血液；腹膜后血肿起病隐匿，当有明显症状出现时（如低血压），常提示已有严重出血，若诊断处理不及时，会导致患者死亡，是与股动脉径路相关的最凶险的并发症。其主要症状及体征是贫血、低血压、腹部紧张及下腹都疼痛及出汗等，确诊有赖于 CT 检查。

（4）颈部及纵隔血肿。是经桡动脉介入治疗的特有并发症，主要原因为导丝误入颈胸部动脉小分支致其远端破裂出血，常导致颈部肿大、纵隔增宽和胸腔积血等。其主要表现为相应部位疼痛、低血压等。如出血自限，预后良好；如有气管压迫，常有呼吸困难，表现凶险，应行气管插管。

（5）前臂血肿和前臂骨筋膜室综合征。前臂血肿是在桡动脉远离穿刺点的部位破裂出血所致，常见的原因主要是超滑引导钢丝推送中极易进入桡动脉分支或桡侧返动脉致其破裂穿孔；或桡动脉痉挛，指引导管推送遇阻力时用力不慎、过大，致其破裂所致。其症状主要表现为前臂疼痛，触诊张力高。由于出血可为周围组织所局限，大部分前臂血肿有自限性。但如果桡动脉破裂穿孔大、出血量大，可导致前臂骨筋膜室综合征，是前臂血肿的极端表现。

（三）健康宣教

（1）平时活动须因人而异，可进行适当的有氧运动，如散步、慢跑等。

（2）戒烟，限制饮酒，保持情绪乐观，身心轻松。避免过度劳累，保证睡眠充足，防寒保暖。不宜用过冷过热的水洗澡，洗澡时间不宜长。

（3）低盐低脂清淡饮食，多吃水果、蔬菜，少食多餐，避免过饱。糖尿病患者应控制总热量和糖分摄入，定期检测空腹血糖和餐后血糖。

二、脑血管造影术检查护理常规

脑血管病的病死率已上升到疾病死因的第三位，脑卒中发病率达（150～200）/10 万。神经介入治疗作为一种新的治疗手段，因其适用性广、操作简单、创伤小、疗效确切，逐渐得到临床医生和患者的认可。数字减影血管造影术是神经介入治疗的关键和初始环节，它是将对比剂直接注入血管内，使其脑血管系统显影的一种 X 线投影检查技术。

（一）护理常规

1. 术前的准备和护理

（1）心理护理。脑血管疾病本身就容易导致患者情绪低落、焦虑不安，有文献报道其发生率可达30%～50%。加之脑血管造影检查具有一定的创伤性和危险性，检查费用较高，患者的焦虑、抑郁发生率会更高，这些均可能引起患者术前血压升高，影响术中的配合，导致手术不能顺利进行。因此，护士在术前要认真评估患者的心理状态，针对性地实施心理护理，及时、有效地协助患者解决实际问题。

（2）术前指导。

①术前向患者介绍疾病的相关知识、手术过程、术前注意事项、术中注意事项等。

②介绍药物相关知识，尤其术前口服降压药的局麻患者要保证口服药的正常服用，术中需要安放支架的患者要保证抗凝药的使用。

③因手术后患者需床上制动，大多数患者不习惯床上大小便，为避免术后出现排便障碍，术前要进行床上大小便训练。

（3）患者准备。

①卧位。脑血管造影的标准体位是仰卧位，头后仰，颈部尽量伸直，头下原则上不使用枕头；造影过程中需保持头部制动，可以使用头部固定装置。若需行桡动脉穿刺则需准备一侧上肢外展，若行脊髓造影需做好节段标记。

②静脉通道的建立。术前静脉通道的建立是为了保证术中突发意外时能及时给药。因此，静脉通道就是患者的生命通道，护士要保证该通道通畅。静脉通道应选用20 G以上的留置针建立在患者的左侧肢体（如左侧血管病变者除外），外接三通和连接管。

③心电监护。常规安置心电监护仪器，注意避开患侧肢体和破损皮肤。

④防护用品的使用。全脑血管造影的路径为股动脉至双侧颈内动脉和双侧椎动脉的开口，而球管发射射线的方向是自下而上，所以既要保证图像质量，又要做好射线防护存在一定困难。根据"防护三原则"（时间防护、距离防护、屏蔽防护），要求在操作中尽可能按照射部位将光圈开到最小，使用低剂量照射，育龄妇女和婴幼儿尽可能避开照射部位，注意使用防护用品。

2. 术中的观察和护理

（1）手术操作流程。消毒铺单—麻醉或穿刺—置入动脉鞘—主动脉弓造影—常规双侧颈内动脉和椎动脉造影，必要时行颈外动脉造影，处理穿刺点。

（2）术中配合。

①台上。准备生理盐水和肝素盐水各一份。一个治疗盘存放生理盐水；一个治疗盘存放肝素盐水，用来冲洗台上器械。

②根据术中需要递送造影器材，拆封前后进行认真查对。

③保证静脉通道的通畅。

④密切观察患者生命体征及神经系统体征变化。

3. 术后的宣教和护理

（1）穿刺点的处理。根据不同情况可选用人工按压止血、机械压迫止血、血管穿刺点缝合止血等止血方式。

（2）观察要点。

①穿刺点敷料持续渗出鲜红色液体，提示按压无效或血管缝合不全，此时应再次确定按压部位，按压 15 分钟后加压包扎。

②穿刺点附近出现突出性包块，提示可能发生皮下血肿，应重新按压止血，血肿较小的可自行吸收，较大血肿须抽吸处理。

③患者出现低血压、腹部膨隆饱满、下腹疼痛等，高度怀疑腹膜后出血，行 B 超检查可确诊。立即停用抗凝药物，必要时使用抗凝剂；补充血容量，必要时输注血液制品或全血，做好手术的准备。

④术肢麻木、足背动脉较之前明显减弱，提示股动脉按压压力过大，可适当减小按压力度，以足背动脉恢复正常搏动且穿刺点不出血为宜。

⑤穿刺点出现红、肿、热、痛，患者出现发热、寒战等感染指征时，选用合适的抗生素进行治疗。穿刺点感染最常见的病原微生物是金黄色葡萄球菌和表皮葡萄球菌，必要时做病原微生物培养和药敏试验。

（二）并发症观察及护理

（1）腹股沟血肿、假性动脉瘤。由反复穿刺、按压不当所致。小血肿不需处理，一般可自行吸收；较大血肿加压包扎，可在血肿内注入透明质酸 1500 ～ 3000 U，24 小时后可局部热敷促进吸收；有活动性出血时，可向内注入适量鱼精蛋白；大血肿行外科手术清除并彻底止血；假性动脉瘤可加压包扎或置入带膜支架。

（2）腹膜后血肿。由穿刺点过高、导管或导丝损伤髂动脉所致，应置入带膜支架或外科手术治疗。

（3）血管夹层。由于穿刺针或导管、导丝进入内膜下未及时发现，导管头端直接贴壁时高压注射对比剂。应予抗血小板聚集治疗，如使用阿司匹林，必要时使用双抗；若夹层继续扩大可置入支架治疗。

（4）脑血管痉挛。由于导管、导丝或对比剂的刺激，痉挛血管影像多呈波浪形、串珠状，应及时终止操作。

（5）缺血性脑卒中。由于血管壁斑块脱落，导管或导丝上形成的小血栓脱落形成栓塞。血栓栓塞应及时溶栓、取栓，常用药物有尿激酶等，行静脉微泵泵入；气体栓塞形成高压氧治疗效果极佳，恢复较快。

（6）迷走反射。由拔鞘时刺激或拔鞘后加压包扎压力过大导致。首选静脉推注阿托品，同时补充血容量。建议拔鞘前用利多卡因浸润穿刺点周围，以减轻血管的牵拉反射。

（7）皮质盲。可能与对比剂的浓度和剂量、导管刺激血管致痉挛有关。暂无特效处理，可适当补液，促进对比剂排出，给予解痉药物，建议将对比剂稀释为200 mg/ ml 使用。

（三）健康宣教

（1）体位。肢体制动解除后指导协助患者以纵轴翻身，避免屈膝、屈髋致穿刺点出血。

（2）避免腹压增高。指导患者咳嗽、打喷嚏和大便时按压穿刺点，避免腹压增高而导致穿刺点出血。

（3）保持愉悦、平静的心态，少食多餐，以清淡易消化的饮食为主，更利于病情的恢复。

三、颅内动脉瘤介入栓塞术检查护理常规

颅内动脉瘤是指颅内动脉血管内腔的局限性异常扩大所致动脉血管壁的一种瘤样凸起。多因血管壁的先天性缺陷和（或）血管内压力增高引起的囊性膨出，主要症状多由出血引起，部分由动脉痉挛、瘤体压迫或栓塞造成，是蛛网膜下腔出血的首要病因。

（一）护理常规

1. 术前的准备和护理

（1）绝对卧床休息，避免一切刺激，防止破裂或再出血。

（2）保持大小便通畅，勿用力咳嗽、打喷嚏。

（3）对于需手术患者，做好术前宣教及准备，做好患者心理护理。

（4）观察患者生命体征的变化。

（5）术前 1 天双侧腹股沟及会阴备皮，测量双侧足背动脉搏动点并标记。术前患者需要练习床上排便，禁食、禁水 10 小时。夜间保证充足的睡眠，术晨常规左侧肢体建立静脉通道。使用尼莫地平微泵泵入改善脑循环，预防脑血管痉挛。

（6）与医生核对手术患者姓名、性别、年龄、手术方式、手术部位，手牌标识确认。

（7）检查术前医嘱执行情况，询问患者有无碘过敏史、药物过敏史。

（8）检查手术知情同意书是否签名、按手印。

（9）查看凝血功能、输血前四项。

（10）按手术要求摆放好患者体位，检查患者皮肤是否完整，有无压疮，引流管是否通畅，静脉通道是否通畅，是否符合抢救要求。

（11）药品准备。包括生理盐水、肝素、地塞米松、利多卡因、阿托品、尼莫地平等。

2. 术中的观察和护理

（1）使患者保持舒适、平卧的体位。

（2）协助患者将穿刺部位完整暴露，采用常规的铺巾，保证手术环境无菌。

（3）为患者建立静脉通道，使患者顺利完成吸氧。

（4）开启手术器械。开启前，要检查每个器械外包装的完整性，以及有效期、型号、规格及商品名，与医生二次确认后方可打开器械，器械的条码贴于手术知情同意书上。

（5）准备加压包。遵医嘱 500 ml 生理盐水加入肝素 500 ~ 1000 U。

（6）肝素化。根据医生要求配置肝素液（1 ml 肝素加入 5 ml 生理盐水配制成1000 U/ml 的肝素液），在护理记录单上记录使用时间和剂量，每间隔 1 小时提醒医生是否追加。

（7）术中严密观察患者神志、生命体征、输液情况、尿管和引流管是否畅通。

（8）在手术过程中还要及时对患者的动作、体征等进行观察，一旦发现异样情况立即采取相应抢救措施，防止手术意外的发生。

（9）手术结束后，穿刺点加压包扎，以触及足背动脉搏动、无穿刺包扎处渗血为宜。给患者整理衣物，过床，交代注意事项，与护送患者人员做好交接工作。

3. 术后的宣教和护理

（1）观察患者伤口状况。严密观察穿刺部位有无渗血、肿胀，包扎绷带有无脱落，包扎肢体的脉搏搏动及皮肤颜色、温度情况，发现异常及时报告医生对症处理。

（2）患者术后 2 天绝对卧床休息，限制体力活动 3 ~ 4 周，防止弹簧圈脱落。

（3）穿刺点的护理。术后股动脉穿刺部位加压包扎后，严密观察穿刺肢足背动脉搏动情况及下肢温度、颜色和末梢血运情况，观察穿刺局部有无渗血及血肿、瘀斑形成。

（4）嘱患者多饮水，每小时 200 ml，减少肾功能损害；给予患者高蛋白、高热量、高营养、易消化饮食。

（5）防止患者癫痫的发作。

（6）与病房交接内容。

①患者病情、手术情况、伤口包扎情况、管道输液情况。

②注意密切观察患者尿量。

③注意观察患者有无对比剂的迟发过敏反应。

④交代术后体位平卧，穿刺侧肢平伸制动，无弯曲，制动24小时；动脉穿刺制动12小时；术后24小时去除绷带。卧床期间避免压疮。

⑤密切观察患者穿刺侧肢足背动脉搏动，皮肤颜色、温度、色泽。皮肤发紫或发白表示静脉或动脉受压；皮肤温度下降、血管搏动变弱表示动脉受压严重。

（二）并发症观察及护理

（1）动脉瘤再破裂。是血管内栓塞术的严重并发症，因血压急剧波动、术中机械刺激、术后抗凝治疗凝血机制改变而引起的。瘤体的破裂速率与死亡率随着年龄的增加而上升。患者可突然出现精神紧张、表情痛苦、头痛剧烈、不同程度的意识障碍、小便失禁等症状，查CT提示蛛网膜下腔出血，腰穿可见血性脑脊液。护理患者时一定要细心观察患者，及时发现并发症并通知医生及时处理。术后仔细观察患者的意识状态、瞳孔变化、肢体活动情况、生命体征特别是血压和呼吸的改变。对血压高者控制性降低，将血压降至16/11 kPa左右；对清醒患者指导其绝对卧床48～72小时，48小时内勿剧烈晃动头部，保持情绪稳定及大便通畅。

（2）脑血管痉挛。是颅内动脉瘤栓塞术后常见的并发症。若患者出现一过性神经功能障碍，如头痛、血压下降、短暂的意识障碍及肢体瘫痪，可能是脑血管痉挛所致。应及时报告医生，进行扩容、解痉治疗，持续低流量吸氧，改善脑组织缺氧。护理患者时要特别注意患者神经系统症状的改变，并做好患者的心理护理。血管造影、栓塞所致的痉挛常可持续3～4周，为防止患者脑血管痉挛，临床上常于术前后3天用微量泵持续泵入尼莫同。尼莫同是一种高度选择性作用于脑组织的钙离子拮抗剂，它既能直接扩张脑血管、增加脑血流量，又可作用于神经元细胞，增强其抗缺血、缺氧的能力，加速其恢复正常生理活动。在应用尼莫同的同时应严密监测患者的心率、血压变化情况，如出现血压下降、面色潮红、心悸等反应，应及时减慢滴速或停药，同时给予患者补液、扩容与支持治疗。

（3）穿刺部位血肿。血肿易发生在术后6小时内，其原因是动脉血管弹性差、术中肝素过量或凝血机制障碍，术后穿刺侧肢体活动频繁、局部压迫力度不同等。主要表现为局部肿胀、瘀紫。患者手术毕安全回病房后，嘱患者平卧24小时，伤口用沙袋压迫6小时，同时穿刺部位侧下肢禁屈曲、制动。随时观察穿刺点局部渗血、血肿情况。小血肿一般不予处理，几天后可自行消退。如出血量大、血压下降、出现大血肿，除压迫股动脉加压包扎外，24小时后可热敷局部，抬高足部，以利于静脉回流，并注意观察患者足背动脉搏动情况。

（4）脑梗死。术后血栓形成或血栓栓塞引起脑梗死是手术的并发症之一。严重者可因脑动脉闭塞、脑组织缺血而死亡。术后早期应严密观察语言、运动和感觉功能的变化，经常与患者交流以便及早发现病情变化。如术后发现一侧肢体无力、偏瘫、失语甚至神志不清等，应考虑脑梗死的可能，立即通知医生及时处理。患者术后处在高凝状态，常规给予短期48小时肝素化，配合长期阿司匹林治疗以防脑梗死。治疗时密切观察患者有无出血倾向，每10～30分钟测血压一次，仔细观察患者牙龈、结膜、皮肤有无出血点，大小便颜色，以及有无头痛、呕吐等颅内出血症状并详细记录。

（5）下肢血栓栓塞。血管壁的斑块脱落、导管或导丝上形成的小血栓脱落、术前未常规服用阿司匹林与氯吡格雷等抗血小板聚集药、治疗中不同程度的血管内皮受损等均可造成下肢动脉血栓的形成，表现为术侧下肢皮肤不同程度发绀或下肢疼痛明显，足背动脉搏动较对侧明显减弱等。术中需要充分肝素化，术后每30分钟触摸足背动脉1次观察下肢末梢循环情况，如足背动脉搏动有无减弱或消失，皮肤颜色、温度、痛觉是否正常等。术后因患者处于高凝状态，肢体瘫痪精神紧张，缺乏适当的活动，一旦造成下肢静脉血栓，嘱患者绝对卧床、抬高患肢，利于静脉血回流；限制肢体活动；遵医嘱给予溶栓、抗凝药物治疗。

（6）迟发性过敏反应。对比剂进入人体时间长、剂量大时，可发生类似过敏症状。轻度的过敏反应表现为头痛、恶心、呕吐、皮肤瘙痒、荨麻疹等；重者出现休克、呼吸困难、四肢抽搐等。因此，需要密切观察患者病情变化并熟悉对比剂过敏反应的处理流程。

（7）脑积水是动脉瘤术后最常见的并发症。急性脑积水在手术同时行脑室外引流即能解决，而慢性脑积水需行手术分流。

（三）健康宣教

（1）鼓励患者坚持康复训练，保持乐观的情绪和心态，避免剧烈运动，保持充足的睡眠时间。

（2）坚持服用降压、抗血管痉挛、抗癫痫药物，不可随意停药。

（3）告知患者饮食要清淡、少盐，少食动物脂肪、肝脏，多食蔬菜水果。避免剧烈咳嗽、用力排便等引起颅内压升高的行为。

（4）遵医嘱定时回医院复查，定期复查CT或者MRI。

（5）若再次出现症状请及时就诊。

四、颈内血管支架置入术检查护理常规

缺血性脑血管疾病主要有颈内动脉狭窄和急性缺血性脑卒中。颈内动脉狭窄主要是由动脉粥样硬化所致，发病年龄多在50岁以上，且近年来有年轻化的趋势。对于药物治疗不能控制的患者、颈内动脉狭窄大于50%有症状的患者及动脉狭窄大于70%无症状的患者，可行颈内血管支架介入治疗。

（一）护理常规

1.术前的准备和护理

（1）心理护理。脑血管疾病本身就容易导致患者情绪低落、焦虑不安，其发生率在 30%～50%。脑血管介入治疗具有一定的创伤性和危险性，检查费用较高；患者对监护环境、仪器较为陌生，且缺乏对本病的认识，对疾病的预后缺乏信心等，这些因素均会影响患者术中的配合，导致手术不能顺利进行。护士在术前要认真评估患者的心理状态，针对性地实施心理护理，向患者介绍疾病相关知识、手术过程、术前注意事项、术中注意事项等，及时有效地协助医生解决患者的实际问题。

（2）血压管理。缺血性脑血管疾病的介入治疗通常都会引起血流动力学改变。因此血压管理在围手术期非常重要。目前认为合并心血管疾病的患者其目标血压是 140/90 mmHg，其余患者为 130/80 mmHg。局部麻醉患者手术当日要按时口服降压药。

（3）抗凝药的服用。为防止术中微小栓子的形成，支架置入的患者术前 1 周左右需口服阿司匹林 100 mg 和氯吡格雷 75 mg；若既往未服用者，手术当日，至少于术前 2 小时，最好为术前 24 小时顿服阿司匹林 300 mg 和氯吡格雷 300 mg。

（4）患者准备。

①卧位。标准体位是仰卧位，头后仰，颈部尽量伸直，头下原则上不使用枕头。造影过程中需保持头部制动，可以使用头部固定装置。若需行桡动脉穿刺，需准备一侧上肢稍外展。

②建立静脉通道。术前静脉通道的建立是为了保证术中突发意外时能及时给药。因此，静脉通道就是患者的生命通道，护士要保证该通道通畅。静脉通道应选用 18 G 以上的留置针，尽量建立在患者的左侧肢体，外接三通和连接管。

③心电监护。常规安置心电监护，注意避开患侧肢体和破损皮肤。

④防护用品的使用。根据防护三原则（时间防护、距离防护、屏蔽防护），要求在操作中尽可能按照射部位将光圈开到最小，使用低剂量照射。

（5）物品准备。

①台上。介入器械 1 套、8 F 穿刺鞘 1 个、1.8 m 泥鳅导丝 1 根、8 F 椎动脉指引导管 1 根、三通止血阀 3～4 个、普通 5 FVER 导管 1 个、西蒙导管、猪尾导管、125 cm 单弯导管、神经微导丝神经微导管、各型号支架、球囊、压力泵备用。

②台下。加压生理盐水 3～4 个、10 mg/ml 的肝素稀释液 10 ml 备用，常用急救物品和药品备用。

2.术中的观察和护理

（1）手术操作流程。全身麻醉—消毒铺单—穿刺—置入动脉鞘—目标血管造影—导入椎动脉指引导管—连接加压生理盐水和三通止血阀—导入神经微导管、神经微导丝—导入颈动脉保护伞、球囊、支架或取栓支架取栓—处理穿刺点。

（2）备生理盐水和肝素盐水（1000 ml 生理盐水加肝素钠 100 mg）各一份，存放器械的方盘内使用肝素盐水冲洗台上器械。

（3）根据术中需要递送介入器材，拆封前后进行认真查对。

（4）协助医生连接加压生理盐水（每 500 ml 生理盐水加 500 U 肝素）、排气，保证灌注线持续滴注。

（5）指引导管置入后，根据医生要求配置肝素液（1 ml 肝素加入 5 ml 生理盐水配置成 1000 U/ml，或将 2 ml 肝素加入 8 ml 生理盐水配置成 1 mg/ml），根据医嘱进行肝素化，在护理记录单上准确记录使用时间和剂量，每间隔 1 小时提醒医生是否追加。

（6）保证静脉通道的通畅，利于用药。

（7）密切观察患者生命体征及神经系统体征变化，注意观察患者的心率、血压、瞳孔、意识、四肢肌力有无变化，若有异常及时报告医生，及时处理。

3. 术后的观察和护理

（1）穿刺点的处理。术后股动脉穿刺部位加压包扎后，严密观察穿刺肢足背动脉搏动情况及下肢温度、颜色和末梢血运情况，观察穿刺局部有无渗血及血肿、瘀斑形成。

（2）脑过度灌注综合征的预防。

①术后监测生命体征，尤其血压变化。手术结束 2 小时内应每 5 ～ 15 分钟监测 1 次，稳定 3 小时后每半小时测 1 次，持续 24 小时。

②卧床休息，适当抬高床头；做好心理护理，减少可能会影响患者血压升高的因素。

③静脉滴注尼莫地平，预防脑血管痉挛、血压降低。

④控制输液量，心电监护。密切观察患者生命体征、病情变化，怀疑或确认脑过度灌注综合征者，立即报告医生，及时处理。

（二）并发症观察及护理

（1）颈动脉窦反应（carotid sinus reaction，CSR）。患者表现为心率过缓、血压下降。其原因是颈内动脉血管成形，支架置于压力感受器和颈动脉窦旁，置入导管球囊和支架时，颈动脉窦的冲动通过窦神经和舌咽神经到达延髓的孤束核，从而抑制孤束核的交感神经元并降低外周血管的交感神经兴奋导致全身血压下降；颈动脉窦压力感受器受到刺激也可增加迷走神经张力，造成心动过缓。术中要严密监测血压及心率变化，一旦出现心率过缓，如低于 50 次 / 分钟，应立即给予阿托品 0.5 mg 静脉推注；

效果不明显时，可再次追加阿托品 0.5 mg 静脉推注。若出现血压下降＞ 50 mmHg 或收缩压＜ 90 mmHg，立即停止输注术中尼莫地平，静脉滴注多巴胺，根据血压调节滴注速度。

（2）高灌注综合征。支架置入后动脉扩张、血流突然增加，导致脑组织血供出现过度灌注。多发生在开通后至 3 周内，患者突然出现头痛、恶心、呕吐、癫痫发作、意识障碍甚至颅内出血。术后 3 ～ 5 天，护士应密切观察患者血压变化，血压需控制在（100 ～ 120）/（60 ～ 80）mmHg，或基础血压的 80% ～ 90% 水平为佳。

（3）术中血栓形成、斑块脱落、脑梗死。术中微小栓子脱落、动脉壁斑块脱落及脑血管持续痉挛导致脑梗死的发生，脑保护装置（颈动脉支架和保护伞）可降低其发生率。患者一旦出现新鲜血栓，可立即行溶栓或取栓治疗。护士在手术过程中要密切观察患者生命体征及神经系统体征变化，一旦出现偏瘫、失语、意识丧失、感觉异常，要积极协助医生进行处理。

（三）健康宣教

术后指导患者口服抗凝药预防血栓形成和支架再狭窄，常规联合阿司匹林100 mg 和氯吡格雷 75 mg 口服 1 个月，后改为阿司匹林 100 mg 长期服用。宜低脂、多纤维素、多维生素饮食，保持大便通畅。活动时要循序渐进，使患者保持心情舒畅。教会患者及其家属测量血压，并做好定期门诊随访。

五、主动脉瘤腔内隔绝术检查护理常规

动脉瘤是由于动脉壁先天性结构异常或后天性病理改变而引起局部薄弱、张力减退，在血流不断冲击下形成的永久性异常扩张、膨出或夹层病变。而主动脉瘤是指主动脉病理性扩张，超过正常血管直径的 50%，可分为胸主动脉瘤、腹主动脉瘤和胸腹主动脉瘤。

（一）护理常规

1. 术前的准备和护理

（1）生命体征监测。密切观察患者血压、脉搏的变化，根据 2014 欧洲心脏病学会（European Ociety of Cardiology，ESC）主动脉疾病诊断和治疗指南规定，慢性主动脉病变患者的血压宜控制在 140/90 mmHg 以下。若血压先升后降，脉搏加快，往往提示动脉瘤破裂，应立即汇报医生。

（2）排便指导。嘱患者保持大便通畅，大便排泄困难时，勿用力屏气，及时告知医护人员，必要时遵医嘱使用通便药物。

（3）疼痛。动态评估患者疼痛部位、性质、程度，一旦出现疼痛突然加剧，且难以忍受，提示瘤体可能破裂，应做好抢救准备。

（4）活动。嘱患者避免剧烈活动，避免腰腹过屈、长时间深蹲、屈膝盘腿等动作。

（5）饮食。给予患者低盐低脂、低胆固醇、维生素丰富、多纤维素、易消化的食物。

（6）用药。如患者血压高于正常值，应遵医嘱给予降压药，并观察用药效果及药物不良反应。

（7）心理护理。主动给患者及其家属讲解疾病的发病原因、临床表现、治疗方法等，同时给予患者安慰、鼓励，避免消极的暗示。

（8）患者准备。

①向患者讲解治疗的目的、手术的必要性、麻醉方式、手术方法及术中、术后可能出现的不适。

②教会患者床上轴线翻身、排便的方法。

③全身麻醉患者嘱手术前一天晚上 10 点后禁食、禁饮。

2.术中的观察和护理

（1）心理护理。热情接待，向患者做自我介绍，并简要介绍手术室的环境、手术大致过程，给予鼓励安慰，消除患者的紧张情绪。

（2）体位。协助患者仰卧位，双下肢分开并外展，注意保暖，嘱其勿自行挪动身体。

（3）建立静脉通道。患者左手（右手桡动脉处留置动脉置管，便于有创血压监测）留置外周静脉置管，用于术中补液。协助麻醉医生穿刺中心静脉置管，以便术中监测患者心功能情况，以及术中使用麻醉药物、大量补液等。

（4）监测生命体征。严密观察患者的心率、血压、血氧饱和度等，根据血压情况遵医嘱使用或调整降压药物。

（5）病情观察。

①器械护士应密切注意手术进程，准确及时地递送各种手术器械及用物。

②对于实施局部麻醉的患者，由于患者神志清醒，巡回护士应重视患者的主诉，给予及时处理或解释。

③手术过程巡回护士应严密观察患者的尿量、双下肢皮温、皮肤颜色及足背动脉搏动情况。

（6）肝素化。根据医生要求配置肝素液（1 ml 肝素加入 5 ml 生理盐水配置成 1000 U/ml），将使用时间和剂量记录在护理记录单上，每间隔 1 小时提醒医生是否追加。

（7）穿刺点的观察。观察患者穿刺点有无出血和血肿形成，同时注意穿刺点肢体末端的血运情况，如有动脉置管，应做好导管的固定。

3. 术后的观察和护理

（1）体位与活动。指导患者取仰卧位，术肢伸直制动 6～12 小时，若伤口有渗血渗液，延长术侧肢体制动时间。全麻患者术后 6 小时麻醉完全清醒后，指导患者进行术侧踝泵运动，促进下肢血液循环，非术侧肢体可自由屈伸。

（2）饮食。一般局部麻醉术后无不适即可进食水。如患者无心功能不全，术后早期每天水分摄入量需大于 2000 ml，以利于对比剂的排泄。全身麻醉或硬膜外麻醉，一般术后禁食水 6 小时，6 小时后遵医嘱给予流质、半流质饮食。

（3）病情观察。严密监测患者生命体征，观察穿刺局部有无渗血、血肿、瘀斑，保持敷料干净、整洁、固定。检查双侧足背动脉搏动、双下肢皮温和色泽。观察患者尿量、尿色等，及时处理尿潴留、对比剂肾病等。

（4）排便护理。

①合理调整患者的饮食结构。

②适当增加运动，卧床期间可适当进行腹肌和盆底部肌肉的运动（平卧，双膝弯曲，吸气，紧缩阴道周围及肛门口肌肉，闭气，持续 5 秒，然后慢慢放松，连续做 10 次），以增加肠蠕动。

③患者应在出现便意时及时排便，排便时应为患者提供隐蔽的环境，如用屏风遮挡，并给予足够的排便时间。

④选择适宜的排便姿势，卧床患者如病情允许可适当摇高床头。

⑤必要时遵医嘱给予通便或缓泻剂。

（二）并发症观察及护理

（1）主动脉腔内治疗术后综合征。发病机制尚未明确，可能与机体置入支架、手术创伤引起应激反应等有关。主要表现为"三高两低"症状：体温高（高于 38 ℃）、白细胞指数高、C- 反应蛋白指数高、血小板指数低、血红蛋白指数低。

预防及护理措施：

①严密监测患者的检验结果，遵医嘱规范使用抗生素。

②体温高者，遵医嘱给予物理降温及药物降温治疗。

③血红蛋白低者，嘱其卧床休息，防止跌倒或坠床。

④血小板低者且有出血倾向，嘱其卧床休息，密切观察患者全身有无瘀青、大小便颜色、牙龈是否出血等，遵医嘱予以对症处理。

⑤遵医嘱给予患者地塞米松等激素类药物抗感染治疗。

（2）脑卒中。

原因如下：

①主动脉瘤腔中斑块或附壁血栓脱落，造成颈动脉或颅内血管栓塞。

②覆膜支架覆盖无名动脉或左颈总动脉等重要的脑供血血管。

预防及护理措施：术后严密监测患者的神志、面部表情等，查看有无嘴唇喝斜，检查双上肢皮温、色泽、动脉搏动等是否正常，四肢活动是否正常。若发现异常，立即汇报给医生。

（3）肾功能不全。

原因如下：

①术中使用对比剂对肾功能的损害。

②术中支架堵塞肾动脉，导致肾动脉缺血。

预防及护理措施：

①术后严密监测患者尿液性质、颜色、量的变化。

②遵医嘱抽取血标本化验，观察尿素和肌酐的变化。

③遵医嘱补液，必要时碱化尿液，使用利尿剂。

（三）健康宣教

指导患者戒烟，少量饮酒或戒酒，进食低脂、多纤维素、多维生素的食物，保持大便通畅。活动时要循序渐进，保持心情舒畅。嘱患者遵医嘱用药，教会患者及家属测量血压，并做好定期门诊随访。

六、出血性疾病血管栓塞术检查护理常规

出血性疾病血管栓塞术是利用 CT、MRI、X 射线、腹腔镜等现代医学影像导向技术，对病变所在器官和组织进行定向手术，以阻塞靶血管使肿瘤或靶器官造成缺血坏死，利用阻塞或破坏异常血管床腔隙和通道使血流动力学恢复正常，阻塞血管使之远端压力下降或直接从血管内封堵破裂的血管以利于止血。

（一）护理常规

1.术前的准备和护理

（1）心理护理。

①热情接待，核对患者姓名、性别、科室、床号、住院号、诊断情况，询问过敏史。做好心理疏导，详细介绍介入治疗的原理、方法、术中配合要领及治疗必要性等，以缓解患者紧张心理，让患者保持稳定情绪，增加治疗信心。

②因多为急诊患者，医务人员需保持冷静，避免慌乱气氛而加重患者恐惧心理。陪伴并安抚患者，运用通俗易懂的语言解释治疗方法及效果，运用非语言性技巧增加患者安全感。

（2）观察患者生命体征的变化，评估患者的神志，皮肤黏膜的色泽、温度、组织灌注情况。

（3）术中配合指导。告知患者手术中如有任何不适随时告知医护人员；指导患者进行憋气训练。

（4）患者准备。立即将患者安全移至手术床，协助患者采取平卧位，双手放于身体两侧，双下肢分开略外展；给予患者吸氧；连接心电、血压及指脉氧监测，粘贴电极片时应避开上腹部体表区域；建立两条静脉通道，一条用于输入止血药物，另一条用于扩容治疗。

（5）迅速协助医生完成手术部位皮肤消毒、铺无菌手术单及抽取对比剂。

2. 术中的观察和护理

（1）根据手术步骤及时递送术中所需耗材及药品。递送耗材前需再次检查其名称、型号、性能和有效期，确保完好无损。遵医嘱用药时须复述并核对药名、剂量、用法，无误后方可执行，同时保留安瓿以备再次核对。

（2）病情观察。严密监测患者面色、神志及心率、血压、脉搏、呼吸、血氧饱和度等，尤其是血压变化，发现异常及时报告医生并配合医生进行抢救，同时做好护理记录。

（3）用药护理。遵医嘱应用止血药物时应严格控制滴速，并根据血压变化及时调整滴速。如患者伴有低血压或休克，遵医嘱应用升压药及静脉补液时，应密切观察其血压变化，并及时调整用药剂量。抗休克治疗过程中应密切观察患者休克情况有无改善，如肢端颜色转红润、末梢皮肤温度转温暖，意识由烦躁不安转为安静配合等。遵医嘱给予输血时应严格执行输血查对制度。

（4）保持沟通。术中随时观察患者面色、神志、呼吸等，及时询问患者有无不适，倾听其主诉，安慰并给予心理疏导。

（5）做好护理记录。认真、及时填写手术护理记录单，植入体内的一次性介入耗材需粘贴条形码于手术护理记录单。

（6）手术完成后，协助医师对患者进行加压止血，10～20分钟后使用绷带进行包扎固定。

3. 术后的宣教和护理

（1）病情观察。密切观察穿刺部位有无出血、渗血及皮下血肿形成。密切观察患者生命体征，尤其是血压及周围循环情况，发现异常及时报告医生并协助处理。

（2）术后平卧送回病房，患者穿刺侧肢体伸直制动12小时，卧床休息24小时，24小时后可下床轻微活动。

（3）吸氧，保持呼吸道通畅。

（4）嘱患者多饮水，促进对比剂排出，记录24小时尿量，观察尿液颜色、尿量及尿管通畅情况。

（5）术后应密切观察患者体温的变化，发热者可遵医嘱予以降温等对症处理。

（二）并发症观察及护理

（1）栓塞后综合征。

①恶心、呕吐。观察呕吐物的颜色和量，耐心给患者解释恶心、呕吐的原因，安慰患者，并根据医嘱予以止吐药物。患者呕吐时，应及时清理呕吐物，协助患者漱口，教会其放松技巧如深呼吸等，提高其心理耐受力。

②疼痛。栓塞后患者出现不同程度的腹痛，应密切观察疼痛的部位、程度及持续时间，腹部有无压痛、反跳痛及肌紧张，必要时根据医嘱予以止痛药物，同时教会患者转移注意力。

③发热。治疗后患者均有不同程度的发热，这与肝动脉栓塞后坏死组织吸收有关。体温一般在 37.5 ～ 38.5 ℃之间，多在一周内恢复正常，一般不需要特殊处理。如体温超过 38.5 ℃，应予以物理降温或药物降温；出汗较多时应及时擦干汗液及更换衣服，嘱患者多饮水，保证液体摄入量，防止发生脱水；同时，做好口腔及皮肤护理。

（2）异位栓塞。塞剂返流可造成邻近血管栓塞或者栓塞剂随血流冲至远端，造成非靶器官误栓，使相应器官缺血甚至出现梗死，是栓塞术最严重的并发症。轻者可通过血管再通，侧支循环建立，以满足器官、组织的正常血液供应，无需特殊处理；严重者可给予吸氧、静脉应用激素、疏通和扩张血管药物，以减轻组织梗死的程度并缩小范围。肺动脉栓塞术后容易发生脑栓塞，如患者出现意识丧失、偏瘫失语等症状，应立即通知医生处理。

（3）再出血。常因栓塞不全或血管再通引起。应立即配合医生进行有效止血、维持有效的血容量，再次进行栓塞以达到治疗的效果。

（三）健康宣教

（1）饮食宜清淡，要十分重视补充对止血有利的维生素 A、维生素 E 和维生素 C 等，宜多食新鲜蔬菜水果。

（2）保持大便通畅，适量多进食富含粗纤维的食物。

（3）尽量不要用力咳嗽和打喷嚏，以免增加穿刺部位的压力，防止发生出血。

（4）嘱患者多饮水，有利于对比剂的排出。

（5）向吸烟和饮酒的患者做健康宣教，告知患者血管疾患与吸烟饮酒的不良习惯非常密切，合并有高血压及糖尿病的患者，平时一定要控制好血压和血糖，因为高血压和高血糖对心脑血管的危害很大。

七、冠状动脉造影术检查护理常规

冠状动脉粥样硬化性心脏病是最常见的心血管疾病，指冠状动脉发生粥样斑块增生或合并血栓形成，导致管腔狭窄、阻塞，引起冠状动脉供血不足、心肌缺血或坏死的一种心脏疾病。

冠状动脉造影术（coronary arteriography，CAG）是诊断冠心病的一种常用且较为安全可靠的有创诊断技术，是利用血管造影机，通过特制定型的心导管经皮穿刺入外周动脉至升主动脉根部，向冠状动脉注入对比剂，使心脏表浅的、大的冠状动脉显影的方法。

（一）护理常规

1. 术前的准备和护理

（1）心理护理。由于 CAG 是创伤性检查，是在局部麻醉下行介入有创检查，所以患者难免会产生紧张、恐惧心理。护士在术前应用温和的言语，向患者耐心细致地介绍冠脉造影手术的目的、必要性、安全性、操作步骤及方法等，以减轻患者紧张恐惧心理。

（2）术前指导。

①向患者讲解术前、术中注意事项及配合要点，手术风险、治疗中可能出现不适感觉及应对措施等。嘱患者手术前晚尽量保证充足睡眠。

②药物相关知识介绍，尤其术前口服降压药的患者要保证药物的正常服用，维持正常血压。

③经股动脉手术后患者需床上制动，大多患者不习惯床上大小便，为避免术后出现排便障碍，术前 1～2 天要进行床上平卧位排尿与排便训练。

（3）患者准备。

①卧位。冠状动脉造影的标准体位是仰卧位，造影过程中需保持上半身及手臂不动。若行股动脉穿刺，双腿稍外展便于中间摆放导管及术中所用器械。

②静脉通道建立。术前静脉通道的建立是为了保证术中突发意外时能及时给药。因此，静脉通道就是患者的生命通道，护士要保证该通道通畅。静脉通道一般建立在患者的左侧上肢，选用静脉留置针，方便用药。

③心电监护。常规安置心电监护，注意避开心前区。

④防护用品的使用。根据防护原则在操作中尽可能按照射部位将光圈调到最小，使用低剂量照射，育龄妇女和婴幼儿尽可能避开照射部位或腺体部位，严格按照要求使用防护用品。

（4）物品准备。按手术要求备好物品、药品（包括急救药品）。

2. 术中的观察和护理

（1）操作流程。协助患者摆好体位，暴露术区，按要求严格配合消毒、穿刺、铺巾、造影，处理穿刺点；消毒铺巾。为操作方便，常规选择右手桡动脉作为穿刺部位，实施 2% 利多卡因局部麻醉，实施造影介入手术。

（2）术中配合。

①台上：准备肝素盐水用以冲洗台上器械。

②指导手术人员正确执行无菌技术操作。

③根据术中需要递送造影器材，拆封前后进行认真查对。

④准确执行医嘱，做好记录，包括病情变化、处理措施、使用的材料等。

⑤保证静脉通道的通畅，根据患者病情及时更换和调整。

⑥严密观察患者病情及心电图、腔内压力，随时做好配合抢救准备，做到迅速快捷、准确。

⑦医师、技师、护士协力配合。

3. 术后的宣教和护理

（1）穿刺点的处理可根据不同情况选用不同的止血方式，如经桡动脉采用桡动脉止血压迫器进行止血，经股动脉协助医生弹性绷带压迫止血。

（2）桡动脉穿刺点压迫器压点，持续渗出鲜红色液体提示按压无效，需再次确定按压部位，重新按压；穿刺点附近出现突出性包块，提示可能发生皮下血肿，应重新按压止血，血肿较小的可自行吸收。桡动脉压迫器压力不可过大，压至可触及远端桡动脉脉搏不渗血为止。穿刺点出现红、肿、热、痛，患者出现发热、寒颤等感染指征时，选用合适的抗生素进行治疗，必要时做病原微生物培养和药敏试验。

（3）健康宣教。

①桡动脉穿刺患者术肢禁止用力，可抬高手臂、活动手指。

②股动脉穿刺患者术肢制动，严密观察术口渗血、渗液及足背动脉搏动情况；指导患者咳嗽、打喷嚏和大便时按压穿刺点，避免腹压增高而导致穿刺点出血。肢体制动解除后指导并协助患者以纵轴翻身，避免因屈膝、曲髋致穿刺点出血。

③嘱患者适量多喝水，促进对比剂排泄。

④嘱患者保持愉悦平静的心态，少食多餐，以清淡易消化的饮食为主，更利于病情的恢复。

（二）并发症观察及护理

（1）桡动脉途径可见的并发症。

①桡动脉痉挛。由于患者过度紧张或疼痛刺激等引起，应立即给予患者桡动脉内注射硝酸甘油和（或）维拉帕米，大多可缓解。

②前臂血肿、前臂骨筋膜室综合征。由于超滑导丝推送中极易进入桡动脉分支或桡侧返动脉致其破裂穿孔，桡动脉痉挛，造影导管推送遇阻力时用力不慎、过大，如桡动脉破裂孔大，出血量大，可导致前臂骨筋膜室综合征。前臂血肿可使用弹力绷带

包扎前臂，但注意包扎力度。前臂骨筋膜室综合征应强调早诊断、早治疗。一旦确诊就要及时（6小时内）切开深筋膜，彻底减压。切开的皮肤一般多因张力过大而不能缝合，可用凡士林纱布填塞，外用无菌敷料包好，待消肿后行延期缝合；或应用游离皮片移植闭合伤口，切不可勉强缝合皮肤，以免失去切开减压的作用。

（2）冠脉痉挛。可以为自发，也可以为对比剂或导管、导丝的刺激。一旦发生，应立即暂停或终止操作，用硝酸甘油稀释液或维拉帕米稀释液局部给药，多可缓解。

（3）迷走反射。因疼痛或心理紧张引起，常见于拔鞘时刺激或拔鞘后加压包扎压力过大。应早发现、早处理。首选静脉推注阿托品 0.5～1.0 mg；若血压降低（90/60 mmHg）则给予多巴胺 5～10 mg 静脉推注，同时快速静脉补液。对疼痛敏感的患者建议术者在拔鞘前用利多卡因浸润穿刺点周围，以减轻血管的牵拉反射。

（4）对比剂肾病。应用含碘的对比剂后，部分患者可发生肾损伤，多可自行恢复，极少数发生不可逆的肾损伤。术前、术后应给予充分水化治疗或碱化尿液，造影结束后鼓励患者多饮水。发生肾损伤者须给予血透处理。

（5）血管夹层。由于穿刺针或导管、导丝进入内膜下未及时发现，导管头端直接贴壁时高压注射对比剂所致。应立即给予患者抗血小板聚集治疗，如阿司匹林 325 mg/d，必要时两种药物联用，即双抗治疗，若夹层继续扩大可置入支架治疗。

（6）股动脉途径可见的并发症。

①腹股沟血肿、假性动脉瘤。由反复穿刺、按压不当所致。小血肿不需处理，一般可自行吸收；较大血肿加压包扎，可在血肿内注入透明质酸 1500～3000 U，24 小时后可局部热敷促进吸收；有活动性出血时，可向内注入适量鱼精蛋白；大血肿行外科手术清除并彻底止血；假性动脉瘤可加压包扎或置入带膜支架。

②腹膜后血肿。由穿刺点过高、导管或导丝损伤髂动脉所致。应立即置入带膜支架或外科手术治疗。

（三）健康宣教

（1）桡动脉穿刺患者术肢禁止用力，可抬高手臂，活动手指。

（2）股动脉穿刺患者术肢制动，严密观察术口渗血、渗液及足背动脉搏动情况；指导患者咳嗽、打喷嚏和大便时按压穿刺点，避免腹压增高而导致穿刺点出血。肢体制动解除后指导并协助患者以纵轴翻身，避免因屈膝、屈髋致穿刺点出血。

（3）嘱患者适量多喝水，促进对比剂排泄。

（4）嘱患者保持愉悦平静的心态，少食多餐，以清淡易消化的饮食为主，更利于病情的恢复。

八、下肢动脉硬化闭塞症介入治疗术检查护理常规

下肢动脉硬化闭塞症（arteriosclerosis obliterans，ASO）是指在下肢动脉血管中，动脉粥样物质的不断扩大和继发性血栓形成，可引起动脉管腔狭窄、闭塞，使肢体出现慢性或急性缺血症状。下肢常见的粥样硬化斑块发生部位有小腿胫腓动脉、股腘动脉及主髂动脉。在我国，ASO 的发病率呈增高趋势，已成为老年人中最常见的疾病之一。

（一）护理常规

1. 术前的准备和护理

（1）疼痛护理。

①密切观察患肢末梢血液循环，包括足趾的颜色、温度及足背、胫后动脉搏动情况并详细记录。

②遵医嘱给予血管扩张剂等血管活性药物，保证药物正确、匀速、持续输入，确保药物疗效。准确进行疼痛评估，必要时遵医嘱使用止痛药物，并做好效果观察。

③保证充足的休息，加强营养，进食高热量、高蛋白、高维生素的食物，少食动物脂肪及胆固醇含量较高的食物，多饮水。

④增加患者与医护人员的相互信任，经常巡视及陪伴患者；加强指导及宣教，向其解释病情、治疗、检查方面的情况，加强患者康复的信心；鼓励家属与患者聊天分散其对疼痛的注意力。

⑤创造有助于睡眠的环境，如保持安静、避免大声喧哗、病房内温湿度适宜、夜间尽量不开灯等。

（2）功能锻炼指导。鼓励患者有计划、循序渐进地进行锻炼，促进侧支循环的建立和增加末梢组织的灌注。鼓励患者慢走。对于在动脉硬化第Ⅰ、Ⅱ期的患者，还可行 Buerger 运动。其方法为患者平卧，双下肢抬高 45°，维持 1～3 分钟，足部皮肤出现苍白；然后双足下垂于床边 3 分钟，足部皮肤发红或发紫；双下肢平放休息 3 分钟，如此反复 3 次，以促进侧支循环的建立。每日可做数次。尤其注意 Buerger 运动禁忌运用于 ASO 第Ⅲ、Ⅳ期患者，防止加重下肢缺血。

（3）足部护理。

①保持足部清洁、干燥。指导并协助患者保持肢端皮肤清洁，避免外伤，选择宽松的棉质衣裤、袜子及厚底软鞋。指导患者温水泡足，彻底擦干，尤其是趾缝间，擦拭动作要轻柔，足趾之间用棉签把水吸干。

②避免冷热刺激。因遇冷刺激可引起动脉收缩或痉挛；温度升高可使组织代谢增加，耗氧增加，从而加重缺血，加重患肢疼痛。若患者感到下肢凉，可以用棉被保

暖，禁止使用热水袋取暖，以免烫伤。

③防止皲裂。避免患肢足部太过干燥而引起皲裂，每日可用甘油滋润皮肤。注意勿抓破患肢皮肤，减少局部受压及摩擦，必要时可使用支被架。

④高锰酸钾泡足。对于足部有溃疡的患者，可用高锰酸钾溶液（1：5000）泡足，起到消炎、预防感染的作用。对于慢性溃疡，如不伴有细菌严重定植或感染，可用生理盐水清创后使用水胶体类敷料保护并促进伤口愈合；已严重定植或感染的慢性溃疡及湿性坏疽，可用银离子类敷料外加吸收渗液的二级敷料予以换药。

⑤防止感染。严密监测患者有无感染征象，若体温、白细胞及中性粒细胞升高，提示可能有感染，应对创面分泌物做细菌培养，遵医嘱使用抗生素。

⑥足部皮肤保护。因下肢动脉缺血情况严重，组织和皮肤对于缺血的耐受程度比正常组织低，所以除做好健康宣教外，对于卧床、体位被动的患者要采取积极主动的预防压疮的护理措施，尤其是足跟、外踝等骨突处需要特别注意减压、保护皮肤。

（4）戒烟。吸烟可导致交感神经兴奋、血管活性物质增多，从而引起血管痉挛。烟中的一氧化碳可造成血管壁内皮细胞缺氧，促成动脉硬化；烟中的尼古丁还可使高密度脂蛋白减少、低密度脂蛋白增加，从而加重动脉硬化，是动脉粥样硬化的主要危险因素之一。护士在患者入院时即应对吸烟的患者加强戒烟的健康宣教，告知患者吸烟的危害和戒烟对于治疗的重要意义，取得患者及家属的全力配合。

（5）心理护理。ASO 患者由于肢端长期疼痛不能正常行走，随时有截肢的可能，再加上对球囊扩张和支架置入这一治疗不了解，且支架费用高，思想负担较重。因此，护理人员应积极与患者沟通，耐心倾听患者的主诉，向患者讲解疾病的发病原因、临床表现、手术必要性、手术方法等，使患者接受手术治疗。另外，针对患者的心理特点及变化进行恰当的术前宣教，并动员已行手术的患者现身说法，增加患者的信心。

（6）术前准备。

①教会患者床上轴线翻身、排便的方法。

②嘱全身麻醉患者手术前一天晚上 10 点后禁食、禁水。

2. 术中的观察和护理

（1）心理护理。热情接待，向患者做自我介绍，并简要介绍手术室的环境、手术大致过程，给予鼓励安慰，消除患者的紧张情绪。

（2）体位。协助患者仰卧位，双下肢分开并外展，注意保暖，嘱其勿自行挪动身体。

（3）建立静脉通道。患者左手（右手桡动脉处留置动脉置管，便于有创血压监测）留置外周静脉置管，用于术中补液。协助麻醉医生穿刺中心静脉置管，以便术中监测患者心功能情况，以及术中使用麻醉药物、大量补液等。

（4）监测生命体征。严密观察患者心率、血压、血氧饱和度等。根据血压情况遵医嘱使用或调整降压药物。

（5）病情观察。器械护士密切注意手术进程，准确及时地递送各种手术用物。手术操作过程中可导致血栓脱落，应观察患者末梢血运情况。同时手术中采用大剂量冲击溶栓，故应严密观察患者全身有无出血症状。该手术在患者神志清醒的情况下操作实施，巡回护士需重视患者的主诉，患者有不适感时，给予及时处理或解释。

（6）穿刺点的观察。手术结束，穿刺点压迫止血后加压包扎，护理人员应观察患者穿刺点有无出血和血肿的形成，如有动脉置管，应做好导管的固定。同时还应注意患者穿刺点肢体末端的血运情况，安全返回病房后与责任护士进行交接。

3. 术后的观察和护理

（1）体位与活动。指导患者取仰卧位，术肢伸直制动 6 ～ 12 小时；若伤口有渗血渗液，延长术侧肢体制动时间。全身麻醉患者术后 6 小时麻醉完全清醒后，指导患者进行术侧踝泵运动，促进下肢血液循环，非术侧肢体可自由屈伸。

（2）饮食。一般局部麻醉术后无不适即可进食水。如患者无心功能不全，术后早期每天水分摄入量需大于 2000 ml，以利于对比剂的排泄。全身麻醉或硬膜外麻醉者，一般术后禁食水 6 小时，6 小时后遵医嘱给予流质、半流质饮食。

（3）病情观察。严密监测患者生命体征，观察穿刺局部有无渗血、血肿、瘀斑，保持敷料干净整洁固定。检查患者双侧足背动脉搏动、双下肢皮肤温度和色泽。准确记录，并与术前做对比。观察患者尿量、尿色等，及时处理尿潴留、对比剂肾病等。

（4）排便护理。

①合理调整患者的饮食结构。

②适当增加运动，卧床期间可适当进行腹肌和盆底部肌肉的运动（平卧，双膝弯曲。吸气，紧缩阴道周围及肛门口肌肉，闭气，持续 5 秒，然后慢慢放松，连续做 10 次），以增加肠蠕动。

③患者应在出现便意时及时排便，排便时应为患者提供隐蔽的环境，如用屏风遮挡，并给予足够的排便时间。

④选择适宜的排便姿势，卧床患者如病情允许可适当摇高床头。

⑤必要时遵医嘱给予通便剂或缓泻剂。

4. 置管溶栓护理

（1）妥善固定，防止移位。溶栓药物是通过导管末端的侧孔均匀灌注到血栓处。如果导管移位，会导致给药部位不准确，不仅延误治疗，而且容易导致导管周围血栓形成。尤其注意避免将外露的导管向血管内插入。因此，须告知患者在置管溶栓期间要保持术侧肢体的制动，必要时可进行肢体约束。更换衣裤、交接班查看皮肤时，应注意给予患者轴线翻身，防止下肢屈曲带来导管移位。如行翻山手术（从健侧股动脉穿刺置管），置管溶栓期间，双下肢都要制动，但可以进行双侧脚踝的环转和伸屈运动，以防止深静脉血栓的形成。同时，在置管过程中要注意对脚后跟皮肤和脚踝皮肤的保护，必要时给予适当垫高软枕，防止相关部位压疮的发生。

（2）正确连接，防止接口脱落。由于溶栓导管留置于股动脉，如果导管脱落或导管与三通及连接管脱落，可引起大出血等严重并发症。因此，护士需定时检查导管连接是否牢固。

（3）导管通畅，防止打折阻塞。患者回病房后，护士应检查导管的通畅情况，导管应避免成角弯曲和阻塞。妥善固定导管并充分考虑患者的体位变动，定时检查导管是否通畅，如有异常，应及时解决。

（4）无菌操作，防止感染。因患者进行溶栓治疗的时间较长，容易发生导管相关性感染。因此，在日常护理中应严格执行无菌操作，有渗血、渗液时应及时通知医生更换敷料。定时监测患者体温，如有发热，遵医嘱应用抗生素或物理降温。

（二）并发症观察及护理

1.穿刺处出血或假性动脉瘤

（1）穿刺处出血常由于术后压迫止血不到位或患者过早屈髋屈膝引起，假性动脉瘤常由于穿刺处出现血肿且未及时压迫止血引起。

（2）预防及护理措施。

①严密观察穿刺处的纱布敷料是否干燥、清洁，特别要查看紧贴皮肤的最底层纱布是否有渗湿，若发现有活动性的出血立即予以加压止血处理；严密观察患者足背动脉搏动情况和下肢血运情况，若术前足背动脉搏动有力，术后搏动消失，提示可能出现假性动脉瘤压迫了动脉，或穿刺处压迫过度或包扎过紧，造成了远端无脉搏。

②嘱患者翻身、咳嗽时用手压住腹股沟处伤口上方敷料，轻咳嗽、缓慢翻身，避免腹内压升高引起出血。

③如有血肿或瘀斑，应立即报告医生，确认是否有活动性出血，是否需要更换敷料重新加压包扎，延长术肢制动时间，并做好血肿、瘀斑范围标记以便观察出血有无进展。同时关注患者心理变化，消除患者紧张心理，配合医师治疗。

④若术后患者突发心率增快、血压下降，伴面色改变等，应警惕穿刺处大出血，立即予以局部压迫止血，并报告医生，做好抢救准备。

2.腹膜后血肿

（1）若穿刺点过高而穿入髂外动脉，术后常因无坚硬的耻骨梳为压迫支撑点而引起盆腔血肿或腹膜后血肿，这是一种严重的穿刺点并发症。腹膜后血肿往往失血量大，又不易被识别，若不能及时诊断和治疗，可因失血性休克而死亡。最初常表现为轻微腹痛，应及时通知医生查看并对症处理。

（2）预防及护理措施。

①密切观察患者意识、血压、心率、腹部包块等变化。

②保证静脉通道畅通，遵医嘱大量补液，必要时给予输血。

③遵医嘱应用止血药物。

④经上述处理后，若患者生命体征平稳，可行保守治疗；若患者生命体征不稳定且血肿进行性增大，血肿内有搏动，提示出血较多，须马上配合医生准备手术止血。

3.肾功能不全

（1）RAS 的原因首先考虑动脉粥样硬化，动脉粥样硬化引起的 RAS 行支架置入术通常效果不是太好，而且硬化斑块再生或脱落可导致肾栓塞、肾梗死。

（2）预防及护理措施：密切观察患者病情变化，注意体温、呼吸、脉搏、心率、血压等变化。急性肾功能衰竭常以心力衰竭、心律不齐、感染、惊厥等为主要死亡原因，应及时发现其早期表现，并及时与医生联系。

4.穿刺处感染

（1）因伤口渗湿未及时处理或本身存在感染导致。患者置管溶栓期间，细菌可通过导管和鞘管直接进入人体，引起菌血症。对于下肢已明显坏死者，开通闭塞段血管后，可因吸收坏死物质导致患者全身感染并在短时间内出现感染性休克。

（2）预防及护理措施。应保持穿刺处敷料干燥、整洁，注意观察伤口有无渗血、汗湿、尿湿等，有无红、肿、热、痛等局部感染征象，有无畏寒、发热等全身感染征象，以及血象变化，发现异常及时通知医生处理。

5.缺血再灌注损伤

（1）由于肢体长期处于缺血状态，恢复血液供应后，过量的自由基攻击组织的细胞，引起组织及器官的损伤。

（2）预防及护理措施。

①注意观察患肢有无疼痛、压痛、肿胀等，警惕筋膜间隙综合征。

②早期预防，适当抬高患肢，减少动脉血流和增加静脉回流。

③密切观察患肢血供变化，可根据皮肤温度和色泽、足背动脉或胫后动脉搏动情况、末梢毛细血管充盈时间、感觉和运动功能等指标来判断血液供给情况。

④认真倾听患者主诉，询问患者是否存在患肢的感觉异常等症状，有异常情况应及时报告医生。

6.对比剂肾病

（1）由于术中使用对比剂通过肾脏排泄，加重肾脏负担，可引起肾功能不全。

（2）预防及护理。术后观察患者小便情况，包括小便的量、颜色等，警惕肾功能不全的发生。鼓励患者多饮水，每天饮水量超过 2000 ml，以加快对比剂的排泄。必要时遵医嘱碱化尿液。

（三）健康宣教

注意必须严格控制引起动脉粥样硬化的危险因素，如控制血压、血糖、血脂等；严格戒烟，可延缓动脉粥样硬化的进程，降低下肢动脉硬化性闭塞症的发生率，并预防心脑血管不良事件的发生。在医护人员的指导下加强锻炼，促进侧支循环形成，并注意足部护理，避免皮肤破损、烫伤等。

第三节　肿瘤疾病介入检查护理常规

一、肝血管瘤介入栓塞术检查护理常规

肝血管瘤是肝脏最常见的良性肿瘤，患者多无明显的临床症状，少数可有肝区疼痛、不适等。该病多为单个发病，当瘤体直径大于 5 cm 时，即有可能压迫周围脏器和血管，甚至造成肝脏破裂，威胁患者生命健康。

肝血管瘤较小时多无症状，不需要手术切除或患者不愿意手术切除。巨大的血管瘤由于血供丰富、瘤体大、解剖变位等的关系，加上瘤体本身容易出血，从而增加了手术难度，且有可能引起术中难以控制的大出血，而多发血管瘤手术切除的可能性更小。近年来，随着介入放射学的发展，介入治疗已成为对手术无法摘除的肝巨大血管瘤（直径大于 5 cm）、邻近肝门或大血管等特殊位置肝血管瘤理想的治疗方法。肝血管瘤的介入治疗方式主要是肝动脉栓塞（hepatic artery embolism，HAE）。

（一）护理常规

1. 术前的准备和护理

（1）心理护理。做好解释工作，让患者及家属对此项手术有正确的认识，帮助其消除紧张、恐惧心理。讲解手术过程，指导患者配合医生手术，以良好的心态配合治疗。

（2）患者准备。反复训练患者的呼吸及屏气，以配合术中治疗；并嘱患者练习在床上排尿，术前 4 小时禁食、禁水。

（3）皮肤准备。术前一天沐浴、更衣，手术日清晨行手术穿刺部位皮肤准备。

（4）常规准备。做好抗生素皮试，遵医嘱术前使用镇静药物，完善术前各项检

查，备齐手术用品及可能用到的抢救物品。

2. 术中的观察和护理

（1）体位。患者进入手术室后，协助患者平卧于手术台，双下肢分开略外展，暴露手术部位，同时注意保护患者隐私。

（2）术中配合。

①连接心电监护、血压及指脉氧仪器监测；建立静脉通道；准备手术物品并备好器械台；协助医生完成手消毒、穿手术衣、戴无菌手套；消毒手术部位皮肤、铺单、抽取对比剂。

②认真检查导管导丝，防止术中出现断裂脱落、漏液；协助医生用肝素生理盐水冲洗导管与导丝，同时递送微导管、微导丝、各种栓塞剂等。

③术中用碘油栓塞血管瘤。用吸收性明胶海绵颗粒栓塞肝血管瘤供血动脉时患者会感到肝区胀痛、饱胀等不适，应及时告知患者产生的原因，取得患者的理解和配合。

（3）病情观察。密切注意患者生命体征的变化，观察患者面色、意识变化，并询问患者在灌注过程中有无异常不适感，发现异常及时通知医生，配合救治。

（4）伤口护理。手术结束，协助医生拔除导管，加压包扎按压穿刺点 5 ～ 10 分钟，观察患者足背动脉搏动、皮肤颜色、温度、穿刺点出血、伤口渗血情况，用无菌纱布加优力舒加压固定。

3. 术后的宣教和护理

（1）体位。返回病房后，应将患者平稳安置到病床上，穿刺侧下肢伸直制动 8 ～ 12 小时，卧床 24 小时。选用选择性肝动脉栓塞的患者，穿刺点加压包扎 4 ～ 6 小时。

（2）加强巡视。密切观察患者右腹股沟及右上腹穿刺点有无出血、血肿，穿刺侧肢体皮肤温度、感觉、知觉是否正常；患者有无腹痛、腹胀，若患者出现面色苍白、出冷汗、脉细弱、腹痛等出血症状，立即测量血压，并报告医生，及时处理。

（3）饮食。栓塞治疗 1 ～ 2 天后，患者食欲逐渐恢复，鼓励患者进食营养丰富、低脂易消化的食物，多吃水果及蔬菜，保证有足够的热量，以降低肝糖原分解，减轻肝脏负担。

（二）并发症的观察及护理

（1）肝功能损害。因栓塞物的浸润和异物分布致临近组织肝损伤，一般栓塞后三天内转氨酶均有一定程度的升高。术后应注意观察患者小便颜色，观察皮肤巩膜有无黄染及腹围变化，同时注意观察神志情况，警惕肝昏迷发生。抽血检查肝功能情况，并根据医嘱予保肝支持治疗。保证足够的热量，降低肝糖原分解，减轻肝脏负担。有肝功能损害者，应嘱其卧床休息，保证充足的睡眠。

（2）胆囊损伤。常因术中导管未超越胆囊动脉或灌注栓塞剂及硬化剂，压力过大反流入胆囊动脉使胆囊动脉硬化所致。一般有胆区疼痛，呈持续性、可间歇性缓解等特点。术后应注意观察疼痛的部位、性质及持续时间，并根据医嘱予消炎、利胆及止痛治疗。

（3）胃、十二指肠损伤。因硬化剂及栓塞剂反流入胃、十二指肠，或胃右动脉引起胃和十二指肠球部损伤，甚至有穿孔的危险。术后应观察患者有无腹胀、胃痛等症状，并根据医嘱予以保护胃黏膜治疗，同时饮食宜软、易消化。

（4）胰腺炎。硬化剂及栓塞剂反流到胰腺供血动脉，引起胰腺坏死和炎症，表现为术后上腹背部剧痛，严重者可引起急腹症。轻者对症处理，严重病例按急性胰腺炎处理，必要时外科手术治疗。

（5）栓塞综合征。

①恶心、呕吐。观察呕吐物的颜色和量，耐心给患者解释恶心、呕吐的原因，安慰患者，并根据医嘱予以止吐药物。患者呕吐时，应及时清理呕吐物，协助患者漱口，教会其放松技巧如深呼吸等，提高其心理耐受力。

②疼痛。栓塞后患者出现不同程度的腹痛，应密切观察疼痛的部位、程度及持续时间，腹部有无压痛、反跳痛及肌紧张，必要时根据医嘱予以止痛药物。同时教会患者转移注意力。

③发热。治疗后患者均有不同程度的发热，与肝动脉栓塞后坏死组织吸收有关。一般体温在 37.5 ～ 38.5 ℃之间，多在一周内恢复正常，一般不需要特殊处理；如体温超过 38.5 ℃，应予以物理降温或药物降温；出汗较多时应及时擦干汗液及更换衣服，嘱患者多饮水，保证液体摄入量，防止发生脱水；同时，做好口腔及皮肤护理。

（三）健康宣教

（1）保持情绪稳定，正确对待各种事情；保持大便通畅，防止发生便秘。

（2）饮食以清淡、易消化、高热量为宜，不宜过饱；忌食油腻食物、烈酒及辛辣食物。

（3）患者出院后 3 个月避免过重的体力劳动，半年至一年后来院复诊。

二、肝动脉化疗栓塞术检查护理常规

原发性肝癌是一种常见的临床恶性肿瘤，具有较高的致死率，严重威胁患者的生命安全。介入治疗是将化疗药物送至肿瘤局部，从而使药物直接对肿瘤细胞作用，以增强治疗效果的一种治疗措施。经肝动脉化疗栓塞术（transcatheter arterial chemoembolization，TACE）是肝癌介入治疗最常用的方法之一。根据巴塞罗那临床肝癌（barcelona clinic liver cancer，BCLC）分期标准，TACE 主要用于中期肝癌患者，特别是不能手术切除的患者。TACE 是通过导管选择性对肿瘤灌注高浓度细胞毒性药物，同时对肿瘤动脉栓塞，以增加肿瘤的缺血坏死程度。

（一）护理常规

1.术前的准备和护理

（1）心理护理。关心患者的心理状况，通过亲切交谈，详细地向患者及家属说明手术的优越性、目的、意义、操作过程、术中配合注意事项等，观察患者的情绪变化，做好思想工作，取得其理解与配合；也可以请手术成功的患者介绍体会；或给患者一些宣传图片等资料，使患者对手术过程有大概的了解，消除患者的思想顾虑，稳定患者情绪。

（2）术前指导。因手术后患者需床上制动，大多患者不习惯床上大小便，为避免术后出现排便障碍，术前 2 天需训练患者深呼吸、憋气、咳嗽动作和床上大小便。手术当日清晨禁食、禁水，进手术间前排空膀胱。

（3）患者准备。核对患者的个人信息、住院号、手术部位、手术方式和腕带，协助患者平卧于操作台上。

（4）物品准备。介入器械 1 套、5F 穿刺鞘 1 副、5F 肝管 1 根、150 cm 导丝 1 根、微导管 1 套（必要时）、高压注射器 1 个、碘化油 10 ml、化疗药物等。

2.术中的观察和护理

（1）台上准备生理盐水和肝素盐水各 1 份，存放器械的方盘内使用肝素盐水冲洗台上器械。

（2）配合医师穿手术衣，套设备防护布套，铺治疗巾、洞巾；配合皮肤消毒，抽取麻醉药。

（3）稀释各种化疗药，导管插入病变部位供血动脉后，配合医生将化疗药物缓慢注入。

（4）注射对比剂时，应排尽空气，密切观察患者生命体征与有无过敏反应。

（5）拔管后用手压迫穿刺点止血 10 ～ 20 分钟，观察伤口有无渗血，用动脉压迫止血器或弹性绷带加压固定。

3.术后的宣教和护理

（1）穿刺点根据不同情况可选用以下止血方式：绷带加压包扎压迫止血、动脉压迫止血器压迫止血。

（2）观察要点。

①根据患者情况，告知术肢制动时间。指导患者自主屈伸未穿刺侧下肢，趾屈背伸，以及脚踝的环转，以促进下肢血液循环。经常巡视病房，严密观察患者穿刺部位

有无渗血，保持穿刺点干燥，及时更换渗血敷料。

②观察患者的生命体征变化，经常询问患者腹痛情况。术后多有排尿困难，大多是因不习惯床上排尿引起的，可经诱导排尿。如有穿刺点血肿，主要是局部压迫止血时间不足导致。一旦发现局部出现血肿，应立即查明原因，进行有效处理。

（二）并发症的观察及护理

（1）恶心、呕吐。

①原因：由化疗药物毒性及栓塞剂反射性引起迷走神经兴奋所致。

②处理：使用止吐药物，预防胃肠道反应，可明显减轻患者恶心、呕吐的发生；同时，选择插管进入靶血管后适度行栓塞治疗也是预防呕吐的一个方法。出现呕吐时，嘱患者头偏向一侧，以免误吸入支气管引起呛咳或窒息。

（2）肝区疼痛腹胀。

①原因：与栓塞部位缺血，逐渐出现坏死，导致肝脏体积增大、包膜紧张有关，也与栓塞剂及化疗药物误入胃、十二指肠动脉及胆囊动脉有关。

②处理：轻度疼痛时，多与患者交流，解释疼痛原因，消除其紧张情绪；重度疼痛时，遵医嘱对症处理后，可逐渐缓解。

（3）发热。

①原因：由于栓塞肿瘤细胞坏死吸收，造成体温轻度升高。

②处理：此种情况属于正常吸收热，多在术中或栓塞后第2、3天出现。低热者可给予心理护理，消除患者的紧张心理，并嘱其多饮水，一般2～5天可自行缓解；高热者应及时给予物理降温等对症处理，必要时使用抗生素，预防继发感染的发生，以免加重病情。

（4）穿刺部位血肿。

①原因：穿刺操作时操作不当，或拔导管后靶点压迫不准确，或压力、压迫时间不够及术后制动不佳造成的。

②处理。如发现血肿，应立即局部重新按压止血，并延长压迫时间，注意术侧肢体足背动脉搏动情况，穿刺部位用沙袋或动脉止血压迫器压迫6小时，保持患肢制动24小时，并密切观察，防止发生再出血；如果血肿较大，可采用较粗大的针穿刺抽出瘀血。根据每个患者自身情况的不同，压迫时间要因人而异，对于凝血机制欠佳、老年人、动脉硬化程度严重及多次穿刺者要适当延长压迫时间，可以有效地预防血肿的发生。

（5）休克。

①原因：在行肝动脉造影或碘油、药物注入治疗时，注射药物过快、患者体质及心理因素欠佳等造成休克。

②处理：应立即给予患者吸氧，静脉推注地塞米松、肾上腺激素等。密切观察患者血压、心率、血氧饱和度，以及时对症处理，如血压低于正常，可静脉推注多巴胺。在注射药物时，采用缓慢脉冲式注射可极大地减少休克的发生，并可增强药物的治疗效果。

（三）健康宣教

（1）心理护理。多与患者交谈，取得患者信任，使其积极配合治疗。

（2）饮食与营养。指导患者宜进食高热量、高蛋白、清淡及易消化软食，多喝水，多吃水果、蔬菜，补充维生素等；禁食辛辣、油腻、过咸、过烫、过硬的食物。

（3）休息与运动。告知患者劳逸结合，可适当锻炼，每次锻炼时间不超过30分钟，预防感冒及其他并发症。

（4）用药指导。遵医嘱指导患者定时、定量服药，慎用损害肝脏的药物，并观察用药后的反应。

（5）介绍疾病的相关知识。向患者讲解有关肝癌介入术知识及术后可能出现的不良反应（如发热、疼痛等）。如出现穿刺点出血等症状，请立即与医生联系以便及时处理。

第七章

超声检查、核医学检查基本知识与护理

第一节　超声检查的基本知识与护理常规

超声研究起源于 18 世纪中期，历史久远。随着超声弹性成像、超声造影、超声三维成像等影像学新技术的迅猛发展，超声应用得到快速发展。超声波检查与其他检查方法的联合在许多领域得到广泛应用，如超声波下活检、超声波内镜检查等。

一、超声检查的基本知识

（一）概念

超声是利用超声波的物理特性和人体组织器官的声学特性相互作用而产生的信息，经处理后形成图形和曲线，借此进行疾病诊断的一种无创性物理检查方法。超声检查一般分为常规超声检查、经腔道超声检查、术中超声检查、床旁超声检查、超声造影检查和介入超声检查等。

（二）超声设备的分类

1.A 型超声

A 型超声是将回声以波的形式显示出来，根据回声波幅的高低、多少、形状及有无进行诊断，因其一维波形显示的局限性，仅用于眼科检查。出现于 20 世纪 50 年代，为幅度调制型超声。

2.B 型超声

B 型超声（简称"B 超"）广泛应用于临床，是将回声信号以光点的形式显示成二维图像，光点的灰度等级代表回声强弱，可以实时显示正常组织与异常组织的二维图像。B 超出现于 20 世纪 70 年代，为辉度调制型超声。

3.M 型超声

M 型超声能够显示体内各层组织与体表的距离随时间变化的曲线，表现为一维时间运动曲线图，常用于心脏检查，分析心脏和大血管的运动幅度，观察瓣膜活动等。出现在 20 世纪 60 年代，为 M 型超声心动图。

4.D 型超声

D 型超声是利用多普勒效应的原理，对运动的器官和血流进行检查，通称为 Doppler 超声。Doppler 超声包括彩色多普勒血流显像、频谱多普勒超声、组织多普勒超声、能量多普勒超声。主要应用于组织运动信号和血流信号的检测。

5.对比增强超声

对比增强超声又称超声造影，是通过向心血管腔内、脏器内注入某种能产生声学对比效应的造影剂，以更清晰地显示组织结构、病变的微循环灌注。

6. 介入超声

介入超声是在超声引导下，将某种器械插入器官组织或腔道内部进行抽液、活检、注药、置管引流、消融等操作，从而达到诊断及治疗的目的。

7. 三维超声

三维超声能直观显示立体图像，可提供比二维超声更为丰富的信息。主要用于脏器、产科疾病等的研究与临床诊治，在妇科、眼科及腹部和周围血管成像方面也有应用。

（三）超声检查临床应用

（1）确定占位病变的物理性质。

（2）检查脏器的形态、大小及结构。

（3）测定心功能。

（4）检测血流。

（5）监测胎儿生长发育。

（6）检测积液。

（7）介入超声、术中超声、床旁超声。

（8）健康体检、防癌普查等。

二、超声检查的护理

（一）常规超声检查的护理

常规超声检查包括腹部超声检查、浅表小器官超声检查、血管超声检查、心脏超声检查、妇科超声检查、经直肠超声检查等。因检查部位含气体和（或）液体及食物残渣等，导致其位置、形态、大小变化明显，容易影响检查图像质量和检查效果，从而影响临床诊断。做好检查各环节的护理尤为重要。

1. 检查前的准备和护理

（1）患者报到。患者按照预约时间提前到达超声检查室，凭检查预约单确认患者信息；准确测量患者体重，并记录在申请单上，便于计算对比剂的使用剂量。

（2）信息核对。核对患者姓名、性别、年龄、检查部位和检查方法等信息；明确检查的目的和要求，对检查目的不明确者，应与临床申请医师核准确认。

（3）评估患者。详细询问患者病史（既往史、过敏史、现病史等），确认患者无超声检查禁忌证，了解患者病情及身体条件耐受程度。

（4）心理护理和健康宣教。耐心介绍检查的目的、方法、注意事项，检查所需要的时间、环境等，并指导患者观看宣教壁报或向其发放健康教育手册，评估受检者精神状况，有无焦虑、恐惧等情绪，过度焦虑紧张者由家属陪同进行。

（5）特殊患者。对于儿童或意识不清、不能配合检查者，应用镇静剂后在家属的陪同下进行检查；对于老年人与孕妇，注意防范其跌倒；对于急危重症患者，严密观察患者的神志、皮肤、黏膜、肢体等情况，并需有医师陪同检查，以确保患者安全。

（6）患者准备。

①腹部准备。检查腹部（肝、胆、胰、脾、肾及腹部血管）彩超的患者要求空腹至少 8 小时，减少肠道气体干扰和胆汁排空，尤其是胆囊息肉或结石的患者，检查前 1 天要清淡饮食；检查当天空腹、禁水。

②充盈膀胱准备。经腹部超声检查子宫、输卵管、卵巢的患者，检查前均需饮水 800 ～ 1000 ml，患者有迫切的尿意时，可要求检查；一般妊娠 9 周以后不需饮水即可检查，检查低置胎盘下缘和前置胎盘时，需少量饮水，以暴露子宫内口为宜，以明确胎盘下缘与子宫内口的关系；泌尿系彩超检查患者需憋尿检查，检查前需饮水 400 ～ 500 ml；膀胱超声检查需要充盈膀胱。

③排空膀胱准备。残余尿超声要求排空膀胱，为保证残余尿量的测量准确，应注意不要反复多次排尿，同时排空膀胱后在 5 分钟内进行超声测量；阴道超声检查子宫、卵巢前需排空膀胱。经期和阴道出血过多者以及未婚女性不宜做阴道超声检查。

④穿着要求。行上下肢血管超声检查者，宜穿宽松衣裤，避免对血流显示造成影响；行颈部超声检查者（如甲状腺及颈部血管），应避免穿高领衣衫。检查部位不宜佩戴金属类饰品，以方便检查。

⑤肠道准备。对检查前列腺的患者，检查前应清洁肠道，并排空大便。

（7）检查顺序。同时需要进行胃肠、X 线胆管造影及胃镜检查时，超声检查应在 X 线造影检查前或上述检查 3 天后进行。

（8）环境要求。光线柔和，环境整洁，室温保持在 20 ～ 25℃，湿度为 40% ～ 60%，注意保暖，设置保护患者隐私的屏风或床帘。

2. 检查中的观察和护理

（1）核对信息。再次核对患者信息，如姓名、性别、检查部位及检查设备等。

（2）安全检查。协助患者上检查床，有引流管、引流袋等的患者，应帮助其妥善放置；注意患者安全，防止患者坠床；对镇静或病情随时变化者，可安排其家属或者随检医生陪同，考虑优先安排检查。

（3）体位检查。一般患者仰卧于检查床上，保持正中位，双手置于身体两侧，不可随意移动身体。根据患者病情或检查需要可以采用俯卧位、侧卧位、半坐卧位等特殊体位进行检查。

（4）心理护理。针对不同文化层次患者的心理状态进行解释与疏导，指导患者配合，解除患者紧张情绪。

（5）严密观察。随时观察患者病情变化并做好病情变化处理。

（6）检查过程中注意患者的保暖和隐私保护。

3.检查后的宣教和护理

（1）核对信息。再次核对患者姓名、性别、检查部位。

（2）检查完成后，询问患者有无不适，如无不适则协助患者下检查床。

（3）了解患者有无其他检查项目，告知患者进食时间，避免发生低血糖。

（4）告知患者及其家属获取报告的时间、地点及方式。

（二）超声造影检查护理

超声造影又称声学造影（acoustic contrast），是利用对比剂使散射回声增强，明显提高超声诊断的分辨力、敏感性和特异性的技术。它能反映和观察正常组织与病变组织的血流灌注情况，被称为超声医学的第三次革命。

1.适应证和禁忌证

（1）适应证。

①肝脏超声造影：病变的定位以及定性；提高检出率；判定治疗效果；研究门静脉血流动力学。

②肾脏超声造影：提高肾动脉狭窄的检出率；对移植肾血管彩色多普勒超声有困难者也极有帮助；有助于肾脏肿瘤的检出。

③脾脏超声造影：有助于脾脏肿瘤、脾脏外伤及脾脏梗死的诊断及其范围的评价。

④甲状腺超声造影：提高甲状腺结节良恶性判断能力。

⑤乳腺超声造影：提高乳腺肿块良恶性判断能力。

⑥淋巴结超声造影：在一定程度上能够识别淋巴结转移是否为恶性病变所致。

（2）禁忌证。

①对超声对比剂内任何成分过敏者。

②近期有急性冠心病症状或临床确定的不稳定性缺血性心脏病患者。

③右向左分流、严重肺动脉高压者（肺动脉高于 90 mmHg）；不能控制的高血压患者；急性呼吸窘迫症患者。

④怀孕及哺乳期妇女。

⑤年龄小于 18 岁或超过 80 岁的患者。

2.护理常规

（1）检查前的准备和护理。

①患者报到。患者按照预约时间提前到达超声检查室，凭检查预约单确认患者信息；准确测量患者体重，并记录在申请单上，便于计算对比剂的使用剂量。

②信息核对。核对患者姓名、性别、年龄、检查部位和检查方法等信息；明确检查的目的和要求，对检查目的不明确者，应与临床申请医师核准确认。

③评估患者。详细询问患者病史（既往史、过敏史、现病史等），确认受检者无超声检查禁忌证，了解患者病情及身体条件耐受程度。

④心理护理和健康宣教。耐心介绍检查的目的、方法、注意事项，检查所需要的时间、环境等，并指导患者观看宣教壁报或向其发放健康教育手册，评估受检者精神状况，有无焦虑、恐惧等情绪，过度焦虑紧张者由家属陪同进行。

⑤特殊患者。对于儿童或意识不清、不能配合检查者，应用镇静剂后在家属陪同下进行检查；对于老年人与孕妇，注意防范其跌倒；对于急危重症患者，严密观察患者的神志、皮肤、黏膜、肢体等情况，并需有医师陪同检查，以确保患者安全。

⑥患者准备。

A.腹部准备。检查腹部（肝、胆、胰、脾及肾及腹部血管）彩超的患者要求空腹至少8小时，减少肠道气体干扰和胆汁排空，尤其是胆囊息肉或结石的患者，检查前1天要清淡饮食；检查当天空腹、禁水。

B.充盈膀胱准备。经腹部超声检查子宫、输卵管、卵巢的患者，检查前均需饮水800～1000 ml，患者有迫切的尿意时，可要求检查；一般妊娠9周以后不需饮水即可检查，检查低置胎盘下缘和前置胎盘时，需少量饮水，暴露子宫内口为宜，以明确胎盘下缘与子宫内口的关系；泌尿系彩超检查患者需憋尿检查，检查前需饮水400～500 ml；膀胱超声检查需要充盈膀胱。

C.排空膀胱准备。残余尿超声要求排空膀胱，为保证残余尿量的测量准确，应注意不要反复多次排尿，同时排空膀胱后在5分钟内进行超声测量；阴道超声检查子宫、卵巢前需排空膀胱。经期和阴道出血过多者以及未婚女性不宜做阴道超声检查。

D.穿着要求。行上下肢血管超声检查者，宜穿宽松衣裤，避免对血流显示造成影响；行颈部超声检查者（如甲状腺及颈部血管），应避免穿高领衣衫。检查部位不宜佩戴金属类饰品，以方便检查。

E.肠道准备。对检查前列腺的患者，检查前应清洁肠道，并排空大便。

⑦检查顺序。同时需要进行胃肠、X线胆管造影及胃镜检查时，超声检查应在X线造影检查前或上述检查3天后进行。

⑧环境要求。光线柔和，环境整洁，室温保持在20～25℃，湿度为40%～60%，注意保暖，设置保护患者隐私的屏风或床帘。

⑨检查患者是否签署超声造影知情同意书；询问患者过敏史；协助医生做好解释工作。

⑩对患者进行呼吸训练，做轻度呼气和屏气练习。

⑪评估穿刺部位皮肤与血管情况。常规选择左上肢相对粗直、弹性好、易于固定

的静脉进行穿刺，避开静脉瓣和疤痕，多以头静脉、贵要静脉和肘正中静脉为佳，便于操作检查。对保留中心静脉置管的患者，注入 3～5 ml 0.9% 氯化钠注射液冲管以确保管道通畅，同时冲净导管内残留液体以免影响造影效果，确认通畅后可直接通过中心静脉管注入对比剂。

⑫备齐急救物品和药物。保证急救药品和仪器处于完好备用状态，固定放置，定期查对。

（2）检查中的观察和护理。

①核对信息。再次核对患者信息，如姓名、性别、检查部位等，避免出现错漏。

②安全检查。协助患者上检查床，对于有引流管、引流袋等的患者，应帮助其妥善放置；注意患者安全，防止患者坠床；检查结束后为防止发生低血糖、直立性低血压，协助患者下检查床。

③配合检查。嘱患者配合医生指令进行屏气，尽量避免在扫描过程中咳嗽或移动身体。

④检查过程中注意患者的保暖和隐私保护。

⑤对比剂（声诺维）准备。

A. 配制流程。

a. 打开配液穿刺器盖子，顺时针旋转，将预先吸入 0.9% 氯化钠注射液的 5 ml 注射器连接到配液穿刺器上。

b. 取下药瓶上的塑料弹盖，将药瓶滑进配液穿刺器的透明套筒内并用力压，使药瓶锁定在特定位置。

c. 将注射器内 5 ml 0.9% 氯化钠注射液推注入瓶中。

d. 剧烈震荡 20 秒直至瓶内液体混合均匀（乳白色液体）。

e. 确认准备开始注药时，将整个系统倒置，将对比剂抽入注射器。

f. 将注射器从配药穿刺器中旋出后立即注射。

B. 注意事项。

a. 抽吸对比剂时如不慎抽吸过量，不应再注回瓶内。

b. 瓶内或抽吸到注射器内的对比剂不能加压。

c. 留置针的针头直径 ≥ 20 G，以避免注射时因机械冲击而导致微泡破裂。

d. 注射时应在三通接头正末端连接含对比剂的注射器，侧方接口连接含生理盐水的注射器，并注意阀门的方向。

⑥推注对比剂。注药前，确认静脉通道通畅且在血管内。抽取对比剂后连接静脉通道，在听到医生指令后，护士将配好的对比剂迅速倒置摇晃 3～5 秒，快速注入静脉通道。推药后，护士要严密观察患者生命体征变化情况。

⑦心理护理。告知患者检查注意事项及推药时的身体感受，对高度紧张患者进行安慰，鼓励其配合检查。

⑧严密观察。注射对比剂时，密切观察患者有无局部和全身症状，防止不良反应的发生；动态观察图像对比剂进入情况，发现外渗时要早介入、早处理；对已进行镇静处理的患者，若镇静失效应立即停止检查并保护患者，避免患者坠床、跌倒、脱管等。

（3）检查后的观察和护理。

①核对信息。再次核对患者姓名、性别、检查部位。

②检查完毕，给予拔除留置针，嘱按压针眼至少 10 分钟。使用中心静脉导管的患者，造影后用生理盐水 10 ～ 15 ml 脉冲式冲管，正压封管，防止堵管。

③健康宣教。对比剂经人体血运 3 ～ 5 分钟，最后经肺循环代谢，大概 15 分钟代谢完毕。患者回家后应继续观察，如有不适及时就诊。

（4）告知患者及其家属获取报告的时间、地点及方式。

（三）介入超声检查护理

介入超声指在超声监视或引导下进行诊断和治疗操作的总称。介入超声的基本方法是在超声的实时监视或引导下将特制的针具、导管等器械植入病变内，完成获取组织或体液、导入能量或药物进行疾病的诊断与治疗。具体方法包括超声引导下活检术、置管术、能量消融术、化学消融术、放射性粒子植入术等。

1. 适应证与禁忌证

（1）介入超声适应证。

①诊断性介入超声：穿刺抽液化验检查；穿刺抽吸细胞学检查；穿刺切割组织病理检查；穿刺和置管后注药行治疗；术中介入超声诊断。

②治疗性介入超声：抽液（注药或不注药）；引流（单纯、清洗或加注药）；药物注入（乙醇、抗生素、血凝剂、抗肿瘤药物及免疫抑制剂等）；物理能量导入（射频、微波、核素、冷冻、高强聚焦超声、激光灯等）。

（2）介入超声禁忌证。

①灰阶超声显示病灶或目标不明者、不清楚者、不稳定者。

②严重出血倾向且难以纠正者。

③伴大量腹水者。

④无安全穿刺路径者。

⑤合并其他严重疾病、不能配合或不耐受者。

⑥对使用药物过敏者。

2. 护理常规

（1）术前的准备和护理。

①仔细阅读检查申请单，严格核对患者信息（姓名、性别、年龄、检查部位、检查项目等），明确检查目的和要求；详细询问患者既往史（检查史、用药史、过敏史），检查患者是否签署介入超声知情同意书。

②向患者解释检查的目的、方式、注意事项及风险，术中避免深呼吸或咳嗽；如条件允许，可以术前访视患者，让其参观检查环境，使其熟悉环境，减少术中紧张情绪。

③查看患者血常规检查情况，必要时检查心功能、血生化、内分泌指标、肿瘤标志物等情况；常规行 B 超检查，必要时行 CT 及 MRI 检查。术前 1 周停用抗凝剂，防止检查过程中出血。

④术前建立静脉通道，根据病情，术前给予止血、抗过敏及抗感染治疗；术中用药，以减少或预防术后并发症的发生。

⑤做好药物、设备、器械等的准备。

A. 药物准备。包括碘伏、2% 盐酸利多卡因、生理盐水、止血药及抢救用药等。

B. 设备准备。要求有图像清晰、分辨率高的超声诊断仪，并配有专用超声引导穿刺探头及引导架；治疗设备需备有激光治疗仪、微波治疗仪、射频治疗仪、高能聚焦超声治疗仪及冷冻治疗仪，必要时备心电监护仪及除颤仪等急救设备。

C. 器械准备。准备一次性无菌穿刺包、5 ～ 50 ml 注射器若干、引导架、穿刺活检针、标本瓶、自动活检穿刺枪、导管针、导丝、引流管、负压吸引器等。

D. 固定液准备。10% 甲醛、95% 乙醇等。

E. 环境准备。操作间使用面积不小于 20 m^2，易于清洁、灭菌，保持低尘；人员入室戴帽、戴口罩；光线充足，调节检查室温度（22 ～ 24 ℃）；采用臭氧机消毒，每天两次，每次 2 小时，必要时随时消毒。

（2）术中的准备和护理。

①核对信息。再次核对患者信息，如姓名、性别、检查部位等，协助患者上检查床。

②体位准备。根据病灶或者目标所在部位可以选取仰卧位、侧卧位或者俯卧位。检查时间较长的，可以在患者身侧放入垫枕，以保证患者稳定体位；对于有引流管、引流袋等的患者，应帮助其妥善放置。注意患者安全，防止患者坠床。

③选择穿刺部位。先消毒、铺巾，然后根据相关影像学检查对靶目标进行超声定位，并做好体表标记。

④穿刺配合。术中严格无菌操作。配合医生，以体表标记为中心进行皮肤消毒、铺巾，暴露拟穿刺点；探头覆盖无菌探头套并涂以无菌耦合剂。根据不同项目要求协助医生做好局部麻醉、静脉麻醉、硬膜外麻醉或全身麻醉的准备工作，确认穿刺点和穿刺路径，按照预设方案协助医生进行穿刺，行注药、活检、置管、消融等诊断或治

疗操作，如协助留取引流液送检或将活检标本固定。

⑤密切观察患者生命体征及面色、表情等状态，必要时上心电监测仪器监护。关注患者有无出血、迷走反射等并发症及副作用，若有及时报告医生，并对症处理。

⑥操作完成后，穿刺部位皮肤用乙醇纱布擦拭，局部敷料固定，嘱患者适力按压穿刺点20分钟。

（3）术后的宣教和护理。

①核对信息。再次核对患者姓名、性别、检查部位。

②检查完成后，询问患者有无不适，如无不适则协助患者下检查床。术后卧床6～12小时。术后4～6小时无不适，可给予患者清淡易消化饮食。浅表及小脏器穿刺或活检，保持伤口敷料干燥无渗出，无须绝对卧床。

③患者术后于恢复室观察30分钟后，再次超声检查穿刺部位及周围脏器，观察患者有无异常症状及体征，如无异常可嘱患者离开；如有可疑征象则需进一步密切观察并予以对症检查、处理。全身麻醉或静脉麻醉等患者术后需由麻醉医师进行麻醉后评估，待完全苏醒且生命体征平稳后再送回病房。

④对于留置引流管道的患者，做好引流管道的固定，交代其注意事项，按照引流管道常规护理。

⑤标本送检，所用物品按消毒要求规范化处理。

（4）常见并发症及预防处理原则。

①常见并发症。

A.出血。出血是穿刺最常见的并发症，严重者可引起患者死亡。患者出现局部红肿、疼痛、憋胀等应警惕出血，多数根据超声检查及临床表现可及时发现出血，应立即给予止血药物等对症处理。

B.血管迷走神经性晕厥。检查过程中，各种刺激通过迷走神经介导反射，导致内脏和肌肉小血管扩张及心动过缓，周边血管突然扩张，静脉血液回流心脏减少，使心脏有加快和加强收缩的反射动作，患者会出现面色苍白、恶心、呕吐、大汗、站立不稳、血压逐渐下降甚至出现意识丧失等。

C.胃肠道损伤。胃肠道损伤可能发生于腹腔脏器肿瘤热消融治疗后，或腹盆腔脓肿置管引流、肝囊肿等病灶穿刺活检后，是超声引导下经皮腹盆腔脏器介入诊疗术后最严重的并发症之一。对胃肠道穿孔的处理应尽早发现，尽早采取相应的手术治疗方式，及时处理。

D.气胸。靠近胸腔的穿刺可能损伤肺组织而引起气胸。少量气胸（肺萎陷小于20%）无需处理；大量气胸（肺萎陷超过40%）需行胸腔闭式引流。

E.反应性胸腔积液。多见于肝肿瘤消融治疗后。少量反应性胸腔积液多可以自行吸收不需要特殊处理；如果大量胸腔积液给予补蛋白、利尿等治疗后仍未好转，或患者憋气等症状较明显，可给予置管引流或抽液治疗。

②预防及处理原则。

A.备好各种急救药品和仪器，定点放置、定期检查、定人管理，每班交接时做好记录。

B.做好应急预案，定期培训，要求人人熟悉急救流程，熟知急救物品放置位置，一旦启动紧急抢救系统，能按照预案进行抢救。

C.开展介入超声必须严格掌握适应证、禁忌证，操作者必须拥有介入超声操作准入资格，术前检查仪器设备。在实施介入操作时，若目标不清晰、针尖位置不确定，不宜进行活检或治疗操作。穿刺操作要求准确、快速、一次到位，禁止在针尖显示不清晰的条件下反复试穿。

D.出血的处理。

a.患者出现精神紧张或烦躁、面色苍白、手足湿冷、心率加快，甚至神志不清或昏迷情况，应立即建立静脉通路，补充血容量，使用心电监护监测生命体征。

b.行超声检查明确出血部位，视患者病情给予止血剂或输血治疗。浅表部位的出血可通过局部压迫止血，穿刺路径出血者可沿原针道注入凝血酶冻干粉或明胶海绵颗粒剂，内出血的患者局部行微波消融或动脉血管造影并栓塞治疗进行止血。

c.做好抢救记录，住院患者记录随病历，门诊患者记录由科室妥善保管。

E.血管迷走神经性晕厥的处理。使患者平卧位，解开其衣领和裤带，同时给予患者保暖、吸氧，监测其生命体征，通常片刻后可自行清醒。如意识恢复较慢，血压过低、心动过缓者可肌内注射阿托品 0.5 mg。

F.胃肠道损伤的处理。应立即停止介入超声检查。禁水、禁食，建立静脉通道，按照急诊胃肠道手术进行准备。

第二节　核医学检查的基本知识与护理常规

核医学是一门利用开放性放射性核素或其标记的化合物进行临床诊断、治疗及科学研究的学科，分为实验核医学与临床核医学两部分。实验核医学广泛应用于医学基础理论研究；临床核医学是指利用放射性核素及其标记物对疾病进行诊断和治疗，包括脏器或组织核素显像、脏器功能测定和放射性核素治疗及体外免疫分析。

我国该技术的运用始于 20 世纪 50 年代末期，随着科学技术的发展与药物的不断研制，我国的核医学技术发展迅速，现主要为单光子发射计算机体层显像（single photon emission computed tomography，SPECT）和正电子发射体层成像（positron emission tomography，PET）等，在神经系统、内分泌系统及肿瘤等疾病的治疗与诊断方面应用越来越广泛。

一、核医学检查的基本知识与护理常规

（一）核医学检查的基本知识

核素显像是将放射性核素或其标记物引入人体内，选择性地聚集或流经特定脏器或病变组织，参与该部位的组织代谢，发射能穿透组织的核射线，利用核医学仪器进行体表探测，把它们的代谢过程定位、定量地显示出来，从而对疾病进行诊断。

1. 常用仪器设备

核医学常用仪器设备有活度计、显像设备、放射防护仪器及剂量仪等。

（1）活度计用于测定放射性药物的活度，检测和医学检查与治疗所需放射性核素的剂量。

（2）显像设备。

① SPECT。

② PET。

③ PET/CT、SPECT/CT。将 PET、SPECT 和 CT 有机地结合在一起，实现两者优势互补，提供疾病早期的功能代谢异常信息，同时完成准确定位，提高疾病诊断的准确率。

（3）放射防护仪器用于需要防护的探测环境及保护工作人员安全。

2. 辐射防护

核医学工作中产生外照射的射线主要有 X 射线、γ 射线和 β 射线。β 射线的外照射防护主要考虑韧致辐射的影响，也要防止 β 射线对皮肤表面和角膜的损伤。

（1）外照射的防护。

外照射防护的基本原则：减少接触放射源的时间；增大与放射源之间的距离，设置屏蔽。

（2）内照射的防护。

内照射防护的关键是预防，把放射性核素的年摄入量控制在国家规定的限值以内，尽一切可能防止放射性核素进入人体内。放射性物质进入人体的途径有经呼吸道吸入、经口进入、经皮肤进入。

（3）特殊人群的应用原则。

①小儿。由于儿童对辐射较为敏感，所以一般情况下，放射性检查不作为首选方

法。小儿所用的放射性活度必须较成人少。一般可根据年龄、体重或体表面积等按成人剂量折算。按年龄组粗算用药量，即 1 岁以内用成人用量的 20%～30%，1～3 岁用成人用量的 30%～50%，3～6 岁用成人用量的 40%～70%，6～15 岁用成人用量的 60%～90%。

②育龄期妇女。原则上妊娠期不用放射性药物；未妊娠的育龄妇女在需要进行放射性检查时，要将时间安排在妊娠可能性不大的月经开始后 10 天内进行，即世界卫生组织提出的"十日法则"；哺乳期妇女应慎用放射性检查。

（二）核医学检查的护理常规

1. 检查前的准备和护理

（1）核对信息。患者提交检查申请后，核对患者的姓名、年龄、性别，对住院患者则核对患者腕带信息。确认患者各项皮试及相应化验检查结果。护士根据患者的检查申请单中的检查项目，安排患者在同位素检查候诊间等待检查。

（2）核医学检查指导。应根据不同疾病的患者，指导患者正确服用药物进行治疗，停用相应含碘类药物；检查前 3 天指导患者停用利尿药物，防止出现脱水症状，延迟放射性药物的排泄。按照患者检查的要求，指导患者饮食。保证患者检查过程中的血浆流量。

（3）辐射防护。准备好检查过程中需要的防护衣等防护用具。

（4）药物准备。检查患者所需使用的核素药物，并做好药物的分装，严格执行操作规程，防止污染。

（5）了解患者耐受能力，疼痛者可以使用镇痛药。

（6）健康宣教。告知患者检查的目的与意义，讲解检查所需的时间及检查过程中的相关注意事项和配合要点；告知患者所注射药物对身体并无伤害，解除患者顾虑。对交流有障碍的患者，应由其家属向其解释相关过程。

2. 检查中的观察和护理

（1）核对患者信息和检查部位，协助患者上检查床；对有固定架、引流管、引流袋等的患者，应帮助其妥善放置；根据患者的检查部位协助患者摆好体位，注意患者安全，防止患者坠床。

（2）检查过程中，实时监测患者生命体征、情绪的变化。

（3）协助医生为患者注射显像剂，显像期间保持患者体位不变。

（4）检查过程中注意患者的保暖和隐私，避免不必要部位的暴露。

（5）操作过程严格遵守辐射防护的原则。

（6）做好心理护理，安抚患者不要紧张、害怕，积极配合医技人员检查。

3. 检查后的宣教和护理

（1）告知患者检查后多饮水，适当使用缓泻剂，促进放射性药物的排出。

（2）将用完的装有放射性药物的包装、注射器、手套及棉签等，严格放置于分类放射性污染物垃圾箱中，避免出现放射性辐射现象。

（3）观察注射点是否出现淤血、血肿、感染等情况，是否出现药物不良反应，如有不适尽早处理。

（4）将患者推回隔离病房内（患者检查后体内放射性药物尚未完全代谢，推回普通病房可能会对其他人造成辐射污染），嘱咐患者多休息。

二、SPECT 检查的基本知识与护理常规

（一）SPECT 检查的基本知识

SPECT 是利用注入人体的单光子放射性药物发出的射线在计算机辅助下重建影像，构成断层影像的仪器。

SPECT/CT 融合显像，是将 SPECT 显示的功能代谢影像与 CT 提供的精细解剖形态学影像加以融合，实现两者的优势互补，既提供疾病早期的功能代谢异常信息，同时又完成准确定位，可提高疾病诊断的准确率。

（二）SPECT 检查的护理常规

1. 检查前的准备和护理

（1）核对信息。核对患者信息，如姓名、性别、年龄、检查项目等。

（2）解释检查的目的、过程、配合要点，告知患者所用药物对身体辐射损害较小，以减轻患者的焦虑情绪。

（3）去除患者身上的金属类物品，以免影响图像质量，形成伪影，影响诊断和治疗。

（4）注射药物后按压穿刺点，避免放射性药物渗漏；评估患者耐受能力，准备镇痛药物。

2. 检查中的观察和护理

（1）核对患者信息和检查部位，注意患者安全，防止患者坠床。

（2）检查过程中，实时监测患者生命体征、情绪的变化。

（3）协助医生为患者注射显像剂，显像期间保持患者体位不变。

（4）检查过程中注意患者的保暖和隐私，做好辐射防护。

（5）做好心理护理，安抚患者不要紧张、害怕，积极配合医技人员检查。

3. 检查后的宣教和护理

（1）告知患者检查后多饮水，适当使用缓泻剂，促进放射性药物的排出。检查后，尿液中含有放射性药物，小便过程不要污染到衣物及皮肤。

（2）将用完的装有放射性药物的包装、注射器、手套及棉签等，严格放置于分类放射性污染物垃圾箱中，避免出现放射性辐射现象。

（3）观察注射点是否出现淤血、血肿、感染等情况，是否出现药物不良反应，如有不适尽早处理。

（4）将患者推回隔离病房，嘱咐患者多休息。

三、PET/CT 显影基本知识与护理常规

（一）PET/CT 基本知识

PET/CT 主要包括 PET/CT 主机、回旋加速器和放射性药品合成与质量检验装置，另外还需要药物分装、放射性活度计、自动注射器、结果输出/打印设备、放射防护与监测设备、断电保护设备等辅助设备。

PET 要显影，必须要注射显像剂，即用放射性核素标记的化合物。显像剂注入人体之后，会随着正常组织和肿瘤组织进行生理、生化和代谢过程，而放射性核素产生的射线会对人体造成一定的辐射，所以一定要做好辐射防护。

（二）PET/CT 显影的护理常规

1. 检查前的准备和护理

（1）认真做好预约工作，这是患者能顺利完成检查的关键之一。约好检查时间，告知患者检查前 1 天避免剧烈运动，否则，酸痛的肌肉会摄取很多的示踪剂。冬天患者要注意保暖，以免寒冷刺激所引起的棕色脂肪的非特异性摄取。

（2）患者于检查当日需要空腹 4 ～ 6 小时。了解是否有糖尿病，建议空腹血糖控制在 12 mmol/L 以下，并维持 2 ～ 3 天，显影效果较好。

（3）检查前一周禁做钡餐检查。

（4）信息核对。核对患者姓名、性别、检查项目、ID 号、检查部位等，护士仔细阅读检查申请单了解检查部位及目的，记录患者基本信息以及联系方式。

（5）热情接待就检患者，评估患者生命体征和一般状态，询问其可否耐受平卧 15 ～ 20 分钟，以便选择适合的检查体位。

（6）再次了解患者的饮食情况，禁食时间是否符合要求，测量血糖情况并记录在申请单上。因为显像剂是葡萄糖的类似物，所以要严格执行禁食来控制血糖。

（7）了解患者身上首饰、衣着配饰等情况，检查前移除金属饰物，以免影响图像质量。

（8）评估病情。如为幼儿、躁动的患者，必要时遵医嘱给予镇静剂；对于育龄期妇女，询问其是否为孕妇或备孕，孕妇禁忌做此检查，如孕妇因病情需要行此检查，确定停孕后方可行检查，告知备孕者检查后半年方可怀孕。

（9）留置针穿刺。评估患者血管状态，进行留置针穿刺，并接好三通管。

（10）药物注射。根据医嘱及检查项目为患者注射放射性示踪剂，用药后安排患者在控制区房间里屏蔽声光刺激安静休息 40 ～ 60 分钟方可行检查，患者等待工作人员指导起床、排尿及饮用牛奶或其他饮品，同时等待机房通知。

（11）检查前叮嘱患者喝 500 ml 左右白开水，使胃充盈，利于胃部病灶检出。排空小便后上机做检查。

（12）候诊区备有专用卫生间，告知患者专用卫生间位置，检查者尿液中含有示踪剂，小便时尽量不要污染衣物及皮肤。

2. 检查中的观察和护理

（1）候检时间较长，候检过程中，通过对讲及监控系统密切观察患者病情，如有病情变化，及时通知医生并积极参与抢救。

（2）患者用药后及时通知技师了解用药时间，以便在有效的时间里进行扫描采集图像。

（3）再次与技师核对患者信息，查看检查部位，指导患者上检查床。

（4）与技师共同观察检查过程中患者反应，如患者病情较重可以嘱其家属做好防护在机房陪检，如发生异常应立即停止操作并通知医生。

3. 检查后的宣教和护理

（1）检查结束后，患者回到留观室等候医生阅片，图像合格后方可离开。

（2）废物处理。按照放射性废物管理规定处理检查流程中放射污染物、患者呕吐物等。

（3）嘱患者适当多饮水，加快排泄，观察放射性药物的不良反应。

（4）检查当日尽量避免近距离接触孕妇及婴幼儿。

四、核医学（^{131}I）治疗基本知识与护理常规

（一）核医学（^{131}I）治疗基本知识

核医学（^{131}I）治疗对格雷夫斯病（Graves disease，GD）及分化型甲状腺癌（differentiated thyroid cancer，DTC）具有疗效好、方法简单、副作用小、费用低等优点，已被越来越多的临床医生和患者所接受。

^{131}I 参与甲状腺激素的合成。GD 患者其亢进的甲状腺组织摄取和浓聚 ^{131}I 的能力增强，为甲状腺组织所吸收发挥内照射治疗作用，达到治疗 GD 的目的。而手术后残留甲状腺和甲状腺癌转移灶能摄取 ^{131}I，^{131}I 衰变发射的 β 射线在甲状腺组织内发挥内照射治疗作用，可去除 DTC 术后残留甲状腺组织，也可消除隐匿的微小 DTC 病灶，降低 DTC 复发率和转移发生的可能性。

（二）核医学（^{131}I）治疗的护理常规

1. 治疗前的准备和护理

（1）临床护士认真核对申请单，包括患者姓名、性别、年龄、ID号、检查部位及检查项目等，了解患者既往病史及相关的病情，并与核医学科登记室联系，进行预约。

（2）临床护士告知患者^{131}I治疗的预约时间、地点及治疗的基本流程。

（3）临床护士询问患者近1个月内有无食用含碘的食物，如海带、紫菜、海鱼、海虾等；告知患者治疗前禁用含碘药物，如碘喉片、含碘造影剂等，以及治疗前1周停用抗甲状腺药物。

（4）核对信息。核医学科接到患者检查申请单后，认真核对患者信息，并详细记录患者姓名、年龄、性别、身高、体重等信息。

（5）健康宣教。告知患者治疗的目的和过程，消除患者疑虑，做好心理护理。

（6）患者签署知情同意书。详细给患者讲解^{131}I治疗的目的、疗效及可能出现的情况，让患者明白后，签署治疗知情同意书。

2. 治疗中的观察和护理

（1）信息核对。治疗中再次核对患者姓名、年龄、性别、身高、体重等信息。

（2）严格遵医嘱给予患者治疗剂量的药物，遵守操作规程。

（3）观察患者用药后短期内有无不良反应。

（4）观察和记录患者的食欲、睡眠时长、睡眠质量的变化，并与治疗前比较。

（5）用药期间，观察药物性质变化，若发生变色或沉淀，应立即停止使用。

（6）根据防护原则，做好辐射防护。

3. 治疗后的宣教和护理

（1）信息核对。再次核对患者信息。

（2）辐射防护。医护人员按要求处理用药器皿等。

（3）告知患者^{131}I用药后，为了保证^{131}I的吸收，需要卧床休息2小时后才能进食。

（4）治疗后1个月内注意低碘饮食，不吃海带、紫菜等富含碘的食物和药物。

（5）注意休息。避免剧烈活动和精神刺激。

（6）疗效评价。协助医生做好疗效评定工作，建立下一步治疗方案。

（7）健康宣教。使用^{131}I治疗后，女性患者1年内、男性患者半年内采取避孕措施。告知患者定期复查。

（8）随访。如住处具有一定的隔离条件，患者体内残留剂量小于或等于1.11 GBq（30 mCi）就可以出院，根据患者病情及治疗措施安排随访。

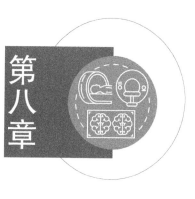

第八章 影像科的防护管理

第一节　X线成像检查、造影检查与CT检查的防护管理

X线成像检查、造影检查与CT检查都是利用X线放射的工作原理，X线对人体有一定程度的危害，美国急救医学研究所公布的《2017年十大医疗技术危害》显示，排在第七位的是杂交手术室职业辐射危害。如何对患者及工作人员进行X线电离辐射防护，是影像科DR室、CT室、介入室等部门科室护理的工作重点。

一、护理评估

（一）患者

（1）年龄。婴幼儿与儿童对X线较敏感，应尽可能减少甚至避免X线检查，避免随患病大人一起进入X线检查室，尽量不要进入DR、CT和介入手术等部门。

（2）女性患者是否怀孕。孕妇慎做X线检查，因为胎儿对X线非常敏感，尤其是在妊娠早、中期的胎儿，接收X线照射后有可能诱发畸形。孕妇的X线检查应限制在妊娠后期。

（3）既往史。了解患者以往是否进行过金属植入物的手术；是否进行过X线透视与造影检查，既往照射的次数、方式和时间，忌短时间内反复接受X线检查。

（4）着装评估。患者衣着是否合格。门诊患者取下身上金属物品，住院患者更换病号服。患者应脱去检查部位厚层的衣服及影响X线穿透的物品，如带钢圈的文胸、带金属扣的皮带、发夹、金属饰物、敷料等，以免影像受到干扰等，避免不必要的多次透视和造影检查。

（5）意识和呼吸功能评估。患者意识是否清楚；是否能配合检查进行屏气动作。

（二）医务人员

（1）放射防护用品穿戴整齐。进入检查室内进行操作的医务人员穿戴好0.25～0.5 mm铅当量的屏蔽防护用品，如防护衣服、防护手套、防护围脖、防护帽、防护眼镜等。

（2）坚持个人剂量监测。应坚持佩戴个人剂量计，及时了解实际受照剂量情况。

（三）仪器设备

（1）评估X线成像、造影检查与CT检查仪器的防护性能，避免因仪器防护性能欠佳导致人体辐射损伤。

（2）评估检查室内的防护设备、防护用物是否齐全。室内有适合特殊X线检查升降防护屏和介入放射学需要的移动式或悬吊式的铅玻璃防护屏，确认患者使用的辐射防护设备、移动防护设备、防护用物等完好无损。

（四）环境

（1）环境。保持室内宽敞明亮、温湿度适宜、环境舒适，避免寒冷。

（2）警示标志。评估 CT 室、DR 室、磁共振室、介入导管室等部门外张贴的辐射警示标志及女性受检者自诉怀孕的告示是否清晰、醒目，避免闲杂人等停留在检查室门口；避免对不知情的无关人员、孕妇的胚胎或胎儿造成不必要的照射。

（3）隐私保护。进行检查前，用屏风或铅玻璃的卷帘保护患者隐私，使患者处于舒适状态，避免因隐私暴露引起的心理紧张而导致配合不当。

二、护理措施

（一）检查前

（1）放射防护用品的使用。根据受检者检查的部位，采取相应的防护用品，尽可能对电离辐射敏感器官（如性腺、眼晶体、乳腺和甲状腺）提供恰当的保护。

（2）约束措施。有效固定患者，确保影像图片的清晰，避免因受检者移动造成图像模糊而反复透视，减少患者辐射量。对儿童、意识不清等特殊受检者采取相对固定体位的约束措施，如对膝关节、腕关节和踝关节等部位的约束固定；年老体弱受检者需要扶持时，采取防护固定措施。在采取约束措施之前，必须征得患者及其家属同意。

（3）心理护理。患者良好的心理状态是其配合检查的前提。将检查过程及检查过程中可能出现的反应及屏气的时间告知患者，解答患者疑问，缓解其紧张情绪，以利于检查顺利进行，避免重复照射。

（4）人员准备。告知候诊受检者及家属，检查过程中请在机房外等候，不得随同受检者入内；如受检者病情需要其他人陪同检查时，应对陪检者采取防护措施。

（5）药物准备。对某些不配合的受检者，遵医嘱使用镇静剂以帮助受检者顺利完成检查，减少不必要的照射。

（二）检查中

1.受检者

（1）心理护理。与受检者做好良好沟通，缓解患者紧张情绪，使之能较好地配合检查时的屏气动作，以顺利完成检查，避免因肢体移动或抖动而增加患者辐射量。必要时遵医嘱实施镇静处理，以缩短照射时间。

（2）确认患者防护物品的准确穿戴，如有滑落或移位，应及时进行调整。

（3）检查过程中，向医师报告患者所受的辐射时间和累积辐射量，避免急性放射损伤。

2. 护士

（1）及时将造影中所需的无菌物品传递给造影医师，避免不必要的重复造影。

（2）尽量增加与 X 线管的距离。

（3）尽量站立在 X 线管非投照的位置。

（4）造影检查时使用手术间内的移动铅屏进行防护。

（5）检查过程中保持检查大门的紧闭和禁止其他人员进入。避免因随意开关检查室的大门，造成不必要的照射。

3. 检查医师

采用小视野照射，缩短曝光时间，避免不必要的长时间照射，减少患者及工作人员受照射时间。

（三）检查后

1. 受检者

（1）检查皮肤。检查结束后，询问受检者感受，身体有无不适，皮肤有无发红、烧灼感，防止急性放射损伤。

（2）记录受检者检查中的累积 X 辐射剂量。

（3）健康宣教。对行增强检查的患者，指导其饮温开水 2000～2500 ml，促进对比剂的排出；嘱患者清淡饮食，保证蛋白质和糖类物质的供给。

2. 医务人员

（1）检查结束后，立即关闭电脑系统释放 X 线的开关，将射线脚踏开关放置在安全区域，避免他人误踩射线开关。

（2）对防护用品进行清洁和维护，悬挂保存。定期检查防护用物的防辐射效果，如有异常，应及时更换。

（3）每个季度按照规定上交个人剂量计，及时了解每位医务人员实际受照剂量动态情况。

（4）每两年进行健康体检。

（5）严格进行剂量限制控制。

（6）适当增加营养，增加室外活动，避免过于劳累。合理排班，严格休假管理，医务人员每年享有放射假及放射补贴。

第二节 磁共振检查的防护管理

在进行磁共振检查时，患者要受到MRI中静磁场B0、梯度场和射频场BI的辐射，进入幽闭狭小的环境接触80～100高分贝磁共振噪声。如何在护理工作中最大限度减少磁共振检查对人体健康的影响，是磁共振检查室护士的工作重点。

一、护理评估

（一）患者

（1）病情。对高热、意识不清、体温调节系统受损、心血管系统受损的患者及儿童，应禁止使用二级或研究模式扫描。

（2）病史。询问患者既往史、药物过敏史、检查史、手术史、是否怀孕等。

①确认患者有无绝对禁忌证，患者是否安装心脏起搏器或神经刺激器、先天性心脏病封堵器、金属支架，以及体内是否存有金属动脉瘤夹、眼球内是否有金属异物等。

②确认患者体内有无金属植入物，如固定钢板、止血夹、金属义齿、宫内节育器等。

③早期妊娠患者不建议做该项检查。

（3）着装。患者取下带磁性金属物品，如手机、磁卡、钥匙、手表、硬币、发卡、打火机、假牙、剪刀、别针、存折、项链、耳环、文胸、皮带、眼镜、戒指、贴身膏药等物品，换上磁共振室专用检查服，避免随身携带其他金属物品入室。

（4）随身仪器设备。心电监护仪、微量输液泵、微量血糖仪、输液架、轮椅、平车、担架、氧气筒等仪器设备切勿带入，它们可能会被损坏或对磁共振设备造成破坏，并可能导致人身伤害。

（5）心理状态。耐心地向受检者解释受检过程中可能出现的不适，努力调整好患者的心理状态并取得其配合。

（二）环境

（1）检查室外张贴磁共振警示标志，避免无关人员误入检查室，避免因不知情对无关人员造成不必要的照射。

（2）有条件的医院，检查室外可设金属检测门或检测器，避免患者携带任何金属物品入内。

（3）检查室外配有存储柜，便于患者寄存衣物及所带的金属物品。

（4）检查室配有呼救系统，在选用二级或研究模式扫描时，必须充分利用呼救系统。

（5）检查室旁应配有急救物品及急救药品，如心电监测仪器、血压计、转运监护仪等医疗设备。

（三）医务人员及患者家属

（1）医务人员去除身上所有金属类物品，如检查时间较长或检查中需要进入磁共振室时，应穿戴防护服。

（2）患者家属在规定区等候患者，禁止随意进入检查室。

二、护理措施

（一）检查前

（1）心理护理。护士向患者详细讲解检查过程、检查时间、检查中噪声的特点，回答患者的疑问，消除患者的紧张情绪。

（2）环境熟悉。向患者介绍检查室环境，讲解检查中噪声的来源，演示呼吸设备的使用方法，避免患者因紧张而出现拍打磁体等过激行为，以免灼伤患者皮肤。

（3）根据病情和检查的需要，给患者留置不带金属的密闭式静脉留置针。

（二）检查中

（1）放置衬垫和床单，让患者感到舒适，同时在其下肢或膝盖与机器内孔之间放置绝缘衬垫，避免患者在接触点受热灼伤。

（2）根据患者检查部位摆好体位，通常为平卧位，头偏向一侧，严禁患者双手交握。在手不可避免接触身体时，中间要放置衬垫，避免形成回路导致灼伤。

（3）结合检查部位和时间，对患者进行适当防护。其中，婴幼儿与儿童对电磁辐射较敏感，需要做好必要的全身防护，最好仅将被检部位暴露。

（4）通过佩戴耳塞、戴眼罩和医务人员的解释关怀等，使患者接受的高噪声和幽闭狭小空间不适感得到缓解。

（5）针对不配合的患者，遵医嘱实施药物镇静，密切观察患者的生命体征。

（6）每完成一次扫描，通过内部通话系统询问了解患者的情况。

（7）合理选择并优化扫描脉冲序列，缩短检查时间，有效降低患者的电磁辐射剂量，防范患者可能受到的潜在电磁辐射危险。

（三）检查后

（1）检查完毕后，将患者退出检查床，关闭磁共振机器，脱下防护服，观察穿刺点有无液体外渗。

（2）询问患者感受，有无心悸、皮肤损伤等，协助患者更换衣物。

（3）更换衣物后，请患者在观察区休息30分钟左右，如有不适请及时告知磁共振室护士；同时，护士定时巡查患者，如有异常及时通知医师，并遵医嘱及时抢救患者。

（4）30分钟后，给磁共振增强患者拔出留置针，压迫穿刺点至少10分钟，患者如无不适可离开。

（5）健康宣教。指导磁共振增强检查患者饮用2000～2500 ml温开水，促进对比剂排出。

第三节　核医学检查的防护管理

核医学在疾病的诊断与治疗中发挥了重要作用，放射性核素治疗越来越广泛地应用于临床。核医学科是一个开放型的放射性工作场所，整个治疗过程都具有放射性，辐射安全与防护问题日益突出。因此，核医学检查中的防护管理是护理工作的重点。

一、护理评估

（一）患者

（1）年龄。儿童尽可能不进行核医学检查，如确实必要，用药剂量要减少，给儿童的核素用量可按照以下任何一种方法减少：①体重（kg）÷70；②体表面积（m^2）÷1.73；③身高（cm）÷174。

（2）女性患者孕产情况。询问女性患者有无怀孕、哺乳及刚做完放射科增强或造影检查，如有需及时告知医师。

（3）病史。询问患者过敏史、用药史、检查史，如对使用[131] I者，要询问有无碘过敏史；行肺灌注显像患者如有蛋白过敏史，则需行皮试。

（4）身高和体重。儿童、肾动态显像等需要记录患者的身高（cm）和体重（kg），避免药物过量。

（5）患者生活工作情况。患者生活条件和家中的人口数量，有无子女，是否有独立的房间；患者工作中与他人相间距离、工作时间，以及工作场所中是否有儿童和怀孕的同事。

（6）随身物品。检查时须去除各种首饰及金属物品（如腰带、钥匙、项链、首饰、硬币、含金属成分的胸罩等），贵重物品请妥善保管。

（二）环境

（1）评估放射区与非放射区工作场所是否严格区分。不同放射性或污染水平的工作场所应严格分开，并有明显标志；有良好的通风净化系统和密闭的工作箱，利于放射性药物的存放和处理。

（2）评估放射区门外放射性核医学电离辐射警示标志及女性患者自诉怀孕的内容是否清晰、醒目，避免对不知情的无关人员、孕妇的胚胎或胎儿等造成不必要的照射。

（3）评估放射源存放位置的各项防护设施处于完好，且处于正常运作状态，包括用于遮挡放射源的扇形铅防护屏风、房间内的监视器、窗户外的防盗网等。

（4）在放射源的周围设有一系列的防护屏障，如针对 γ 射线的铅屏蔽材料、β 粒子放射性核素的铝屏蔽材料，包括不同材料的可移动防护屏、防护服、防护手套、防护短裤、防护目镜、甲状腺防护围脖、注射器、管形瓶等。

（三）医务人员

（1）明确责任，掌握放射防护与安全操作。核医学科工作人员必须经过专门培训，考核合格后方可上岗。

（2）在核医学科的高活性工作场所内无饮食、吸烟和化妆等行为。

（3）放射防护用品应穿戴整齐。工作人员在工作时间必须佩戴个人剂量仪，进入高活性区必须穿隔离衣和防护衣，并携带辐射报警仪，配置放射性同位素时再外加一次性防护衣，并且要戴铅帽、防护眼镜和防护手套等。

二、护理措施

（一）检查前

（1）心理护理。护士向患者解释检查过程、检查时间及在检查过程中为患者采取的防护装置，缓解患者紧张情绪，消除患者恐惧心理。

（2）人员准备。检查前患者需排空小便，避免尿液污染体表和衣裤。

（3）根据射线照射部位给患者穿戴防护用品。

（二）检查中

（1）严格查对制度。不同检查所用的核素的种类和剂量不同，稍有疏忽就会导致患者受到核素的辐射，还达不到预期的检查目的，患者的身心都会受到伤害，因此要做好查对工作。

（2）护士在操作挥发性放射源（^{131}I、^{99m}Tc）时，须在通风橱或工作箱内进行，穿隔离衣，戴橡皮手套；操作液体放射性药物时，应在塑料、不锈钢、玻璃、搪瓷的台面或盘内进行，其内铺吸水纸或草纸，戴防护眼镜保护脸部和眼睛；在制备和使用反射 γ 射线的药物时，通常要使用的注射器和管形瓶就是屏蔽物。

（3）安全给药。护士穿戴防护品为患者给药，若以胶囊形式给予 ^{131}I时，应借助一个小的屏蔽容器（超过 1 cm 厚度的铅容器）直接导入患者口中；以口服溶剂形式给予 ^{131}I时，应由患者从屏蔽药瓶借助吸管吸取，用过的小药瓶应该用水冲洗数次，患者应喝几杯水清洁口腔；静脉给药的步骤是在带有铅屏风的防护注射台内给患者注射，将放射性药瓶放进注射瓶中，用一个静脉导管把瓶子和患者连起来，让患者躺在床上给药，直到瓶子空了为止。护士在给患者注射标记化合物时，手部有一定受照量，因此在操作时应使用注射器屏蔽装置。[131]I是体外放射免疫标记物，操作时应戴防护眼镜以保护脸部和眼睛。戴医用乳胶手套时正反面应分清，以防交叉污染。为防止放射性药物及灰尘等经呼吸道、消化道进入体内或经皮肤黏膜侵入，操作时应戴口罩、袖套，穿隔离衣，防止体表污染。

（4）患者注射核素后就成为一活性放射源，护士应将其活动范围限制在病房内，遵照医嘱摄入不同的饮食，使用指定厕所。护士在患者周围停留时间应限制在最小限度。

（5）摄片拍片检查时，指导患者躺在床上，可以正常呼吸，并根据照射部位采取一定的姿势；探测器会尽量靠近患者身体，拍摄一张或多张照片，护士应帮助患者缓解紧张情绪，取得其配合。

（6）严禁戴橡胶手套接触实验室中的一切非污染的地面、台面、开关把手等，使护士的职业危害降到最小。

（7）发生放射性核素及药物污染时，必须对污染的表面及时去污。选择合适的去污试剂和合理的去污方法，并要求将污染面积或空间扩大以进行处理，防止交叉感染。

（三）检查后

（1）询问患者感受，如无异常，可离室。嘱咐患者在检查当日要尽量避免与婴幼儿及孕妇密切接触；对哺乳期的母亲，建议其停止哺乳，直到乳汁内不再含有婴儿不能接受的放射性药物为止。

（2）鼓励患者多饮水，以促进核素的排泄，减少膀胱及其周围器官（性腺）对核素的吸收剂量。

（3）工作人员离开高活性操作区前应通过卫生间进行清洁处理。

（4）对科室废物妥善处理。根据受污染药物辐射半衰期长短，对受污染废物进行分类放置和处理，建立废物处理记录本并认真记录。

（5）密闭源由专人进行管理，对密闭源的入库、领取、使用都应有详细记录，并进行严格交接班管理。

（6）认真落实辐射监测制度，按照规定时间上交个人剂量计，以及时了解每位医务人员实际受照剂量情况。

（7）对防护用品进行清洁和维护，悬挂保存。定期检查防护用品的防辐射效果，如有异常，应及时更换。

（8）合理安排护士休息时间，调整好班次和工作量，帮助护士消除紧张心理，调整工作状态，充分调动其内在积极性，激发工作热情。

（9）所有工作人员应定期进行职业体检，建立健康档案；必须自觉遵守有关防护规定与操作规则，并有义务主动参与放射性工作场所的管理、监督工作，以及在有特殊情况时及时向上级及有关部门报告。

第四节　生物感染的防护管理

生物感染主要指由细菌、病毒、寄生虫、原虫等引起的感染。临床护理工作中，生物感染主要指艾滋病病毒、乙型肝炎病毒、丙型肝炎病毒、梅毒螺旋体、柯萨奇病毒及流感病毒、支原体病毒、变异冠状病毒等20多种病毒引起的感染。影像科护士接触的患者面广，接触的病种多，随时会接触到患者的血液、体液、分泌物及各种医疗锐器（针头、导丝、血管鞘、手术刀片、剪刀、玻璃）等，随时可能被刀片划破、针头刺破，所以感染的机会相对增多。如乙型肝炎（以下简称"乙肝"）、丙型肝炎（以下简称"丙肝"）和艾滋病等感染性疾病可通过血液传播，感染率极高。因此，生物感染对影像科护理人员造成很大的职业危害，需要进行严格防护。

一、护理评估

（一）患者

评估患者病情，如是否有接触性传染或呼吸道传染疾病，是否有引流液、排泄物污染检查的可能。做好乙肝、丙肝、艾滋病的相关检查，如有某种感染，应在手术通知单或病历上注明；对阳性患者也应做好预防准备，以免造成不必要的危害。

（二）护士

评估是否进行过医院感染、职业防护、安全工作技术培训，是否掌握标准预防原则，以及是否处于免疫力低下状态，身上是否有伤口。

二、护理措施

（一）检查前

对于乙肝、丙肝患者或病毒携带者，艾滋病患者或艾滋病病毒检测阳性者，全部采用一次性材料检测，并严格进行消毒处理；对感染患者检查尽量安排在最后，护士最好戴两副无菌手套，手套一旦破损，应立即更换；对急诊患者检查按感染检查处理；检查呼吸道传染病的患者时，要戴口罩。

（二）检查中

禁止用双手分离污染的针头和注射器；禁止用手去掰弯针头；禁止用双手回套针帽；禁止直接传递锐器，介入手术中锐器应用弯盘或托盘传递。

（三）检查后

妥善处理医用垃圾，禁止直接接触医疗垃圾，介入手术室在处理手术介入耗材和器械时，应戴防护眼镜、防渗口罩、长手套、防渗手术衣或手术衣内穿皮围裙，以防止器械落地刺伤足部，防止水滴四处飞溅沾在衣服、操作台甚至自己身上造成交叉感染的危险；冲洗各种带管腔的器械时应戴面罩，冲洗时管腔朝向后下方，避免直接冲洗到池壁上，防止管腔内的血液、痰液及各种液体物质飞溅到池壁反弹到操作者面部（特别是眼睛）。

护士定期进行体检，进行相关传染病检验，并增强体质，如接种多价肺炎球菌疫苗，注射流感病毒疫苗、乙肝疫苗、乙肝免疫球蛋白等。

三、生物感染后的处理

一旦发生职业暴露，应立即挤压伤口旁端，用流动清水、肥皂水冲洗伤口，再用 0.5% 的碘伏或 75% 的酒精消毒伤口，对感染源患者立即进行可靠的 HBV、HIV、HCV 检测，并立即报告有关部门，便于处理、备案、评估并跟踪监测，使暴露者得到恰当的治疗，把生物感染的危险降到最低。

第九章

影像科的护理管理

影像科是提供 X 线、CT、MRI 及介入放射诊疗的场所。近年来，随着影像设备的更新迭代，影像技术的飞速发展及患者检查需求量的增加，影像护理工作的重要性日趋突出，护理工作的质量将直接影响检查的安全和效率。因此，构建适合各影像诊疗科室实际情况的护理管理方案，对规范影像检查、保障患者安全与提升影像服务价值至关重要。

第一节　设置标准

医疗机构开展影像诊疗工作，应具备与其相适应的条件，经所在地县级及以上地方卫生行政部门的放射诊疗技术许可和环保部门放射源诊疗技术与医用辐射机构许可（简称"放射诊疗许可和辐射安全许可"），建筑布局和设施须符合国家环境保护标准、职业卫生标准、医院感染控制和放射防护等要求。

一、申请批准

（一）提交职业病危害放射防护预评价报告

申请卫生审查新建、扩建、改建放射诊疗建设项目，医疗机构应当在建设项目施工前向相应的卫生行政部门提交职业病危害放射防护预评价报告，申请进行建设项目卫生审查。卫生行政部门自收到预评价报告之日起 30 日内做出审核决定。经审核符合国家相关卫生标准和要求后方可施工。

（二）进行职业病危害控制效果评价，申请卫生验收

医疗机构在放射诊疗建设项目竣工验收前，应当进行职业病危害控制效果评价，并向相应的卫生行政部门提交下列资料申请进行卫生验收：①建设项目竣工卫生验收申请；②建设项目卫生审查资料；③职业病危害控制效果放射防护评价报告；④放射诊疗建设项目验收报告。

（三）放射诊疗许可申请

医疗机构在开展放射诊疗工作前，应当提交下列资料，向相应的卫生行政部门提出放射诊疗许可申请：①放射诊疗许可申请表；②"医疗机构执业许可证"或《设置医疗机构批准书》（复印件）；③放射诊疗专业技术人员的任职资格证书（复印件）；④放射诊疗设备清单；⑤放射诊疗建设项目竣工验收合格证明文件。

（四）登记

医疗机构取得"放射诊疗许可证"后，到核发"医疗机构执业许可证"的卫

生行政执业登记部门办理相应诊疗科目登记手续；执业登记部门应根据许可情况，将医学影像科核准到二级诊疗科目；未取得"放射诊疗许可证"或未进行诊疗科目登记的，不得开展放射诊疗工作。

（五）校验

"放射诊疗许可证"与"医疗机构执业许可证"同时校验，申请校验时应当提交本周期有关放射诊疗设备性能与辐射工作场所的检测报告、放射诊疗工作人员健康监护资料和工作开展情况报告。

二、基本布局

（一）选址

1.X 线机房及 CT 机房

根据医院整体规划选择上报，经环保部门和卫生监督部门现场环境评价与确认许可后方能确定，完成建设并进行射线防护装修。

2.磁共振机房

根据医院整体规划选择，距离磁体中心 10 m 内没有大型移动金属体，然后由设备厂家现场监测不同时段的本地磁场强度，确认场强稳定方能确定所选地址，进行电磁屏蔽装修。

3.介入手术室

设在安静、清洁的位置，尽量与介入病房等有关科室临近。为避免 X 线对周围环境的辐射损害，应尽量设在建筑物底层的一端，并通过相关部门审批取得资格。

（二）分区

1.基本原则

布局和流程应当满足工作需要，符合医院感染控制要求，具备相应的工作区。有条件时，患者通道与医务人员通道应分开设置。

2.患者通道及候诊区

为患者检查、等候、活动区域，包括登记大厅、卫生间、候诊大厅等。

3.医务人员通道及医疗辅助区

为医务人员内部联系及医疗管理教学等区域，包括阅片室、影像专家办公室、远程会诊中心以及值班室、办公室、更衣室、卫生间、库房、配电间等。

4.诊断医疗区

包括各种影像诊断设备机房（磁共振扫描室、CT 扫描室、透视室、DR 或 CR 摄片室、乳腺钼靶、胃肠造影室等）、控制室、计算机数据处理与诊断室、医疗废物处理区等。CT 室或 MRI 室附近设影像科专用注射室和观察室等。

（三）设备与警示物品

1. 专科设备

开展影像诊疗工作的设备大多列入国务院卫生行政部门管理品目，或是整套单价在 500 万元人民币以上的大型医用设备，需获得卫生行政部门审批颁发的大型医用设备配置许可证。

（1）开展影像诊断工作需具有 X 线检查设备，包括数字 X 射线摄影系统（DR）、多功能数字化 X 线机、床边 X 线机、乳腺钼靶 X 线机、16 排和 64 排及以上 X 线电子计算机断层扫描装置（CT）等；1.5T 及 3.0T 磁共振成像系统（MRI）。

（3）开展介入放射学工作需具有主机 50kW 以上、大型 C 臂支架、带影像增强器的医用诊断 X 线机，800 mA 以上数字减影血管造影 X 线机（DSA）等设备；配备胶片打印机、手术床、电视监视器及高压注射器等相关设备。

2. 信息化设备与急救设备

（1）具有信息报送和传输功能的网络计算机等设备；配置与工作量相适应的医生诊断工作站；具备 PACS 和远程会诊信息系统。

（2）CT 室、MRI 室和胃肠造影室，应配备抢救车（急救药品）、血压计、输液架、氧气筒（中心供氧管道）、吸引器、气管插管和简易呼吸气囊；介入导管室应配置心电监护仪、除颤器、氧气筒（中心供氧管道）、吸引器、药品柜、输液架、气管插管及手和空气消毒等设备。

3. 防护设备

每个具有 X 线辐射的机房应配备工作人员防护用品和被检者个人防护用品，包括铅衣、铅帽、铅围脖和铅眼镜；导管床要有床下铅屏风和床上悬挂式铅玻璃屏。

4. 警示物品

医疗机构应当对下列设备和场所设置醒目的警示标志。

（1）放射诊疗工作场所的入口处设有电离辐射警示标志。

（2）放射诊疗工作场所的相关分区须设有电离辐射警示标志和工作指示灯。

（3）放射性同位素和放射性电离辐射废物储存场所设有电离辐射警示标志（图9-1）及必要的文字说明。

（4）装有放射性同位素和放射性废物的设备、容器设有电离辐射警示标志（图9-1）。

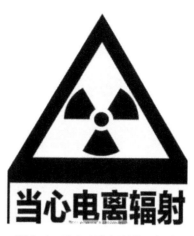

图 9-1　当心电离辐射警示标志

三、人员准入要求

（一）影像科诊断医师

（1）通过辐射安全防护培训，并取得放射工作人员证；需定期进行影像科工作人员职业健康体检，接受辐射剂量检测。

（2）二级及以上医院，独立从事医学影像科诊断人员应具有大专以上学历、取得主治医师职称及执业医师资格。

（3）二级以下医院，取得助理执业医师资格的，可根据需要独立从事普通放射诊断。

（4）正常工作时间外（如夜间）或二级以下医院，可根据实际情况，由医院授权高年资住院医师签发诊断报告。

（二）影像科技术人员

（1）通过辐射安全防护培训，并取得放射工作人员证；需定期进行医学影像科工作人员职业健康体检，接受辐射剂量检测。

（2）具有大专及以上专业学历或取得医学影像技师职称。

（三）影像科护士

（1）通过辐射安全防护培训，并取得放射工作人员证；需定期进行影像科工作人员职业健康体检，接受辐射剂量检测。

（2）具有大专及以上学历，取得执业护士资格。

第二节　护理质量标准

影像科是患者进行影像检查、诊断、治疗的重要场所，并承担各种突发性事件的急危重症检查、筛查工作的重要场所。该场所业务涉及面广、工作节奏快、患者病情复杂，容易发生意外情况或引起医疗纠纷，为确保各种检查、治疗能够及时、有效地进行，除要求其建筑位置、结构布局合理及仪器设备配置完善外，还要建立严格的护理质量标准，进行有效的护理管理，实现护理质量控制，进而提高影像护理水平。

一、影像科护理质量标准

护理质量标准是依据护理工作内容、流程特点、管理要求、护理人员及服务对象特点与需求而制定的护理人员应遵守的准则、规定、程序和方法。该标准是护理管理的重要依据，它不仅是衡量护理工作优劣的准则，也是指导护士工作的指南。建立系统的、科学的、先进的护理质量标准体系，有利于提高护理质量和护理管理水平，有利于护理学科的发展和护理人才培养。

"要素质量 – 环节质量 – 终末质量"三维质量结构理论由美国著名学者 Avedis Donabedian 提出，并被广泛应用于护理质量评价，是各国建立护理质量评价标准与指标的主要理论基础。该理论指出，护理质量可以从护理结构、护理过程和护理结果三方面进行评价，并对结构、过程和结果的内涵进行阐述。护理结构是指医疗机构中的组织要素、人员要素和计划实施，包括床位数、人力配备等；护理过程则强调服务活动过程和技术，而结果则是医疗服务效果，包括患者的相关疾病知识、健康状况和行为及对服务的满意度等；护理结果质量是护理过程的效果反映，通过对护理结果的评价反馈，可促进护理过程的完善。影像诊疗科室的护理质量标准可按照该理论制定以下条目。

（一）要素质量指标

要素质量指标包括：①急救仪器、药物、设备等的完好率；②人员配备（CT/MR 机的台数、每班次护士人数）；③培训计划落实率（含辐射安全与防护培训）；④对比剂重度不良反应急救考核合格率；⑤高危药物外渗处理正确率；⑥工作人员个人剂量仪正确佩戴率。

（二）环节质量指标

环节质量指标包括：①检查者身份识别正确率；②高危药物使用正确率；③管道固定合格率；④检查者呼吸配合合格率；⑤护理文书书写合格率；⑥对比剂不良反应正确识别率；⑦检查后健康宣教知晓率；⑧检查后患者辐射防护正确率；⑨服务满意度。

（三）终末质量指标

终末质量指标包括：①高危药物外渗发生例数；②非计划拔管发生例数；③转运危重患者意外事故发生例数；④检查者跌倒（坠床）发生例数；⑤护理不良事件上报率。

二、影像科护理质量持续改进方案

（1）不断完善医院病区科室质量控制小组的岗位职责及各项规章制度、操作规程、质量标准。

（2）各级护理质量控制组织认真履行职责，按计划定期进行质量检查，并用数据来说明。

（3）落实护士长目标管理各项目标的量化数据的收集、分析，用事实和数据体现护理质量。

（4）加强对重点环节、重点时段的管理，定期进行专项检查，不断完善和改进。

（5）完善突发情况的抢救流程及应急预案，特殊抢救患者实行预警报告。

（6）质量控制小组及时将检查结果汇总，并上报科室及护理部。护理部每月定期或不定期进行质量检查，并召开评估会反馈信息。

（7）针对检查发现的问题进行分析、循证，并及时整改。各级质量控制组织针对专项问题采取根本原因分析、PDCA等管理工具进行专项改进。要及时分享护理质量改进实施成功的案例，达到全员提高。

（8）鼓励不良事件的主动上报，填写医院不良事件上报系统。倡导患者安全的文化氛围，建立无惩罚的不良事件报告制度。每季度汇总各种护理不良事件，并对不良事件进行分析，为临床护理工作提供参考，避免类似错误的反复发生。

（9）认真组织对各项质量标准的学习、落实。制定具体规范服务督查的活动方案，对护理人员仪表、语言、行为进行规范与督查，为患者提供优质护理服务。

三、影像科质量控制小组职责

（1）科室质量控制小组要负责全科护理人员的护理质量及护理安全教育。

（2）根据护理部统一制定的各项工作制度、岗位职责、质量考核标准、工作程序等，定期对科室护理质量进行检查。

（3）科室质量控制小组负责每月对所在科室的特殊、危重检查者的护理、急救物品、药品、耗材、健康宣教、消毒隔离、护理制度和岗位职责落实执行等情况进行检查，及时发现和指正质量环节中存在的问题，认真分析、总结并提出改进措施。

（4）每月定期对各级护理人员进行理论、实操考核。

（5）每月召开质量控制小组会议，分析所在科室护理质量中存在的问题，提出整改措施，不断提高科室护理质量和水平。

（6）及时对科室发生的护理差错进行讨论、分析，提出整改意见与防范措施，每季度进行汇总、分析。

（7）每年制定科室的护理质量改进项目（PDCA、PDSA、QCC等均可）。

（8）每月、每季度、每半年、每年度都进行小组总结，完成的质控工作及需要整改的质控问题向科主任、护士长汇报，对存在的质控问题要进一步改进落实。

第三节 信息化管理

目前，我国医院影像部门的业务量普遍呈现快速增长态势，各种新的医学成像技术和方法被不断引入，大大增加了影像护理工作的强度与难度。与此矛盾的是护理人员持续紧缺，这给影像护理工作造成了严峻的挑战。近年来，信息化技术在我国呈现井喷式发展。事实证明，信息化技术一旦运用得当，能使传统的工作效率呈指数式提升。因此，引入信息化管理技术，可有效地提升影像护理工作的效率及护理质量。

护理信息流系统包括护士处理医嘱管理系统、患者日常护理处理系统、用药管理信息化系统、供应物流管理系统、护士排班系统、影像科护理即时技术支持系统等。结合影像科实际情况，下面重点介绍护理管理系统。

长期以来，护士的排班是由护士长手工完成，手工排班是一个费时费力的工作，没有任何的自动工具来测试排班质量。在这个过程中，护士长只能采用简单的方法对护士工作时间与非工作时间进行约束，在排班过程中很难兼顾各方面因素，导致排班不合理。一旦排班不合理，就会导致护士工作安排忙闲不均，士气不高，工作质量下降。而护士长对护士工作量、工作情况的了解需人工计算，存在不科学、不准确的情况。因此，手工排班不仅效率低，浪费大量精力，而且效果不理想。

目前，国内护理管理系统逐步完善，加强以患者为中心的临床护理管理系统的开发研究，强化标准化意识，提高护理管理者对信息数据利用的能力，有利于更好地为患者服务。

护理管理系统的功能如下。

（1）系统管理。基于护理部对各部门、科室护理排班工作的统筹管理，本模块提供对护理排班系统中使用的部分基础数据部门、用户、权限等信息的统一规范管理。护理部管理员统一分配账户及权限到各部门、科室，各部门、科室登录系统对本单位的护理人员进行排班操作。护士排班系统的菜单栏主要包括排班、消息、人员、实习生、进修生、护士长手册、护理制度、质量督导、满意度、敏感指标、国家质控、护理科研、继续教育、获奖情况等。

（2）基本信息设置。

①班次维护，将病区的班次录入，系统将自动计算出工时。

②病区护士的信息维护包括人员及其职称、假期、工作年限等方面的设置。

③护士长工作手册包括护士长的月工作计划、季度总结、年度计划及年度总结、护士夜班数登记、科室的好人好事及大事登记、科研与论文登记等。

④排班表内容包括人员、日期、班次、每日上班人数统计、上班时数、夜班数、探亲假、本年度余假的设置等。可通过导出功能导出为 Eexcel 文档，每月 7 日前自动上报上一个月的排班信息，护士长每月 5 日前导出夜餐数据上报护理部审核并签发。

（3）护理人员工作状况的统计查询。提供任意时段统计查询各单位护理人员在一定周期内的实际工作状况，包括工作天数、休息天数、各班次工作次数等；可根据日期查询护理人员在年度内公休、补休的情况，便于排班人员合理调配护理人员的工作和休息时间。

（4）应用效果明显，排班效率显著提高。通过简单设置，实现智能化一键排班，改变了原有耗时的手工排班模式，在很大程度上提高了护理人员排班的效率；通过简化排班流程，缩减了相关管理人员在非专业技术上的时间，从而有更多的时间为患者服务。同时，信息化是持续质量改进的有效方法。通过电子排班系统，为科学岗位管理提供数据服务，科学配置人力，提高了护理质量。护理人员排班是临床人力资源调配的重要内容，同时也是护理人员考勤、绩效、培训管理的重要根据。电子排班系统为控制人力成本，以及护理团队的评估与培养等人力资源管理提供了基础数据服务，有助于加强全院护理团队的建设；通过应用电子排班系统，护士长能够迅速查看科内所有护士的信息资料，并自动进行分层次搭配，同时自动生成的护理人员考勤明显较手动考勤快捷。上级管理人员可随时抽查病区人力资源使用情况及护士长对本病区工作计划等情况，通过电子排班系统有效实现层级质量控制管理。

第四节　人力资源管理

护理人力资源是卫生资源的主要组成部分，其合理配置是推动整个护理事业发展的关键，它可以影响到医院的医疗与护理质量，影响患者的安全。为合理利用及调配有限的护理人力资源，进一步提高临床护理工作水平，落实基础护理，提供安全、优质、满意的护理服务，优化护理人力资源配置，制定科学合理、切合实际的人力资源配置原则和方案就显得尤为重要。

一、护理人力资源的概念

护理人力资源是指从事护理工作，具有一定护理知识技能和服务素质的各层次护理人员，也就是指具有护理专业中专及以上学历、通过全国护士执业考试并取得护士从业资格证书、在医疗机构中直接为患者提供护理服务的护理人员。

二、影像科护理人员从业资质

（1）具有完全民事行为能力，符合国务院卫生主管部门规定的健康标准，具有大专及以上护理专业学历证书。

（2）取得中华人民共和国护士执业证书，并按要求定期进行注册。

（3）根据《中华人民共和国职业病防治法》《放射工作人员健康管理规定》的规定，进行健康体检和有关辐射、安全、防护与管理知识培训考核，考试合格并取得培训合格证方可上岗。

（4）上岗前进行影像科室专科培训，达到岗位技术能力要求后方可上岗。

（5）影像科专科培训具体考核内容。

①具有较强的团队协作精神及沟通能力。

②熟悉科室的环境、布局、基础设备、物品定位和使用。

③熟练掌握常用各种急救设备的使用和管理，如心电监护仪、除颤仪、吸引器等。

④熟练掌握各专科理论及各种检查的护理配合。

⑤掌握科室护理人员各岗位职责、工作制度及专科应急预案。

三、影像科护理人员岗位设置及岗位说明书

根据科室工作具体情况，设下列岗位：护士长、责任护士、导诊人员、登记人员。

（一）护士长职责

（1）根据护理部及大科工作计划，负责本病区护理行政管理和相关业务技术管理工作。结合实际制定科室工作计划，组织实施并做好总结汇报。

（2）负责科室护理人力资源管理，科学分工和制定排班值班制度，有效调配，指

导护理人员做好各种检查、配合和介入手术工作。

（3）指导、检查护理人员执行岗位职责、各项规章制度与操作规程；重点落实核查查对制度的执行情况，防止差错事故发生。

（4）做好医院感染的预防与控制工作，当班人员认真执行各项规章制度和技术操作规程；指导工作人员做好消毒、灭菌工作。

（5）负责科室成本管理，做好仪器设备、耗材、药品和办公用品等物品的管理，每月按计划申领，合理利用医疗资源。

（6）负责制定科室各层级护理人员培训及考核计划，组织实施并定期检查。

（7）负责进修护士、规培护士和专科护士学员的培训与考核，组织开展新业务、新技术和护理科研工作。

（8）明确本专科护理发展方向，培养本科室不同专业特长的临床护理专家。

（9）加强放射防护管理，有效落实放射防护措施。

（二）责任护士职责

（1）在护士长及上级护士的指导下开展工作。

（2）执行各项规章制度及技术操作规程，及时完成各项 CT 增强检查、MR 增强检查及介入手术护理工作，做好护理质量管理工作。

（3）做好每个检查室及科室药品的管理，及时检查、清理、补充各种物品并做好登记。

（4）负责各检查机器的卫生清洁及保养工作。

（5）准确执行医嘱，正确实施检查、用药和护理措施，及时观察记录患者反应。

（6）参与急危重患者抢救配合，熟练地使用各种急救器械及药品。

（7）参与护理科研和教学工作，协助护士长完成临床教学任务。

（8）落实患者安全防范措施，提供个性化的健康教育，实行优质护理。

（9）指导进修人员、规培人员工作，指导工人进行科室清洁卫生整理工作。

（10）按要求完成岗位培训与考核。

（三）导诊人员职责

（1）在本科室护士的指导下，根据病情和患者的具体情况及时安排患者检查，整理各类资料归档并做好导诊、会诊、登记工作。

（2）主动接待检查患者，加强巡视，及时安排患者检查；按需测量和记录患者生命体征；及时将患者有关情况报告护士；等等。

（3）非技术性护理工作，包括整理、清洁、维护各种护理仪器和用品，整理办公用品，等等。

（4）导医不得从事创伤性或侵入性及无菌性护理技术操作。

（5）具备突发事件应急能力、健康宣教能力。

（6）按要求完成岗位培训与考核。

（四）登记人员职责

（1）在本科室护士的指导下，根据病情和患者的具体情况及时登记患者检查情况，并做好一般患者的预约、登记工作。

（2）登记中发现任何问题及时将有关情况报告护士长等。

（3）维护好登记秩序，有序叫号，快速、准确进行登记等。

（4）具备突发事件应急能力，良好的沟通能力。

（5）按要求完成岗位培训与考核。

四、影像科护理人力资源配置

护理人力资源配置是指护理人力资源在医疗卫生机构，包括医院、社区卫生服务站等场所配置的为患者或客户提供耐心的护理所需的护士数量和类型，其目的在于提供恰当的护理人力，满足患者所需要的护理照护。护理人力资源配置不仅涉及护理人员的数量，还包括其他影响人员配置和护理安全的因素，如工作量的大小、工作环境的好坏、患者的复杂性、护理人员的技术水平和构成情况、成本效率及患者护理效果的联系等。与护理人力资源的合理配置相匹配的定义较少，美国教师联盟给出的定义是指在任何时间都可以提供数量相当、技术水平合理的护士以满足患者的需求，并且保持无风险的工作环境。

（一）护理人力资源配置原则

（1）满足患者需要原则。患者的护理需要是配置护理人员数量及结构的主要依据，同时要根据科室的实际情况进行综合考虑。

（2）管理结构原则。主要体现在护士群体的结构比例，包括不同学历和专业技术职称的比例。

（3）优化组合原则。依据不同年龄、个性特长等对护理人员进行优化，合理组合，充分发挥个人潜能，做到各尽所长、优势互补。

（4）经济效能原则。根据科室情况合理配置使用护理人员，在保证优质、高效的基础上减少人力成本的投入。

（5）动态调整原则。全院护理人员由护理部统一管理，根据科室患者及护理人员情况进行动态调配。

（二）护理人力资源调配原则

根据患者数量、护理工作量、突发公共卫生事件等情况，适时调整护理岗位人员。

（1）数量配置。根据各病区的专科特点和事件需要配置人员数量。一般可按 CT/MR 机的台数与所排班次护士人数按 1 ：1 的原则配备人员，各地区、各单位可根据自身实际情况进行调配。

（2）学历、职称层次配置。各科配备相应比例的主任护师、副主任护师、主管护师、护师、护士，并根据学历、资历、专业知识、技术水平和工作能力分配岗位。

（3）年龄层次的配置。老中青相结合，避免科内护士因年龄老化或者年轻化影响护理工作。

（三）护理人力资源调配方法

弹性安排护理人员，根据工作量合理安排人数及时间，如工作量相对较多的时间，可增加 1 名或 2 名护士；工作量相对较少的时间，可减少 1 名或 2 名护士。夜班、节假日期间，接收批量急诊或危重患者时，由值班护士通知护士长，护士长实施应急护理人力资源调配。病区内根据护理工作量、患者数量、危重患者人数实施分层次护士弹性排班。

（四）护理排班注意事项

（1）制定影像科排班的相关制度。为确保检查的顺利进行，制定详细的检查安排制度，包括工作时间、急诊检查安排、考核准入制度、检查配合流程、绩效考核分配制度、排班相关制度、留守值班规定、各班工作职责及岗位职责等。

（2）依据上述排班原则排班。按职称、年资、实际工作能力、经验和责任心等进行新老、强弱合理搭配。

（3）排班实行弹性工作制。可根据检查高峰时间或工作人员特殊需要弹性排班，以实现人力资源利用的最大化。

（4）按规定安排放射工作人员职业性健康检查，对存在职业危害的要根据身体情况申请调整工作岗位。

（5）考虑职业危害因素的影响。导致医务人员职业危害的是 X 线损伤。为体现以人为本，加强防护工作，规范安全操作流程，同时考虑适当减轻护理人员劳动强度，保证年休假的落实与按要求给予保健休假，劳逸结合。

五、人力资源紧急调配方案

特殊情况下（如工作量增大、抢救危重患者、当班护士因病不能上班等）人员不足时，可参照此制度合理调配人力，保证各项检查、治疗、护理能够及时、准确进行。

（1）工作日白天由护士长（护士长不在班时，由护理组长或高级责任护士负责）先行在科室内调整人员，如情况特殊或需较多人员，科室内无法调整时，应立即报告大科护士长，由大科护士长在大科内进行调配，个人必须以全局为重，服从安排。

（2）晚上遇特殊情况需解决人力时，值班护士接到增强扫描通知时应及时到位。如患者需要抢救，由患者所在的科室二线值班护士协助，如无法解决，二线值班护士向上一级汇报，值班护士向护士长汇报。

（3）遇节假日时，值班人员24小时接待急诊增强检查患者。如患者较多或情况特殊时，应立即通知护士长进行统一调配，并向科护士长报告。

第五节　影像科作业指导书

一、影像科 CT 室作业指导书

（一）目的

规范 CT 候检区管理，指引患者按照预约时间、指定的医疗区域接受适当的检查，及早发现患者潜在的安全隐患，积极采取有效的防范措施及救护措施，保障患者安全。

（二）适用范围

适用于影像科护士对等候检查患者进行 CT 增强检查的工作指导。

（三）管理要求

1.护士行为规范

（1）提前10分钟到岗。

（2）执行护士条例，无护士职业资格证书者不能单独上岗。

（3）无辐射安全和防护培训考核合格证者不能单独上岗。

（4）护士仪表仪容符合要求。

2.区域管理

（1）提前做好 CT 增强检查前准备工作。

（2）护士坚守岗位，临时离开有去向标识。

（3）工作台桌面干净整齐，无私人物品。

（4）做好就诊患者分流，维持就诊秩序，保持候检区域安静整洁。

（5）避免大声喧哗。

3.患者身份识别

（1）采用反问式核对患者信息。

（2）接诊患者时，查看电脑信息和导诊条或登记条形码。

4.CT 增强检查的安全管理

（1）核查患者信息。采用反问式核对患者信息，核查电脑信息和导诊或登记条形码。

（2）对就检患者基本情况进行评估。

（3）对就检患者进行高风险筛查，对高风险患者优先处置。

（4）对比剂使用前进行药品不良反应（adverse drug reaction，ADR）风险评估。

（5）使用高压注射器前对患者进行外渗风险的评估。

（6）护士经常巡视、观察患者。

（7）护士知晓应急预案与处理程序，并做好一切应急准备。

（8）提供便民服务措施。

5. 物品、药品管理

（1）物品、药品摆放有序，标识清楚，无过期。

（2）专人管理，有检查记录，近效期药品有监控。

（3）物品、药品分别放置，区域合理划分。

（4）高危、易混淆药品有醒目警示标识，分开放置。

6. 消毒隔离

（1）严格执行无菌技术操作规程。

（2）操作时做到"一人一针一管一巾一带"。

（3）医疗废物按要求分类收集、管理。

7. 仪器、设备的管理

（1）专人负责，建立账目，账物相符。

（2）定期检查，性能良好。

（3）定位放置，标识清楚，接线不凌乱。

（4）仪器、设备出现故障应立即报告或处置。

二、影像科磁共振室作业指导书

（一）目的

规范磁共振候检区管理，指引患者在正确的时间、正确的医疗区域接受适当的检查，及早发现患者潜在的安全隐患，积极采取有效的防范措施及救护措施，保障患者安全。

（二）适用范围

适用于磁共振室护士对待检患者进行磁共振增强检查的工作指导。

（三）管理要求

1. 护士行为规范

（1）提前十分钟到岗。

（2）执行护士条例，无护士执照者不能单独上岗。

（3）护士仪表仪容符合要求。

（4）手机仅用于工作联系。

2. 区域管理

（1）提前做好磁共振增强检查前准备工作。

（2）护士坚守岗位，临时离开有去向标识。

（3）工作台桌面干净整齐，无私人物品。

（4）做好就诊患者分流，维持就诊秩序，保持候检区域安静整洁。

（5）避免大声喧哗。

3. 患者身份识别

（1）采用反问式核对患者信息。

（2）接诊患者时，查看电脑导诊条或影像科电脑登记条形码。

4. 磁共振增强检查的安全管理

（1）核查患者信息。采用反问式核对患者信息，核查电脑信息和导诊条或登记条形码。

（2）掌握磁共振检查的禁忌证，做好安全防范。

（3）对就检患者基本情况进行评估。

（4）对就检患者进行高风险筛查，对高风险患者优先处置。

（5）对比剂使用前进行 ADR、外渗风险评估。

（6）提供便民服务措施。

（7）护士经常巡视候检患者及观察检查后患者。

（8）护士知晓各种应急预案与处理程序并做好一切应急准备。

5. 物品、药品管理

（1）物品、药品摆放有序，标识清楚，无过期。

（2）专人管理，有检查记录，近效期药品有监控。

（3）物品、药品分别放置，区域合理划分。

（4）高危、易混淆药品有醒目警示标识，分开放置。

6. 消毒隔离

（1）严格执行无菌技术操作规程。

（2）操作时做到"一人一针一管一巾一带"。

（3）医疗废物按要求分类收集、管理。

7. 仪器、设备的管理

（1）专人负责，建立账目，账物相符。

（2）定期检查，性能良好。

（3）定位放置，标识清楚，接线不凌乱。

（4）仪器、设备出现故障应立即更换。

三、影像科 DSA 护理评估作业指导书

（一）目的

规范介入手术室管理，防范潜在护理安全隐患，积极采取有效的防范和救护措施，保证患者的介入手术安全，提高护理质量。

（二）适用范围

适用于影像科 DSA 介入治疗室手术护士对患者进行手术管理的工作指导。

（三）常见的不安全因素

（1）手术患者、手术部位的错误。

（2）手术患者接送过程发生坠床和跌伤。

（3）手术体位不当发生压疮。

（4）手术中输液、输血、用药错误。

（5）手术物品清点数量不符。

（6）手术设备、设施使用不当。

（7）手术过程中发生意外，抢救不及时导致的错误。

（8）手术室因管理不善引起的穿刺点渗血感染。

（四）手术安全管理防范措施

1. 术前评估

（1）手术室环境评估：室内温度、湿度、灯光、环境清洁、安全。

（2）急救药品、物品评估：药品齐全、物品性能完好处于备用状态。

（3）手术物品准备评估：无菌包、手术器械、手术所需物品。

2. 患者基本情况

（1）核查患者信息。采用反问式及手腕带核对患者信息，核查电脑信息。

（2）生命体征是否平稳。

（3）神志：清醒、淡漠、昏迷、昏睡等。

（4）肢体活动度：正常、单侧肢体活动障碍、两侧肢体活动障碍等。

（5）皮肤的评估：有无潮红、压疮、溃疡等。

（6）有无管道：尿管、引流管、胃管、气管插管等。

（7）检查相关手术同意书，术前医嘱执行情况等。

（8）既往病史、过敏史。

3.ADR 风险评估

（1）既往使用对比剂有无过敏史。

（2）对手术患者进行高风险评估，筛查高风险患者。

（3）了解有无使用对比剂高危因素：甲亢、糖尿病、肾病、肾功能不全、心脏病、高血压、高龄等。

（4）护士知晓患者安全管理应急预案与处理程序并有运用能力。

4. 术中评估

（1）观察患者术中生命体征、尿量、输液情况。

（2）评估术中并发症：出血、栓塞、药物不良反应。

（3）评估各种管道的通畅程度，有无脱落、打折等。

5. 术后评估

（1）评估患者心理、生命体征、神志情况、皮肤完整性、肢体活动度。

（2）评估伤口情况：观察穿刺部位有无渗血、肿胀。

（3）评估包扎绷带有无脱落，包扎肢体的脉搏搏动及皮肤颜色、温度情况。

（4）评估引流液及尿液的性质及量，观察是否通畅，有无打折扭曲。

（5）评估有无对比剂的迟发过敏反应。

6. 物品、药品管理

（1）物品、药品分别放置，区域合理划分，摆放有序，标识清楚，无过期。

（2）专人管理，有检查记录，有近效期药品监控登记。

（3）高危、易混淆药品有醒目警示标识，分开放置。

7. 仪器、设备管理

（1）专人负责，建立账目，账物相符。

（2）定期检查，保持性能良好，处于备用状态。

（3）定位放置，标识清楚，接线不凌乱。

（4）仪器、设备每天使用完毕清洁消毒归位放置，出现故障应立即维修或更换。

8. 消毒隔离

（1）严格执行无菌技术操作规程。

（2）医疗废物按要求分类收集、管理。

（3）指导手术医生执行外科洗手。

第六节　影像护理教学管理

一、教学目标

　　随着医学影像检查技术的日益成熟，对比剂增强检查已成为协助临床医生诊断的可靠依据，影像科护理工作划分也更加细化，影像科服务面对不同病种的患者、不同人群，应急情况相对较多。因此，影像科护理需制定适合本科室专业的护理培训模式和学习计划，内容涵盖专业的标准化服务流程，影像护理专业理论知识、急救专业知识，护理技能操作培训、应急预案培训、影像科质控培训，影像科各种检查的适应证和禁忌证，影像科设备的分布和设备种类，各种常用仪器的操作和故障排除、健康教育等。按护理能力分层，针对不同层级进行专业培训，并开展多方面、多学科的专科护理培训，促使护理队伍朝着影像的专业化领域发展，使护理人员的综合专业能力及服务内涵得到提升，以标准化的优质的护理服务、熟练的技术操作水平以及丰富的影像专科知识应用到影像护理实践工作中，促使影像护理向专科化方向发展。

二、教学要求

　　（1）为了更好地使护理人员在影像科专业知识方面得到发展及提升，影像科设专人负责管理护理培训的实施与考核，护士长定期对护理培训的效果进行评估。

　　（2）护理培训师需要通过考核才可以胜任教学任务，其中考核内容包括专业授课、技能考核，由科室人员投票，最后由护理部审批通过。

　　（3）护理培训师的工作职责。

　　①根据护理人员层级制订年度护理培训计划，包括层级为 N0–N1–N2–N3–N4 的护理人员培训计划、规培护士年度培训计划、进修护士年度培训计划、专科护士培训计划、岗前培训计划、休假 / 离岗＞ 3 个月的培训计划。

　　②护理培训内容涵盖影像科工作流程、优质护理服务、护患沟通、质量持续改进培训、仪器使用、技能操作、急救技能、应急预案、影像科专业知识、辐射防护、儿童照护等。

　　③授课人员资质要求为 N2、N3、N4 护理人员或外聘人员等。

　　④每堂护理培训授课要记录授课内容。护理培训后，参加培训人员认真签字，对护理人员值班无法参加培训时，次日补训后签字。

　　⑤每堂护理培训授课均留存培训资料存档。

　　⑥每堂授课结束后，留存护理培训课件，以便护理人员学习。

⑦根据当月护理培训内容安排考试，根据培训内容选择不同的考核方式，如理论考核、技能考核和口头提问等。

⑧考核完毕后统计分数，对于考核不合格的护理人员给予一次补考机会。每季度对考试试卷进行分析，记录护理人员对培训知识的掌握程度，对知识掌握相对薄弱的护理人员要加强指导学习。

三、规培护士要求

（1）严格遵守科室规章制度，严格执行考勤制度，认真履行规培护士职责，如有突发情况不能到岗者，需提前向护士长申请。

（2）熟悉影像科服务环境，服务态度端正。规培期间服从护理带教老师的安排和学习，做任何操作前需经带教老师同意，并在带教老师的指导下完成，如有疑问及时询问带教老师。

（3）掌握影像科的检查工作流程，掌握影像检查的适应证及禁忌证。

（4）熟练影像科常用的护理技能操作，如留置针穿刺等。

（5）熟练掌握影像科常用仪器的使用和操作流程，如高压注射器的使用等。

（6）掌握对比剂过敏性休克抢救流程，如遇突发情况，需在带教老师的带领下参与患者抢救工作。

（7）积极参加科室安排的护理培训授课，课堂中做好授课内容的记录，培训后签字。

（8）为指导和加强规培护士的理论知识学习，每周带教老师针对规培护士所学内容进行提问，并做出评分。

（9）规培护士出科前组织理论及技能考核，考核不合格者给予一次补考机会。

（10）规培护士出科前完成本科室实习小结，由护士长或带教老师进行评价签字。

（11）出科前，组织规培护士对带教老师的教学能力进行评分，并留下宝贵建议，以促进科室培训工作的改进与开展。

四、进修护士要求

（1）遵守医院进修护士规定，遵守科室规章制度，严格考勤制度，如遇到特殊情况须向护士长说明。

（2）熟悉影像科工作环境，掌握影像科检查的适应证及禁忌证。

（3）具有良好的服务理念，使用文明用语，服务态度端正。

（4）掌握影像科仪器设备使用和技能操作。

（5）爱护影像科仪器，在带教老师同意及指导下进行操作。

（6）参与科室组织的培训，理论和操作考核每月不少于4次，并参与相应的考核。

（7）进修时间超过或等于3个月的，需填写进修护士培训记录和总结。

第七节 影像科医生、技术与护理一体化管理

影像科主要由诊断、技术、护理三部分组成，其中影像技术与护理工作内容具有一定的相关性和交融性，其配合的好坏将直接影响检查的速度、质量、安全与效率。而患者使用对比剂后出现的不良反应，医生、技术、护理三者直接的相互协调配合，可以提高抢救的成功率。

实施医生、技术、护理一体化管理可以使三者间质量管理、绩效考核、排班方式、教学、科研等方面的接轨，可达到三者质量管理与奖惩同步、人力资源共享、业务水平互补互助、科研水平共同提高的目的。而通过执行闭环式质量管理，医生、技术、护理岗位质量控制环环相扣、互相监控，责任落实到每一个点、每一个人，以点代面，全面提升工作效率。通过一体化管理，能够及时暴露所存在的问题，采取有效的措施予以重点解决。

实施医生、技术、护理一体化层级管理，加强了科主任、护士长、技术管理主任的沟通交流，将工作职责分层为全责与辅助，构建起完备的层级管理模式，提高协调能力、应变能力和沟通能力。医生、技术、护理一体化管理能有效加强三者间合作与沟通，凝聚团队精神，保证各环节运行畅通。

第十章 对比剂的安全管理

以医学成像为目的，将某种特定物质引入人体内，以改变机体局部组织的影像对比度，这种被引入的物质称为"对比剂"，过去又称"造影剂"。根据影像学检查方法，可将对比剂分为X线对比剂、MRI对比剂和超声对比剂。

第一节　概述

一、X线对比剂

（一）对比剂分类

X线对比剂的分类方式有多种，可根据对比剂的效果、使用途径、渗透压等进行分类。

1.根据效果分类

临床上，常根据对比剂的效果将其分为阴性对比剂和阳性对比剂。

（1）阴性对比剂。阴性对比剂是一类密度低、吸收X线少、原子序数低、比重小的物质。X线照片上显示为密度低或黑色的影像，一般为气体，常用的有空气、氧气和二氧化碳。它们的差别主要在于溶解度不同，空气溶解度小，二氧化碳溶解度大，氧气溶解度介于空气与二氧化碳之间。此类对比剂常用于直接注入体腔形成双重对比，如膀胱双造影、胃肠道双造影等。

（2）阳性对比剂。阳性对比剂是一类密度高、吸收X线多、X线衰减系数大、原子序数高、比重大的物质。X线照片显示为高密度或白色的影像。阳性对比剂有医用硫酸钡剂和碘对比剂2种。钡剂是胃肠道X线检查的理想对比剂；碘对比剂目前使用的主要是有机碘，临床主要用于血管造影、胃肠道造影与非血管部位的造影等。

2.根据使用途径分类

（1）血管内注射对比剂。为水溶性含碘对比剂，利用碘的高X线吸收特点，提高组织对比度。主要有静脉注射和动脉注射两种给药途径。

（2）椎管内注射对比剂。穿刺后将对比剂注入蛛网膜下腔，可做椎管和脑室造影，目前使用少。

（3）胃肠道使用对比剂。X线胃肠道检查用的阳性对比剂主要是钡剂，可口服，也可从肛门注入灌肠。

（4）腔内注射对比剂。如用于膀胱造影、尿道造影、盆腔造影、胸膜腔造影等。

（5）胆系对比剂。经过胆系排泄碘制剂的对比剂，可在胆管内呈高密度的影像。

3. 根据碘的化学结构分类

（1）离子型对比剂。溶液中有离子的对比剂。

①离子单体：常用的有复方泛影葡胺等。

②离子二聚体：常用的有碘克酸等。

（2）非离子型对比剂。溶液中无离子的对比剂。

①非离子单体：常用的有碘海醇、碘普罗胺等。

②非离子二聚体：常用的有碘克沙醇等。

4. 根据渗透压分类

正常人体血浆渗透压为 313 mmol/L。

（1）高渗对比剂。主要是离子单体对比剂，如复方泛影葡胺等。渗透压是血浆渗透压的 5～8 倍（1500～2100 mmol/L）。高渗对比剂的不良反应较多，目前临床极少应用。

（2）次高渗对比剂。主要是离子二聚体对比剂（碘克酸）和非离子单体对比剂（如碘海醇、碘帕醇、碘普罗胺、碘佛醇等）。次高渗对比剂的渗透压仍高于血浆渗透压的 2～3 倍，因不良反应少，安全性明显提高，临床应用广泛。

（3）等渗对比剂。主要是非离子二聚体对比剂（碘克沙醇），渗透压在 300 mmol/L 左右，与人体血浆渗透压相当。等渗对比剂不良反应极少，安全性最高，但因价格较高，临床应用受到一定的限制。常用碘对比剂的理化性质见表 10-1。

表 10-1 常用碘对比剂的理化性质

分类	结构	通用名	分子量（MW）	碘含量（mg/ml）	渗透压［mOsm/（kg·H_2O）］
第一代（高渗对比剂）	离子单体	泛影葡胺 diatriazoate	809	306	1530
第二代（次高渗对比剂）	非离子单体	碘海醇 iohexol	821	300 350	680 830
		碘帕醇 iopamidol	777	300 370	680 800
		碘普罗胺 iopromide	791	300 370	590 770
		碘佛醇 ioversol	807	320 350	710 790
		碘美普尔 iomeprol	777	400	726
	离子二聚体	碘克酸 ioxaglate	1270	320	600
第三代（等渗对比剂）	非离子二聚体	碘克沙醇 iodixanol	1550	320	290

（二）使用注意事项

1. 气体对比剂

最常用的气体对比剂是空气，虽安全性较高，但若注入压力过大，偶可造成胃肠道破裂。对于长时间的小儿肠套叠、肠缺血坏死，注入大量空气可增加肠道内压力而致肠道破裂，应用中需加以注意。

2. 钡剂

钡剂造影一般较安全，但仍需注意以下要点。

（1）禁忌证。食管气管瘘、近期内有食管静脉破裂大出血、肠穿孔风险、明确肠道梗阻等的患者禁止吞钡剂或行钡剂灌肠、排粪造影检查。

（2）防误吸。据文献报道，吞咽困难、肿瘤所致食管梗阻、食管异物阻塞、胃食管反流、有近期食管手术史、打嗝和呕吐，以及婴幼儿、老年人等为钡剂误吸高危因素和高危人群。

3. 碘对比剂

（1）绝对禁忌证：甲状腺功能亢进未行治疗者。

（2）高危人群。

①既往使用碘对比剂出现中、重度不良反应者。

②不稳定性哮喘者。

③糖尿病，特别是糖尿病合并肾病者。

④使用肾毒性药物或其他影响肾小球滤过率的药物，或肾功能不全者。

⑤心肺疾病者：高血压、肺动脉高压、充血性心力衰竭等。

⑥痛风者。

⑦有其他药物不良反应或过敏史者。

⑧脱水或血容量不足者。

⑨血液疾病者：镰状细胞性贫血、红细胞增多症和多发性骨髓瘤。

⑩高胱氨酸尿症者。

⑪甲状腺功能亢进症处于治疗康复期者，需咨询内分泌科医师是否可用，若可用则建议使用能满足诊断需要的最低剂量，并注意密切观察。

⑫特殊人群，如70岁以上老人、新生儿、婴幼儿、妊娠期妇女和哺乳期妇女等。

（3）药物使用。

①选择。根据多项研究结果及国际指南推荐，使用非离子型次高渗或等渗碘对比剂。

②剂量。在满足成像及诊断的前提下，使用最小剂量的碘对比剂，最大使用剂量可参考 Cigarroa 计算公式：$[5(\mathrm{ml}) \times$ 体重（kg）/ 血清肌酐（mg/dl）]（总量不超过300 ml）。

③过敏试验。原则上不推荐进行，除非产品说明书注明特别要求。

④处理。存放条件必须符合产品说明书要求，使用前建议加温至 37 ℃，可放置在恒温箱中。

二、MRI 对比剂

根据在体内的分布、磁化强度、组织的特异性及化学结构分为多种类型。其中，钆螯合物为最常用的 MRI 对比剂，其作用主要是缩短 T1 弛豫时间效应，血供越丰富的组织器官对比剂的浓度越高，因此 T1 增强效应越明显；超顺磁性氧化铁对比剂主要作为肝网状内皮系统的定向对比剂，用于肝恶性肿瘤的诊断；肝细胞特异性对比剂，既能通过细胞外间隙产生 T1 增强效应，使肿瘤因血管丰富而增强明显，又能在延迟 20 ～ 40 分钟后被正常肝细胞摄取，从而增加如肝细胞癌等肿瘤的诊断与鉴别诊断信息。

使用时注意事项如下。

（1）需特别注意的情况。《磁共振成像安全管理中国专家共识》指出，目前尚无明确的标准来预判哪些受检者最易出现对比剂不良反应，但以下情况需特别注意。

①曾发生过 MRI 对比剂不良反应者。

②过敏体质者是发生钆对比剂过敏的高危人群，与无过敏体质者相比，其风险增加 2.0 ～ 3.7 倍。

③严重肾功能不全者。使用钆对比剂有发生肾源性系统性纤维化的风险，这是 MRI 对比剂使用后最为严重的后果，受到临床的极大关注。

④即将进行或近期完成肝移植术或有慢性肝病者；如存在任何程度的肾功能不全，发生肾源性系统性纤维化的风险也大大提高。

⑤小儿与老年人，糖尿病、心脏病、肾病与焦虑症等患者慎用。

⑥患者系统功能极度衰竭、支气管哮喘及重度肝肾功能障碍者，原则上禁用。

（2）近年来，钆对比剂体内沉积的问题日渐受到重视。钆在脑内、骨骼、皮肤中的沉积程度与总剂量有关。其中，线性对比剂更易出现脑内沉积。虽然目前尚无证据表明沉积存在任何有害风险，但各国放射学界均十分关注，建议应合理谨慎使用钆对比剂，并重视追踪观察。

三、使用总体目标

各类对比剂使用的总体目标：①确保符合其适应证与适用于该类患者；②权衡检查的利弊与不良反应的可能性；③提高诊断的精确性和治疗效果；④做好不良反应的应对准备。

四、安全管理流程

此处以碘对比剂为例，供参考。

（一）评估受检人群

明确患者是否有对比剂的使用禁忌证与高危因素。

（二）取得知情同意

告知患者对比剂使用的适应证、禁忌证、可能发生的不良反应和注意事项，耐心解答患者及家属的疑问，指导其签署"CT增强检查知情同意书"。

（三）药物

（1）选择。根据多项研究结果及国际指南，推荐使用非离子型次高渗或等渗碘对比剂，不推荐使用离子型高渗对比剂。

（2）剂量。在满足成像和诊断的前提下，使用最低剂量的碘对比剂。最大使用剂量可参考 Cigarroa 计算公式：$[5(ml) \times 体重（kg）/ 血清肌酐（mg/dl）]$（总量不超过 300 ml）。

（3）过敏试验。原则上不推荐进行碘对比剂过敏试验，除非产品说明书注明特别要求。

（4）处理。存放条件必须符合产品说明书要求，使用前建议加温至 37 ℃，可放置在恒温箱中。

（四）水化

结合患者病情，选择正确的水化方案。建议在使用碘对比剂前 6 ～ 12 小时至使用后 24 小时内进行，具体参见《碘对比剂使用指南》（第 2 版）。

（五）输注通路的建立

1. 输注工具

建议使用耐高压留置针或耐高压注射型 PICC（血管条件实在不允许的情况下才使用）。

（1）耐高压留置针。先抽回血，确定针头在血管内，并用含 0.9% 氯化钠的预充式导管冲洗器进行预冲后再注射药物。

（2）耐高压注射型 PICC。

①先检查 PICC 穿刺点刻度，防止高压注射时的突然移位而引起上腔静脉损伤。

②高压注射前先抽回血，以脉冲方式冲洗导管，再静脉团注。

③输注速率不宜超过 5 ml/s（以产品说明书为准），加压注射器最大压强不超过 300 psi（磅 / 平方英寸）。

2. 血管

（1）选取粗、直、弹性好且活动度较小、易于固定的血管，如头静脉、肘正中静脉、贵要静脉等，尽量避开静脉瓣及有瘢痕、炎症与硬结等处的静脉。

（2）接受乳房根治术和腋下淋巴结清扫术者应选健侧上肢进行穿刺。

（3）在进行头颈 CTA 检查时，与左上臂相比，经右上臂静脉注射对比剂可减少对比剂残留与伪影的形成，以获得更好的图像质量。建议在无特殊情况下（如右上臂静脉局部皮肤感染、右胸部肿瘤等疾患术后等），使用右上臂静脉注射，以提高图像质量与诊断效果。

3. 穿刺原则

（1）穿刺针、注射器等物品应一人一用，避免在同一部位多次穿刺，一次性使用的医疗器械不应重复使用。

（2）穿刺与维护时应严格遵循无菌原则。

（3）操作前后应遵循《医护人员手卫生规范》（WS/T 313—2019），不应以戴手套取代手卫生。

（4）穿刺与维护时选择合适的皮肤消毒剂，压脉带扎于穿刺点上方 10 cm 处，以穿刺点为中心，消毒范围不能小于 8 cm，至少消毒 2 遍，或遵循消毒剂的使用说明书进行消毒，待自然干燥后方可穿刺。

4. 正确固定

以穿刺点为中心，用无菌透明敷贴无张力竖向或横向固定，将隔离塞完全覆盖，用胶带辅助固定隔离塞，妥善固定延长管及预充式导管冲洗器或 5 ml 注射器。

5. 标识清晰

在透明敷料上标注穿刺日期、时间和操作者姓名，并告知患者注意事项。根据穿刺情况对输注外渗风险进行评估并予以标识，便于警示和观察。

（六）输注中的护理

（1）核对。再次核对患者基本信息（姓名、年龄、性别、检查部位、检查方式等）。

（2）沟通。指导患者根据检查部位取合适的体位，告知患者注意事项，如配合呼吸、避免咳嗽，以及可能出现的正常反应与不良反应等，给予患者心理安慰。

（3）连接。连接高压注射器管路，排气，确认高压注射器管道无气泡，再连接患者的静脉通道。护士先手动试水，再高压试水。做到"一看、二摸、三感觉、四询问"，确保高压注射器与血管管路通畅和安全。

（4）指导。分步骤指导患者配合检查，强化训练，给予患者鼓励和安抚。

（5）设置。根据患者的年龄、体重指数、检查部位、血管情况及对比剂浓度设定最佳剂量和输注速率。

（6）观察。输注对比剂时密切观察患者有无局部或全身症状，做到及时发现、及时处理，防止不良反应的发生。观察对比剂进入人体后增强图像的动态，减少外渗发生。

（7）分离。检查结束后询问患者的情况，观察患者有无不适，先夹闭留置针封管夹，再断开高压注射器连接管。

（七）健康宣教

（1）指导患者在观察室休息30分钟，如有不适及时告知医护人员；医护人员定时巡视，询问患者有无不适，及时发现不良反应并处理。

（2）指导患者多饮水（每小时不少于100 ml），以利于对比剂排出，可通过尿液颜色来简单判断水化是否充分，预防对比剂引发的肾脏疾病。

五、常见不良反应及处理方案

多项研究显示，目前MRI对比剂与超声对比剂等不良反应的发生率一般较低。关于对比剂引起的不良反应，可采取以下几个方面进行预防与处理：①严格遵守对比剂使用原则；②严格进行风险评估；③注射时密切观察患者情况；④结束后要求患者留观30分钟；⑤配备完善的急救设备与流程（图10-1）。若出现不良反应，则针对每种特定反应进行对症处理，并参照碘对比剂不良反应处理措施进行救治。具体处理方案源于《碘对比剂血管造影应用相关不良反应中国专家共识》。若患者的过敏表现为无应答或心搏骤停，则立即按照心肺复苏流程进行抢救。

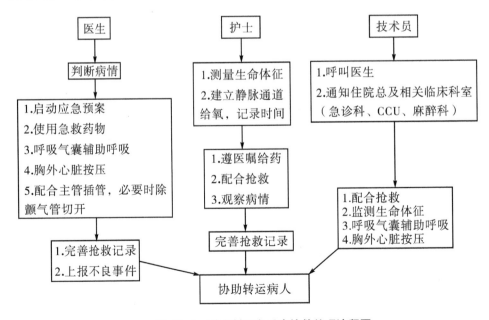

图 10-1 对比剂不良反应抢救处理流程图

第二节 急救管理

随着现代医学的迅速发展，影像检查在临床中的应用越来越广泛，尤其是 CT 增强扫描已成为影像检查和诊疗的重要方法。作为影像科的护理工作者，不仅要熟练掌握临床基础护理知识及操作技能，而且要结合影像科的工作特点，掌握影像专业的相关护理理论知识和技术操作，以认真严谨的工作态度预防可能发生的医疗安全事故。要具备独立处理各种应急情况的本领，迅速准确地处理检查中发生的危急情况，尤其是碘对比剂不良反应的抢救，以确保影像科整体工作的顺利进行。

一、急救原则

患者在影像检查治疗中突发紧急情况时，以抢救患者生命为首要原则。需要医务工作者迅速、准确地做出病情诊断及处理。

二、突发事件的应急预案

影像科的护理工作具有很强的不确定性，患者病情不一，随时都可能出现意外，因此护理人员首先要有高度的责任心，要细心和耐心，善于与患者进行沟通交流并注重细节，对患者的病情进行敏锐观察，并果断进行判断。其次，护理人员要严格遵守相关的操作流程与规则，学会并掌握急救方法，对发生的不良反应要做到及时而准确地处理，保证患者在检查过程中的生命安全。在护理过程中，要注意语气的亲和及动作的轻柔，使患者充分信任自己的技术，为患者创造一个和谐安全的检查环境。最后，护理人员还要掌握新知识，结合实际有所创新，取得良好的护理效果。

（一）碘对比剂急性不良反应的应急预案

1.定义

对比剂注射后 1 小时内出现的不良反应。

2.临床表现

（1）轻度反应。CT 增强检查不良反应中最常见的一种，有全身热感与发痒，少量红疹，头痛头晕，结膜充血，喷嚏咳嗽，恶心呕吐等，但生命体征如血压、脉搏、心率、呼吸等基本正常。

（2）中度反应。全身出现荨麻疹样皮疹，眼睑、面颊及耳部水肿，胸闷气急，呼吸困难，发声嘶哑，肢体抖动，生命体征出现血压升高、呼吸急促、脉搏增快等现象。

（3）重度反应。面色苍白，四肢青紫，手足厥冷，手足肌痉挛，呼吸困难，血压骤降，心搏骤停，知觉丧失，大小便失禁等，生命体征消失并出现室颤或者无脉性室性心动过速。

3. 预防措施

（1）对比剂选择。建议使用非离子型碘对比剂。

（2）水化。建议在使用碘对比剂前6～12小时至使用后24小时内，对患者给予水化。

①水化的可能机制。增加肾血流量；降低血管紧张素系统的活性；降低对比剂相关的血液黏度和渗透性；等渗性生理盐水可扩充血管内容积；碳酸氢钠可使肾小管内的液体碱性化，从而降低肾小管损害。

②水化的方法。

A. 静脉内给药：推荐在注射对比剂前6～12小时静脉内补充0.9%生理盐水，不少于每小时100 ml；注射对比剂后亦应连续静脉补液，不少于每小时100 ml，持续24小时；提倡联合应用静脉补液与口服补液以提高预防对比剂肾病的效果。

B. 口服补液：推荐在注射对比剂前4～6小时开始，持续至使用对比剂后24小时，口服水或生理盐水，不少于每小时100 ml。

（3）加温。对比剂使用前加温至37 ℃。

（4）不推荐使用预防性用药。

（5）与患者沟通。对于精神紧张、恐惧的患者，医务人员应该热情接待患者及其家属进行登记预约。可开展专人心理疏导工作，使用心理学干预技术对患者焦虑紧张的原因进行分析。用患者可以理解的语言解释CT增强检查的目的、意义、操作过程及检查中可能出现的各种不良反应，解答患者及家属的疑问。要如实告知患者X线穿透人体会产生一定的生物效应，但不会在体内残留射线，X线检查的优势在于及早诊断和治疗疾病，进行X线检查操作的医务人员都经过严格的培训。给予患者心理支持，有助于消除患者紧张恐惧的情绪。

（6）需详细询问病史，所有增强扫描的患者都有可能发生不良反应，要严格掌握对比剂注射的禁忌证。对于高危人群，如年龄65岁以上、体质极度虚弱、肺气肿、严重心功能不全、高血压、长期糖尿病等患者，应积极与临床医师及影像科医师协商，决定是否继续做增强检查及使用何种对比剂进行检查，需特别仔细地权衡检查的利弊。

（7）影像科要建立突发医疗事件处理流程，时刻准备碘对比剂过敏反应的抢救药品、物品及器械，并确保其处于完好备用状态。常用药品有地塞米松、苯海拉明、肾上腺素、氢化可的松、异丙嗪、升压药、呼吸兴奋药、氨茶碱、葡萄糖及生理盐水等。物品有听诊器、血压计、吸痰器、氧气瓶、简易人工呼吸气囊、除颤仪和开口器等。

（8）建立绿色急救通道。与急诊室或其他临床相关科室共同建立针对碘对比剂不良反应抢救的应急快速增援机制，确保不良反应发生后，在需要的情况下，临床医师能够及时赶到抢救现场进行抢救。

（9）所有增强扫描患者检查结束后需在观察室观察30分钟（90%的不良反应在增强扫描后的30分钟内发生），无不良反应方可拔除静脉穿刺留置针并离开CT观察室。患者离开时嘱其多喝水，不适随诊。

4.处理方法

（1）轻度反应。让患者安静休息，呼吸新鲜空气或低流量给氧，大量饮水或遵医嘱给予静脉注射地塞米松10 mg。严密观察60分钟后，确认患者安全方可让患者离开。

（2）中度反应。建议皮下注射肾上腺素0.3～0.5 mg，静脉注射地塞米松10 mg；面罩吸氧，保暖；喉头水肿者，用地塞米松5 mg加肾上腺素1 mg作喉头喷雾喷喉；密切观察患者的脉搏、呼吸、血压的变化，病情稳定后转相关临床科室继续观察治疗。

（3）重度反应。立即通知急诊科和相关科室参加抢救；临床医师到达现场前，影像科检查室的医护人员应判断患者的意识和呼吸情况，测量血压、心率等，开通静脉通道，保持呼吸道通畅，高流量面罩吸氧，立即肌内、皮下或静脉注射0.1%肾上腺素0.5～1.0 mg，心跳停止者立即进行心肺复苏。待病情稳定后，尽快送往相关科室继续观察治疗。及时做好抢救记录。

碘对比剂迟发性不良反应的处理措施和对症治疗，与其他药物引起的不良反应的治疗相似。血管外应用碘对比剂，即对比剂经血管外各种通道输入，如有可能被吸收而进入血液循环，产生与血管内用药相同的不良反应或过敏反应，建议采取与血管内应用对比剂相同的预防与处理方法。

（二）呼吸方面症状的应急预案

（1）主要表现。呼吸急促、呼吸抑制、呼吸停止。

（2）吸氧治疗是所有治疗的基础，大多数紧急状况首先出现呼吸症状。

（3）缺氧耐受的时限非常短，一般为4～6分钟。呼吸应该是首先要解决的问题，简单的呼吸问题可以通过简单的方法很快解决。

（4）处理原则。保证充分氧合、维持循环平稳。迅速通过SpO_2以及面色初步判断缺氧程度。检查患者意识是否清醒，能否沟通及配合。自主呼吸能自行维持氧合者，可采用鼻导管给氧或氧气面罩给氧；自主呼吸不能维持氧合者，第一时间给予面罩加压辅助通气，必要时放置口（鼻）咽通气管或气管插管，行环甲膜穿刺或切开。应用地塞米松、氢化可的松、肾上腺素、氨茶碱、β受体激动剂类等进行药物治疗，同时寻求相关科室的帮助。

（5）临床应用。

A. 喉头水肿的处理措施。

a. 正确评估与判断，及时发现喉头水肿征象（声嘶、呼吸困难、血氧饱和度下降），及时通知急诊科。

b. 上心电监护，监测生命体征和血氧饱和度。

c. 面罩加压给氧（每分钟 6～10 L）或简易呼吸器给氧。

d. 肌内注射肾上腺素（1：1000）。成人 0.5 ml（0.5 mg），必要时重复给药。儿童 6～12 岁，0.3 ml（0.3 mg）；6 岁以下，0.15 ml（0.15 mg）。

e. 必要时可用肾上腺素（1：1000）1 mg 加 0.9% 生理盐水 1 ml 稀释后喷喉，可暂时缓解黏膜水肿；氢化可的松 100～200 mg 加入 5%～10% 葡萄糖中静脉滴注。

f. 呼吸极度困难时，立即行环甲膜（环甲膜是甲状软骨与环状软骨交界处的一层空隙）穿刺，用 16 号针头，针头尾端向患者头部倾斜 45°。必要时请急诊科、麻醉科医生行气管插管或气管切开。

g. 严密观察呼吸、意识、面色、口唇颜色及血氧饱和度，并做好抢救记录（抢救发生时间，通知医师时间，医师到达时间，抢救措施和效果，医师离科时间、回访时间，预后）。

B. 支气管痉挛的处理措施。

a. 正确评估与判断，及时发现支气管痉挛征象（呼吸困难、血氧饱和度下降、声音异常），及时通知急诊科。

b. 上心电监护，监测生命体征和血氧饱和度。

c. 面罩加压给氧（8～10 L/min）或简易呼吸器给氧。

d. 给予 β_2 受体激动剂定量吸入（深吸 2 次或 3 次），如沙丁胺醇。

e. 血压正常时，肌内注射肾上腺素（1：1000）。成人 0.1～0.3 ml（0.1～0.3 mg）；儿童 0.01 mg/kg，最多不超过 0.3 mg。

f. 血压降低时，肌内注射肾上腺素（1：1000）。成人 0.5 ml（0.5 mg）。儿童 6～12 岁，0.3 ml（0.3 mg）；6 岁以下，0.15 ml（0.15 mg）。

g. 必要时遵医嘱适当加用氨茶碱治疗，低血压者不可使用氨茶碱。

h. 呼吸极度困难时，立即行环甲膜穿刺，必要时行气管切开。

i. 严密观察呼吸、意识、面色、口唇颜色及血氧饱和度，并做好抢救记录（发生时间，通知医师时间，医师到达时间，抢救措施和效果，医师离科时间、回访时间，预后）。

（三）循环方面症状的应急预案

1. 评估原则

首先要确定有无心脏方面的既往病史，如高血压病史、冠心病发作史、冠状动脉支架置入史等。检查心律及心率，测量血压，随时掌握血压变化情况。分析心律及心率与血压之间的关系并做针对性处理。

2. 心律与血压

首先看心律失常后血压能否维持在正常范围（或可接受范围）。

（1）心律失常后血压正常。暂不采取针对性处理措施，但必须保证血压正常，同时请专科紧急会诊。

（2）心律失常后血压下降。判断血压下降程度及速度，确定是否需要紧急处理。首选麻黄碱（10～15 mg/次）或多巴胺（1～2 mg/次），可重复给药1次或2次。上述药物无效或效果不佳，或确定为过敏反应时，可给予肾上腺素（2～4 µg/次，1支1 mg肾上腺素稀释入500 ml盐水，即成2 µg/ml），可重复使用，尤其过敏反应时需加大剂量。适当给予容量补充，专科紧急会诊。

（3）心律失常后血压升高。通常因情绪紧张所致，且既往有高血压病史。适当给予降压药控制血压，将血压控制在基础血压水平。尼卡地平（2 mg/支）稀释至10 ml，给药0.2 mg/次（1 ml/次）。硝酸甘油浸湿棉签后插入鼻腔，同时请专科紧急会诊。

3. 心率增快与血压

（1）心率增快与血压正常。首先看心率增快后血压能否维持在正常范围（或可接受范围）。心率≤120次/分，可暂不采取针对性处理措施；心率120～130次/分，应严密观察；心率＞130次/分，应控制心率，予艾司洛尔10～20 mg/次，可重复使用，保证血压正常，同时请专科紧急会诊。

（2）心率增快与血压下降。判断血压下降程度及速度，确定是否需要紧急处理。首选去氧肾上腺素（10 mg/支），稀释入100 ml生理盐水（0.1 mg/ml），每次给药0.1～0.2 mg/ml，可重复给药。适当给予容量补充，同时请专科紧急会诊。

（3）心率增快与血压升高。通常因情绪紧张所致，且既往有高血压病史。适当给予降压药控制血压，将血压控制在基础血压水平。尼卡地平（2 mg/支）稀释至10 ml，每次给药0.2 mg或1 ml，加用艾司洛尔，同时请专科紧急会诊。

4. 心率减慢与血压

（1）心率减慢与血压正常。首先看心率减慢后血压能否维持在正常范围（或可接受范围）。心率＞60次/分，可暂不采取针对性处理措施；心率50～60次/分，应严密观察；心率＜50次/分，必须处理，予阿托品0.3～0.5mg/次，可重复给药1次或2次，保证血压正常，同时请专科紧急会诊。

（2）心率减慢与血压下降。判断血压下降程度及速度，确定是否需要紧急处理。首选麻黄碱（10～15 mg/次）或多巴胺（1～2 mg/次），可重复给药1次或2次。上述药物无效或效果不佳时，可给予肾上腺素2～4 µg/次，可重复给药，适当给予容量补充，同时请专科紧急会诊。

（3）心率减慢与血压升高。风险最大，可能已经严重缺氧，并有可能随时心搏骤停。重点检查缺氧情况，确定并解决氧合相关问题，暂不考虑予药物控制血压。准备急救物品的同时请专科紧急会诊。

5.临床应用

（1）过敏性休克的处理措施。

①正确评估与判断，及时通知急诊科。

②平卧，抬高患者的双腿，为患者保暖。

③上心电监护，监测生命体征和血氧饱和度，氧气面罩给氧（6～10 L/min）。

④开通静脉通道，予 0.9% 生理盐水或乳酸林格液快速静脉补液。

⑤若静脉补液无效，则肌内注射肾上腺素（1∶1000）。成人 0.5 ml（0.5 mg），必要时重复给药。冠状动脉疾病患者或老年患者，使用较小剂量。儿童 6～12 岁，0.3 ml（0.3 mg）；6 岁以下，0.15 ml（0.15 mg）。儿童 6～12 岁，使用成人剂量的 50%；6 岁以下，使用成人剂量的 25%。

⑥必要时遵医嘱予地塞米松 10～20 mg 静脉推注，或氢化可的松 100～200 mg 加入 5%～10% 葡萄糖注射液静脉滴注。

⑦给予异丙嗪 25～50 mg 或苯海拉明 50 mg 肌内注射。

⑧必要时遵医嘱给予升压药多巴胺或重酒石酸间羟胺。

⑨严密观察病情变化，并做好抢救记录（抢救发生时间，通知医师时间，医师到达时间，抢救措施和效果，医生离科时间、回访时间，预后）。

（2）迷走神经反应的处理措施。

①正确评估与判断（低血压和心动过缓），及时通知急诊科。

②抬高患者双腿。

③接通心电监护仪器，监测生命体征和血氧饱和度，鼻导管给氧（每分钟 3～5 L）或面罩给氧（每分钟 6～10 L）。

④静脉注射阿托品 0.6～1.0 mg，必要时 3～5 分钟后重复给药，成人总剂量可达 3 mg（0.04 mg/kg）；儿童 0.02 mg/kg（每次最大剂量 0.6 mg），必要时重复给药，总剂量可达 2 mg。

⑤予 0.9% 生理盐水或乳酸林格液快速静脉补液。

⑥必要时或鉴别诊断困难时，遵医嘱按上述方法给予 H_1 受体阻滞剂或肾上腺素。

⑦严密观察病情变化，并做好抢救记录（抢救发生时间，通知医师时间，医师到达时间，抢救措施和效果，医师离科时间、回访时间，预后）。

6. 呼吸、心搏骤停的处理措施

心肺脑复苏的 3 个基本阶段：基础生命支持（basic life support，BLS）、高级生命支持（advanced life support，ALS）、持续生命支持（prolonged life support，PLS）。影像科应重点掌握基础生命支持，维持基本的通气和血液循环，为进一步抢救争取时间。快速采取 BLS 是心肺复苏成功的关键，也是保护大脑或脑复苏的先决条件。实施 BLS 的同时应用辅助设备和特殊技术，建立与维持更有效的通气和血液循环，需做到以下要点。

（1）正确评估与判断，及时发现呼吸、心搏骤停，通知急诊科。

（2）就地抢救，平卧，进行心肺复苏。

（3）肌内注射肾上腺素（1 : 1000）。成人 0.5 ml（0.5 mg），必要时重复给药。儿童 6 ～ 12 岁，0.3 ml（0.3 mg）；6 岁以下，0.15 ml（0.15 mg）。

（4）予 0.9% 生理盐水或乳酸林格液快速静脉补液。

（5）必要时遵医嘱予地塞米松 10 ～ 20 mg 静脉推注，或氢化可的松 100 ～ 200 mg 加入 5% ～ 10% 葡萄糖注射液静脉滴注。

（6）遵医嘱给予异丙嗪 25 ～ 50 mg 或苯海拉明 40 mg 肌内注射。

（7）血压低者，必要时遵医嘱给予升压药多巴胺或重酒石酸间羟胺。

（8）心率慢者，必要时遵医嘱给予阿托品 0.5 ～ 1 mg 静脉注射。

（9）必要时遵医嘱进行抗酸、脱水、保护脑细胞（头戴冰帽）等其他治疗。

（10）严密观察复苏效果，持续心电监护，监测生命体征及心电图情况，观察意识和瞳孔。

（11）做好抢救记录（通知医生时间，医生到达时间，抢救发生的时间，抢救措施和效果，医师离科时间、回访时间，预后）。原则上复苏成功后立即转移到急诊科或 ICU 进行高级生命支持治疗。

（四）影像科晕针的应急预案

1. 定义

在注射对比剂的过程中，患者出现面色苍白、头晕目眩、心慌、恶心甚至晕厥、休克等症状，称为晕针。

2. 原因

（1）心理因素。患者过度紧张、恐惧，看到血液反射性引起迷走神经兴奋，致血压下降，脑供血不足。

（2）体质因素。患者在空腹或饥饿状态下，易劳累疲倦、体质虚弱，机体处于应激阶段时，通过迷走神经反射引起短暂的血管扩张，外周阻力下降，导致脑血流量减少。

（3）体位因素。患者取坐位接受静脉穿刺，因下肢肌肉张力低，血液蓄积于下肢，回心血量减少，心排血量减少。

（4）疼痛刺激。穿刺时针头刺激皮肤神经末梢，疼痛反射性引起广泛的小血管扩张，导致血压下降，脑供血不足。

（5）年龄对疼痛敏感性的差异。老年人因生理因素而出现机体各种反应反射能力降低，痛阈相对降低，因而晕针发生率低。

3.临床表现

（1）先兆期。出现头晕、眼前发黑、心慌、恶心、四肢无力、大汗淋漓、说话语无伦次等症状。

（2）发作期。瞬间昏倒、不省人事或意识恍惚，面色苍白，四肢冰凉，呕吐，血压偏低，心率减慢，脉搏细弱，甚至出现全身抽搐等症状。

（3）恢复期。神志清楚，自诉全身乏力、四肢酸软，面色由苍白转红，四肢转温，心率、血压、脉搏恢复正常。

4.预防措施

（1）影像科常规备抢救车、氧气、温开水等。

（2）操作前，护士应细致耐心地对患者做好解释工作，消除患者的思想顾虑和恐惧心理。

（3）在注射过程中，护士应与患者交谈或抚摸患者，消除患者的紧张和恐惧心理。

（4）护士应技术纯熟、操作利索迅速、避免来回穿刺，减少患者的疼痛。

（5）耐心倾听患者的诉说，对主动诉说有晕针史的患者给予特殊照顾，如检查时给予卧位注射，同时有医生、护士在场。

（6）采用无痛注射法，如进针时绷紧局部皮肤、快速刺入局部等。

（7）注射后注意观察病情变化，发现晕针及时处理。

5.处理方法

（1）晕针一旦发生，立即停止治疗，将患者抬到空气流通处或给患者吸氧。坐位患者立即改为平卧位，以增加脑部供血量；饮用温开水或葡萄糖水一杯，适当保暖。患者一般在2～3分钟即可恢复。安慰患者，严禁以扶持方式搬动患者，可采用1人抱、2人抬的方式或用平车搬动患者，以免因体位关系加重脑部缺血，使晕针加重。

（2）重者在上述处理基础上，可按压人中、内关、合谷等穴位。

（3）经上述处理无效，患者出现昏迷虚脱时，立即给予吸氧，测量生命体征，保暖，建立静脉通道，做好记录。

（4）启动院内急诊，电话通知急诊科医护人员到场处理，与急诊科医护人员做好交接班，转到急诊科进一步观察、处理。

（5）无家属陪同的患者要协助通知家属到院，无法通知家属的患者应报告科室主任。

（6）老年人或心脏病患者，需要防止发生心绞痛、心肌梗死或脑部疾病等意外。对个别过敏体质患者应做好应急措施，准备好急救药物，以防意外事故发生。

（7）做好事件记录。

三、急危重症患者抢救处理应急预案

为给急危重患者提供快捷、安全、有效的诊治服务，提高急危重症患者抢救的成功率，对发生在放射科的急危重症患者的抢救处理制定规范的应急预案。

（1）对象。来放射科诊疗的急危重症患者或在检查过程中又发生急危重症变化的患者。

（2）各病区、急诊室（含 ICU）、门诊等的急危重症患者，必须要有处方权的临床医生陪同，并要求在病情得到稳定后才可以进行检查。

（3）接受碘对比剂增强检查的患者，检查前做好病情及血管情况评估。受检患者或家属需签署"CT 增强检查知情同意书"。

（4）在检查过程中，一旦发生各种危及生命的病情变化和对比剂不良反应，应立即停止检查。

（5）医生和护士立即启动应急预案快速及时抢救患者，测量生命体征并记录，建立静脉通道，高流量给氧，必要时吸痰，正确使用急救用药。同时使患者平卧，头转向一侧，以防呕吐物堵塞气道。呼吸心搏骤停时，立即启动应急预案，呼吸气囊辅助呼吸，胸外心脏按压，配合气管插管，必要时除颤。放射科技术员一方面配合医生护士急救，另一方面电话通知医院急诊科或 CCU，必要时进行气管插管，同时向住院总汇报。重大抢救及特殊患者向科主任汇报，科主任接到通知后，要立即到达现场组织协调抢救工作，并向医务科、业务院长汇报。

（6）注意与患者及其家属沟通，建立医患协调配合的良好关系，以利于患者的抢救治疗。

（7）当现场急救后确认病情趋向稳定时，应将患者立即转入相关科室进一步观察治疗。

（8）确保各种医疗急救物品、药品齐全有效，急救器械性能良好，处于备用状态。

（9）放射科实行科主任、副主任听班制度，保证 24 小时联系畅通，并迅速到位。

第三节　碘对比剂血管外渗的预防与处理

一、碘对比剂血管外渗的定义

碘对比剂血管外渗是指高压注射碘对比剂时，因各种原因导致对比剂外渗于血管外周组织，组织间隙的渗透压梯度改变，使细胞内水分转移至组织间隙而引起一系列生理、病理改变。

二、碘对比剂血管外渗的原因

（1）药物及高压注射原因。碘对比剂对血管刺激性较大，且由静脉进行高压注射速率过高，使静脉内压明显增高，超过了其缓冲应激能力，加大了渗出危险性。

（2）患者血管原因。长期进行放疗或化疗、糖尿病、高脂血症、高血压病、右心衰、年老体弱等患者因疾病导致血管弹性降低、淋巴和（或）静脉回流方向改变，长期服用硫酸氢氯吡格雷片等抗凝药物刺激血管并增加血管通透性，使血管耐受力下降，不能承受高压注射，从而发生对比剂外渗。

（3）患者合作力原因。婴儿、低龄儿童和昏迷等不能有效沟通的患者，对置入留置针的目的和存在的风险可能性缺乏了解，配合能力差，等待检查过程中过度活动导致留置针移位、滑脱或刺破血管。

（4）注射护士原因。评估患者血管不充分，盲目穿刺，选择的血管过细，高压注射碘对比剂时药物流速大于血流，血液回流受阻，血液稀释药物受影响导致对比剂外渗；同一根血管反复穿刺多次而受损伤；未根据患者的检查项目选择合适的留置针及留置部位；穿刺后固定不当，在等待和检查过程中导致留置针松动移位。

（5）检查室护士原因。摆放体位时穿刺部位放置不当，关节弯曲，形成阻力；高压注射器管道连接操作不当，牵拉导致针头滑脱；注射对比剂前，生理盐水试注射不充分或未试注射，或试注射时观察不仔细，未及时发现外渗先兆；与患者沟通不到位，未交代患者药物注射时如感觉疼痛应举手示意，不应忍耐。

（6）检查室技师原因。对申请单上带有高风险标志的患者不重视，未根据患者具体情况选择合适的注射速率和注射剂量；动态增强过程中未追踪增强情况，不能及时发现外渗。

三、碘对比剂血管外渗的临床表现

与外渗量相关，轻度外渗小于 20 ml、中度外渗 20 ～ 50 ml、重度外渗超过

50 ml，绝大多数情况下，外渗的对比剂仅会引起皮肤局部肿胀、疼痛，皮肤水疱、红斑或烧灼痛，不会引起长期后遗症。极少数病例出现严重皮肤坏死、溃疡或骨筋膜间隔综合征。

四、碘对比剂血管外渗的预防、处理及护理措施

（一）检查前护理

（1）核对信息。认真核对患者基本信息，查阅检查单，查看检查项目。

（2）静脉穿刺。认真进行血管评估，选择粗直、弹性较好的血管，首选注射部位为肘前或前臂静脉，避开易活动关节部位、手背或足背血管，细致操作。静脉穿刺完成后，应注意观察回血情况，用少量生理盐水进行试注射，观察穿刺部位有无红、肿、痛的情况。血管条件不好的患者，按碘对比剂外渗预防操作流程（图 10-2）操作。

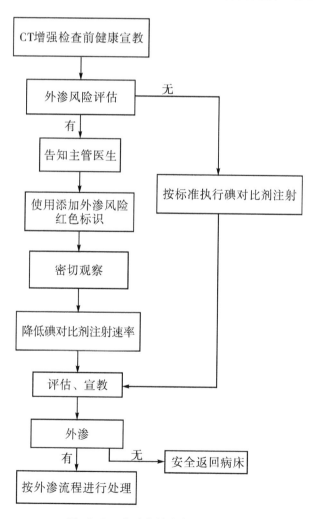

图 10-2　碘对比剂外渗预防操作流程图

（3）妥善固定。根据检查项目选择合适的留置针及固定方法，避免使用钢针，不能合作的患者除用敷贴固定外，应再用夹板固定，并固定好留置针软管部分，以防连接高压注射器后由于检查床移动造成针头移位。

（4）风险标志。必要时使用外渗高风险标志，加强与检查室护士及技师的沟通，选择合适的注射剂量和速率。

（5）中心静脉导管。必要时可以使用中心静脉导管或颈外静脉通道，使用前抽吸回血并用生理盐水试注射确认导管通畅。嘱患者或家属签署外来管道知情同意书。

（6）PICC 通道。禁止使用一般的 PICC 通道，可以使用有耐高压标志的 PICC 通道，必须让患者或家属签署外来管道知情同意书。

（7）自带留置针。慎用临床科室带来的留置针通道（评估型号、穿刺时间、穿刺部位，使用前抽吸回血并用生理盐水试注射观察流速）。

（8）沟通。穿刺时告知患者对比剂外渗会出现的症状及后果，嘱患者配合穿刺及固定，提高患者依从性。

（9）镇静护理。不能主动配合的患者，如婴儿、低龄儿童、躁动或昏迷等不能有效沟通的患者，在穿刺完成后应立即镇静，镇静成功后快速进行检查，避免在等待检查过程中导致留置针移位。

（二）检查中护理

（1）确认信息。再次核对患者信息，查阅申请单，查看检查项目，查看有无外渗高危标志，选择注射剂量和速率（表 10-2）。

表 10-2　成人注射剂量与速率

检查部位	高压注射速度（ml/s）	高压注射总剂量（ml）
头颅、颈部常规增强	2～3	50～55
胸部常规增强	2～3	70～80
腹部、盆腔常规增强	3～4	75～85
胸主动脉、腹主动脉 CTA	4～5	80～90
肺动脉 CTA	4～5	35～55
头灌注、脑血管 CTA	4～5	50～55
上肢、下肢血管 CTA	4～5	80～100
冠脉 CTA	5～6	55～90

（2）评估管道。连接高压注射器管道前观察导管内有无血液回流，确定无血液回流后再连接管道并用生理盐水进行试注射，观察注射部位，确保管路通畅。

（3）告知患者。对比剂注射过程中可能会发热、有尿意，为正常反应，不能随意移动体位，避免拉扯管道而引起留置针滑脱，出现对比剂外渗。若感觉穿刺部位疼痛请示意。

（4）注射过程中注意观察动态增强图像，监测对比剂进入情况，发现对比剂外渗立即停止注射。

（三）外渗后护理

（1）外渗观察。发现外渗后立即停止注射对比剂，首先观察图像，查看增强效果，检查剩余药量，估计外渗剂量。

（2）局部按压。协助患者到注射室，护士拔除针头，立即给予局部按压，以帮助排出局部残留的对比剂，按压时间一般为 10 分钟左右。

（3）测量范围。护士测量肿胀范围（长 × 宽）及周长，观察皮肤颜色，感受皮温，询问患者局部有无异常感觉。

（四）外渗处理

关于对比剂外渗的有效治疗，大致可分为非药物处理和药物处理。

（1）轻度外渗。多数轻微，无需处理，注意观察，告知患者 24 小时内禁止热敷。如外渗加重，应及时就诊。对个别疼痛明显者，局部给予普通冷敷、湿敷。

（2）中重度外渗。抬高患肢至高于心脏水平，促进血液回流，更换宽松衣物，去除肿胀部位的戒指、手镯等饰品，防止局部皮肤因挤压出现坏死；早期使用磺胺嘧啶银霜湿敷，或用黏多糖软膏等外敷，或用 0.05% 地塞米松局部冷湿敷，严重者口服地塞米松，每次 5 mg，每天 3 次，连用 3 天；必要时请静疗小组或造口小组会诊处理。

（3）水疱。由于局部肿胀造成皮肤表面张力增大，出现水疱。张力较低的大面积水疱可在消毒后用无菌注射器抽吸水疱内液体，再次消毒后以无菌纱布包扎，防止局部感染。张力过高的水疱不可盲目抽吸，愈合较慢。

（4）特殊患者。由于碘对比剂的毒性作用或因患者的体质关系，患者皮肤损伤后愈合困难，从而形成溃疡。在此期间应积极采取措施，在无菌操作下用生理盐水清洗创面，如有脓液，用 3% 过氧化氢溶液清洗，除去坏死组织，用干棉签挤压出创面液体及组织内空气，再用康复新液湿敷。如创面有感染，用庆大霉素清洗，并涂上清创膏促进创面生长，增加局部血液供应，抑制细菌生长，促进炎症吸收、肉芽组织生长及溃疡修复，必要时可用微波加神灯照射溃疡部位。

（5）慎重切开。除非局部肿胀明显导致血液循环障碍，原则上禁止切开减压，因为一旦伤口切开就很难愈合，甚至可能需要植皮。

（6）记录与交接。填写对比剂外渗记录单、住院患者填写对比剂外渗临床交接单。如为住院患者，应与临床科室医师及护士联系，交代注意事项及处理方法。门诊患者需告知其护理方法和观察病情变化的方法，如有特殊情况随时就医。

（7）随访与上报。定时随访（门诊患者电话随访），观察外渗消退情况，并做好记录。对比剂外渗属于护理不良事件，按碘对比剂外渗管理流程（图10-3）上报护士长，再由护士长上报至护理部，分析原因，提出改进措施。

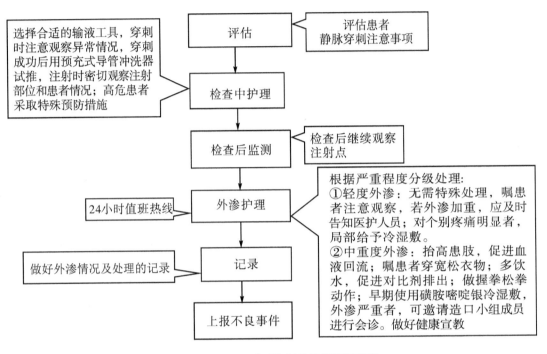

图10-3　碘对比剂外渗管理流程图

第四节　药品管理

一、影像科常用药品

根据开展诊疗工作的专科特色，影像科常用药物包括常用药品和抢救药品。

（一）常用药品

对比剂是影像科常用药物。以医学成像为目的，将某种特定物质引入人体，以改变机体局部组织的影像对比度，从而达到提高诊断准确性的目的，这种被引入的物质即称为"对比剂"。

X线显影常用碘类、钡类对比剂，磁共振显影常用钆类、锰类、铁类对比剂。

（二）抢救药品

影像科常用的抢救药品有尼可刹米、洛贝林、多巴胺、肾上腺素、异丙肾上腺素、利多卡因、阿托品、地塞米松等。

二、药物管理

（1）科室申请适量药品基数，定期领取，尽量避免近效期药品入账，按批号及有效期的先后排列存放，使用药品时严格遵循"先进先出，近期先用"的原则。护士长指定专人管理药物。

（2）定期对基数药品进行数量、质量检查，做到勤查看、勤登记、勤补充。由专门护士负责，定期对近期药品实行重点检查。近效期的基数药品，可上报药剂科调换近效期药品。在检查中要注意观察药品的外观及质量的变化，包括药品包装、标签、生产批号、有效期等，如发现过期、浑浊、变色或标签模糊不清的药品，则禁止使用。

（3）根据剂型、规格不同，注射剂、内服药及外用药分区摆放，分柜陈列。标签纸颜色的区分：外用药为红色，内服药为蓝色，并注明药品名称、浓度和剂量。药名标签的放置必须与陈列的药品对应，字迹清晰。易混淆药品应分开放置，避免同一排放置，并根据需要给予不同的警示标志，且全院统一。

（4）建立对比剂出入库登记本，做到账物相符。请领流程：清点库房，按使用情况填写请领计划单，护士长签字确认，送请领计划单到药房，药房将对比剂送入科室，影像科签收，入库。

（5）根据药品说明书要求正确存放药物。对比剂放置要求：温度在 30 ℃以下，避光，防 X 线，密闭保存，防止对比剂效能降低。

（6）抢救药品要做到"五定"，即定人管理、定量供应、定位放置、定时查对、定期补充和消毒。

（7）抢救用药要求快速、准确、及时，抢救患者时更要分秒必争，护士应熟悉常用药的剂量和用法、药理作用与用途、不良反应和配伍禁忌等，以利于配合抢救。

（8）坚持执行查对制度。做到"三查"（取药时查、用药前查、用药后查）、"八对"（核对床号、姓名、药名、剂量、浓度、用法、时间、有效期）。如为口头医嘱，护士在执行前应复述一遍，得到认可后再执行，每次核对须 2 人以上。

（9）每月底进行药品库存盘点，将科室的药品库存上传至 HIS 系统终端。

第十一章

影像科的感控管理

医院感染是一门新学科。医院感染的发生和发展错综复杂，涉及临床、医技、行政等多部门，涵盖临床医学、护理学、预防医学、药学等多学科，因此感染控制工作需要多学科共同参与。影像科检查患者众多，病情复杂，而且有一部分患者可能为传染病患者或传染病病毒携带者，造成医院感染的概率也相应增大，给影像科的感染管理提出了更高的要求。本节针对影像科等医技科室在接待入科待检患者、环境检查、路线设置和各种易发生感染的因素以及对策、医院感染控制等方面的管理进行阐述，为影像科医务工作者较好地预防和控制医院感染提供帮助。

第一节 影像科的一般感控管理

一、医院感染的危险因素

（一）认知缺乏

医护人员对医院感染的重视不够，加上医护人员的医院感控知识匮乏，致使影像科医院感控管理常被忽视。影像科工作较为繁忙，检查患者众多，病情复杂，患者的病情尚未确诊（如怀疑肺结核等呼吸系统疾病）等因素是造成影像科医院感染的主要因素。

（二）污染物未做好处理

影像科不乏传染病患者。患者的排泄物、分泌物及被污染的物品未经消毒处理，如排泄物直接倒入下水道或垃圾桶，可导致传染病蔓延。尤其是医护人员身上有伤口或皮肤有破损且防护不到位时，在接触患者的体液、血液、呕吐物、排泄物的情况下更易引起自身感染及交叉感染。

（三）用具污染

多重耐药菌患者或其他传染病患者用于检查的器具，如床单、铅衣、铅裙、铅围脖等，若消毒不严格，一旦受到病原微生物的污染，可间接地把病原微生物传播给其他患者或工作人员而造成交叉感染。

二、防控措施

（一）健全全科感染质量控制组织

在医院感染控制科的管理下，科主任担任感染控制组组长，护士长担任感染控制组副组长，医生与护士各一人分别担任感染控制医生和感染控制护士，负责落实本科室的感染监测、消毒隔离制度。定期召开感染控制小组会议，分析反馈存在的问题，发现问题及时采取补救措施。建立健全各项规章制度和操作规程，采取切实可行的预防措施。

（二）提高医护人员控制感染的意识

定期组织学习医院感染知识，使各类人员（医生、护士、技术员、登记员、清洁人员等）了解消毒隔离制度，掌握各种消毒液的性能、作用原理、配制方法、使用方法及有效浓度监测等，并自觉执行防止医院感染的规章制度。

（三）严格执行标准预防

在医院做检查的患者，可能患有乙型肝炎、丙型肝炎、艾滋病等传染性疾病。为了避免交叉感染，医务人员必须采取防护措施，如所有操作前均应洗手，必要时戴手套；操作中穿工作服；操作后进行手消毒并更换手套，才能进行下一步操作，严禁戴一双手套接触多个患者等。避免血液、体液飞溅污染或锐器损伤，防止医务人员职业暴露。标准预防的定义就是当患者的血液、体液、分泌物、排泄物、破损的皮肤和黏膜均具有传染性时，接触上述物质者，必须采取防护措施。标准预防的具体措施：①戴手套；②适时使用一次性外科口罩或医用防护口罩，戴防护眼镜、面罩，穿隔离衣或围裙；③避免锐器刺伤；④正确处理患者用后的医疗器械、器具；⑤严格执行手卫生，即洗手和手消毒。

以下重点介绍手卫生消毒管理。

工作人员被污染的手是医院感染扩散最主要的媒介。手卫生是预防和控制医院感染最有效、最经济的方法。工作人员要严格执行手卫生制度。手卫生包括洗手、卫生手消毒、外科手消毒。手卫生实施的具体方式如下。

（1）当发现手部不干净、污染或变脏时，采用流动水和洗手液洗手。首先在流动水下，充分淋湿双手，然后取不少于3 ml的洗手液均匀涂抹整个手掌、手背、手指和指缝，按七步洗手法进行揉搓（内：掌心相对，手指并拢，相互揉搓。外：手心对手背，沿指缝相互揉搓，交换进行。夹：掌心相对，双手交叉指缝相互揉搓。弓：弯曲手指使关节在另一手掌心旋转揉搓。大：右手握住左手拇指旋转揉搓，交换进行。立：将5个手指尖并拢放在另一手掌心旋转揉搓，交换进行。腕：掌心环握手腕进行揉搓），最后在流动水下彻底冲净双手并使用一次性擦手纸干燥双手。整个洗手过程需要40～60秒。采用感应式洗手设备，保持洗手液清洁，备一次性擦手纸。

（2）手部没有可见的污物时，采用含乙醇的快速手消毒液进行常规手消毒。首先取不少于3 ml的免洗速干手消毒剂于掌心，然后按七步洗手法揉搓，揉搓时确保速干手消毒剂完全覆盖双手所有皮肤表面，直至彻底干燥。卫生手消毒过程用时20～30秒。各检查间及治疗车上配有速干手消毒剂，放置在医务人员接触患者进行诊疗操作后伸手可及的地方。每次操作前后认真洗手，消毒手部皮肤。严格遵守无菌操作制度，做到"一人一针一管"，每月对各级工作人员进行手卫生包括洗手、手消毒等执行情况抽查。

（四）加强检查室的空气环境管理

做好检查室环境的清洁和消毒是减少空气传播的有效方法之一。室内必须保持洁净，并做好终末消毒处理。紫外线照射时间应大于 30 分钟，以减少空气中细菌的数量。清洁卫生落实定时、定人的岗位责任制。每天定时开门通风；地面湿式清扫，用含有效氯 500 mg/L 的消毒液浸泡拖把并擦拭消毒地板；用消毒液浸泡过的抹布擦拭室内物品表面。每天工作结束后必须进行一次室内空气紫外线灯消毒，每次 30 分钟，每周用 75% 的酒精纱布擦拭紫外线灯管一次，每半年监测紫外线强度一次。

（五）加强仪器物品的消毒灭菌处理

物体表面与消毒室内用品表面无明显污染时，采用湿式清洁；当受到明显污染时，先用吸湿材料去除可见的污染物，然后再清洁和消毒。不耐腐蚀物表面，采用 1000 ~ 2000 mg/L 的季铵盐类消毒液擦拭，或使用 75% 乙醇溶液擦拭物体表面 2 遍，作用 3 分钟。使用后的铅衣、铅裙、铅围脖每天用清水擦拭清洁、晾干备用；每周用浓度为 500 mg/L 的含氯消毒剂擦拭，作用 15 分钟后再用清水擦拭、晾干备用。清洁消毒责任人记录消毒时间、消毒剂浓度、执行人。无菌物品保存在清洁、干燥的环境中，并按照灭菌时间顺序排列，先到期的先用，并做到定期检查，杜绝无菌物品过期使用。

（六）防范感染性疾病，加强个人防护

基于传播途径进行防护，分为接触隔离和空气隔离。

（1）接触隔离。可预防通过直接或间接接触传播的微生物，如多重耐药菌患者检查，影像科工作人员应按以下方式实施接触隔离。

①严格遵循手卫生规范。接触多重耐药菌（multi-drug resistant organism，MDRO）患者前后、接触患者使用过的物品后，以及从患者的污染部位转到清洁部位实施操作时，都应当实施手卫生。

②给患者检查过程中，医务人员应当戴手套、帽子，穿隔离衣。

③物体表面可用 0.5% 过氧乙酸喷雾擦拭消毒，或用含有效氯 2000 mg/L 的含氯消毒液擦洗。如地板、检查床、仪器表面、椅子、门窗台等，擦拭 2 次，间隔时间 30 分钟，最后用新的抹布、清水擦拭，去除消毒剂残留。

④墙壁、地板、桌子等被患者血液等感染性物质污染后，须立刻处理，用含有效氯 2000 mg/L 的含氯消毒液作用 30 分钟再进行清洁处理。

⑤患者更换的衣服、被单等棉织品怀疑被感染性物质污染时，应放入双层黄色塑

料袋内扎紧袋口送被服中心消毒处理。

（2）空气隔离。新型冠状病毒肺炎、肺结核等患者的检查，影像科工作人员应按以下方式实施空气隔离。

①医务人员进行有可能接触患者血液等感染性物质的诊疗和护理操作时必须戴手套；操作完毕，脱去手套后立即洗手，必要时进行手消毒。

②给患者检查过程中，医务人员应当戴医用 N95 口罩、帽子，穿隔离衣。

③环境及物体表面可用 0.5% 过氧乙酸喷雾擦拭消毒，或用含有效氯 2000 mg/L 的含氯消毒液擦洗。如地板、检查床、仪器表面、椅子、门窗台等，擦拭 2 次，间隔时间 30 分钟，最后用新的抹布、清水擦拭，去除消毒剂残留。

④墙壁、地板、桌子等被患者血液等物质污染后，须立刻处理，用含有效氯 2000 mg/L 的含氯消毒液作用 30 分钟再进行清洁处理。

⑤患者更换的衣服、被单等棉织品怀疑被感染性物质污染时，应放入双层黄色塑料袋内扎紧袋口送被服中心消毒处理。

⑥患者产生的污物视为传染性医疗废物，使用双层黄色垃圾袋盛装，锐器置入锐器盒。

（七）污染物的处理

沾染了患者的血液和体液的物品被视为潜在感染源，要特别严格处理，将感染性废物和损伤性废物分别用有警示标示的塑料袋或容器盛装，必须进行紧实严密的封口。

三、感染控制的常用监控方法

（一）紫外线灯监测

应对新的和使用中的紫外线灯管进行辐照强度监测，每半年监测一次。具体方法：打开紫外线灯管 5 分钟，稳定后，将指示卡置于紫外线灯管下方垂直 1 m 的中央，将有图案的一面朝向灯管照射 1 分钟，图案中的紫外线感光色块由乳白色变成深浅程度不同的紫外色，将其与标准色块相比，即可测出紫外线灯辐照强度是否达到使用要求。新开启使用的紫外线灯管辐照强度值 ⩾ 90 μW/cm^2 为合格；使用中的旧灯管辐照强度值 ⩾ 70 μW/cm^2 时，可继续使用；辐照强度值 < 70 μW/cm^2 时，应更换新灯管。

（二）环境卫生学监测

环境卫生学监测包括对空气、物体表面和医护人员手的监测。

（1）治疗室空气。每月对治疗室空气进行监测，如遇医院感染暴发及空气污染时，要随时进行监测，并进行相应致病微生物的检测。注射室等空气中细菌菌落总数，直径 9 cm 平皿每 5 分钟不超过 4 CFU 视为达标。

（2）医务人员的手。进行卫生手或外科手消毒后，接触患者、进行诊疗活动前采样，监测的细菌菌落总数不超过 10 CFU/cm² 视为达标。

第二节　新型冠状病毒肺炎的感控管理

一、新型冠状病毒肺炎放射学检查及诊断

新型冠状病毒感染的主要靶器官是肺，大部分患者的肺组织受损，因此放射学检查是诊断此病非常重要的客观依据。新冠病毒损伤的是肺组织末端的肺泡 II 型上皮，肺水肿、早期病变为间质少许淋巴细胞浸润，进而不同程度实变。在 X 线胸片或 CT 检查上表现为早期两肺外周或胸膜下单发或多发斑片渗出性磨玻璃样病变，疾病进展，病灶融合、密度增高发生实变，DR 或 CT 检查可作为疾病诊断、严重程度评估、治疗后疗效评估的重要客观依据。

检查方法：

（1）X 线胸片（DR）检查。简单易行的检查技术，一般摄胸部正位片即可。新型冠状病毒肺炎（简称"新冠肺炎"）初期阶段此检查的漏诊率较高，不推荐作为首次诊断或筛查技术。当疾病进展，肺内病变渗出增多、密度增高，胸片上可表现出局限性或多发斑片模糊影或实变影；进展至重症时可出现两肺"白肺"的表现。因此，胸片可作为肺部疾病动态改变或重症床旁的初步检查技术。

（2）CT 检查。CT 扫描具有较高的组织分辨率，以及较高的敏感性和特异性，是主要的检查技术。常规使用螺旋或容积 CT 扫描，轴位重建层厚为 1.0～1.5 mm，基于薄层图像重组冠状位、矢状位。多方位图像有利于检出早期病变的定性诊断和定量评估，以及治疗后的疗效评估，避免 DR 显示不良的漏诊。

二、感染防护要求

（1）检查技师或医师严格按要求防护，包括戴一次性医用帽子、一次性医用外科口罩、一次性乳胶手套、防护面屏，穿工作服、工作裤、隔离衣、一次性鞋套。若遇到患者咳嗽、气管插管和气管切开等有可能发生患者呼吸道分泌物、体内物质喷射或飞溅的工作时，可加穿防护服、戴 N95 口罩。

（2）受检患者应全程佩戴医用外科口罩。

（3）陪护有条件也要严格执行防护措施，包括戴一次性医用帽子、一次性医用外科口罩、防护面屏，穿隔离衣等。

三、新型冠状病毒肺炎防控措施

（一）环境、布局要求

（1）明确洁污分区，做好人员和环境管理。根据影像科的具体布局，明确污染区（检查室候诊区域、运送通道电梯）、半污染区（登记室、注射室、操作室、检查室之间的通道）、缓冲区（半污染区到更衣室之间的区域）和清洁区（更衣室、办公室、诊断室、值班室、会议室、休息室和库房等），根据分区做好人员的感染防护和环境消毒工作。

（2）规范防护用品穿戴流程及管理。更衣室用于工作人员穿戴防护用品，工作结束后在半污染区脱下各种防护用品，在缓冲区脱下工作服，并做好个人清洁，特别是手卫生，在更衣室穿戴个人生活服装。

（3）严格执行通道管理和人员管理，避免环境污染造成医院感染隐患。将工作人员通道与患者通道分开，非必要通道可以临时关闭，工作人员和患者按照区域划分路线通行。穿戴防护用品（包括护目镜或面罩、防护服、一次性鞋套和双层一次性乳胶手套）的工作人员，仅限于在污染区和半污染区活动，不得穿戴这些防护用品进入清洁区。

（4）设置专用 CT 检查室，专机用于发热患者、疑似患者和确诊患者的检查。

（二）各岗位职责和防控要求

1. 预检分诊和登记人员岗位

（1）做好预检分诊与引导人员防护。包括戴一次性医用帽子、一次性医用外科口罩（必要时戴医用防护口罩）、一次性乳胶手套、护目镜或防护面屏，穿工作服、工作裤（必要时穿隔离衣）。

（2）做好登记人员个人防护。包括戴一次性医用帽子、一次性医用外科口罩、一次性乳胶手套、护目镜或防护面屏，穿工作服、工作裤（必要时穿隔离衣），严格执行手卫生。

（3）强调医患双方防护。接收患者申请单前请患者佩戴好口罩，减少与患者交流的时间，与患者保持适当的距离，告知患者及陪伴人员必须佩戴口罩才能进行检查。

（4）主要用品用具的清洁消毒要求。体温枪每 2 小时使用 75% 酒精棉球擦拭消毒，测量时触碰患者后随时消毒；每班使用防护面屏、护目镜后，用含有效氯 500 mg/L 的消毒液浸泡至少 30 分钟，用流动水冲洗、晾干、备用。

（5）做好自助打印机、取号机的消毒工作，工作时间每 2 小时用 75% 酒精擦拭消毒。

2.CT 岗位

（1）严格做好个人防护。包括戴一次性医用帽子、一次性医用外科口罩（必要时戴医用防护口罩）、一次性乳胶手套、护目镜或防护面屏等，穿工作服、隔离衣（必要时穿防护服）、一次性鞋套，严格执行手卫生。

（2）诊疗环境消毒要求。CT 室各区域，包括控制室（操作间）、机房和候诊区域定时消毒（每天 2 次或以上），确诊患者、高危患者做完检查后及时消毒。

（3）检查环节的安全要求。患者要求戴口罩才能进行检查，对于可以自由活动、自行上下检查床的患者，技师可通过操作台控制检查床升降，避免近距离接触患者，但一定要评估患者状况，避免意外伤害。陪同患者进行检查的临床医师和护工不要进入控制室（操作间）。

（4）高危环节及物体表面的清洁消毒要求。每次近距离接触患者后，能洗手的必须做好流动水洗手，至少要立即用速干手消毒液擦手。如果机房不是自动门，还要注意消毒门把手。

（5）更换防护用品要求。技师换岗必须换下所有防护用品，注意不能穿着防护用品到清洁区，并按规定位置放置废弃防护用品。

3.MRI 岗位

（1）做好个人防护。包括戴一次性医用帽子、一次性医用外科口罩，穿工作服。必要时穿隔离衣和戴一次性乳胶手套。严格执行手卫生。

（2）MRI 室及操作间每天做好物表及地面消毒。

（3）如接诊检查新型冠状病毒肺炎患者或疑似患者，应提高防护。戴一次性医用帽子、一次性医用外科口罩（必要时戴医用防护口罩）、一次性乳胶手套、护目镜或防护面屏，穿隔离衣（必要时穿防护服）、一次性鞋套。

4.DR 岗位

（1）做好个人防护。包括戴一次性医用帽子、一次性医用外科口罩，穿工作服，必要时穿隔离衣和戴一次性乳胶手套。严格执行手卫生。

（2）DR 室空气用紫外线消毒，每天 2 次，每次 30 分钟以上。

（3）DR 操作室每天做好物表及地面消毒。

（4）如接诊检查新型冠状病毒肺炎患者或疑似患者，应将防护级别升级为戴一次性医用帽子、一次性医用外科口罩（必要时戴医用防护口罩）、双层一次性乳胶手套、护目镜或防护面屏，穿隔离衣（必要时穿防护服）、一次性鞋套。

5. 护士岗位

（1）严格做好个人防护。患者因病情需要做增强检查或其他情况需要护士参与医疗工作时，做好个人防护工作，包括戴一次性医用帽子、一次性医用外科口罩（必要时戴医用防护口罩）、一次性乳胶手套、护目镜或防护面屏，穿工作服、工作裤、隔离衣（必要时穿防护服）和鞋套。严格执行手卫生。

（2）提前准备专人专用的操作用物，护士在给患者预埋留置针或连接高压注射器等时，应避免接触患者血液或体液，并及时执行手卫生。

（3）操作结束后，及时处置检查产生的医疗垃圾，双层垃圾袋封口，用含有效氯 1000 mg/L 的消毒液喷洒外周。

6. 医师岗位

（1）严格做好个人防护。包括戴一次性医用帽子、一次性外科口罩，穿工作服，必要时穿隔离衣和戴一次性乳胶手套。严格执行手卫生。钡餐造影医师穿隔离衣和戴一次性乳胶手套，严格执行手卫生。

（2）医师与技师交流，原则上都使用电话或其他通信方式，医师避免进入半污染区。

（3）对承担紧急救治任务的放射科医师，在紧急情况下必须与患者接触时，应该按防护要求做好个人防护工作。

7. 保洁工人岗位

（1）严格做好个人防护。包括戴一次性医用帽子、一次性医用外科口罩（必要时戴医用防护口罩）、双层一次性乳胶手套、护目镜或防护面屏，穿工作服、防水隔离衣（必要时穿防护服）、一次性鞋套，严格执行手卫生制度。

（2）严格做好各检查室、操作室、注射室等部门的空气消毒和物表地面消毒，医疗垃圾分类处理，并做好消毒登记和医疗废物面对面交接记录。

四、环境物表清洁消毒

（1）物体表面常规的消毒。诊疗设备，其他设备表面及高频接触物体表面，不耐腐蚀的可使用 75% 酒精或消毒湿巾擦拭消毒，每日 1 次或 2 次，遇污染随时消毒。

（2）地面的消毒。可选用含有效氯 500 ～ 1000 mg/L 的消毒液拖拭消毒，每天 1 次或 2 次，遇污染随时消毒。

（3）检查室、操作室、注射室等的空气消毒可采用以下方式。

①通风。

②紫外线灯照射，每天 1 次或 2 次，每次 40 分钟以上。

五、手卫生

（1）手卫生设施齐全，诊疗区域均需配备水龙头、洗手液、速干手消毒剂、干手纸，方便医务人员使用。

（2）手卫生指征。

①直接接触每位患者前后。

②从同一患者身体的污染部位移动到清洁部位时。

③接触患者黏膜、破损皮肤或伤口前后，接触患者血液、体液、分泌物、排泄物、伤口敷料等之后。

④穿脱防护用品前后，摘一次性乳胶手套后。戴手套不能代替手卫生。

⑤进行无菌操作、接触清洁物品之前。

⑥接触患者周围环境及物品后。

（3）下列情况应使用流动水洗手。

①手部有血液或其他体液等肉眼可见的污染时。

②手部接触对速干手消毒剂不敏感的肠道病毒（如诺如病毒、手足口病病毒）、艰难梭菌等病原微生物时。

（4）手部没有肉眼可见污染时，宜使用速干手消毒剂进行卫生手消毒。

六、医疗废物管理

（1）患者所有的废弃物应当视为感染性医疗废物，严格依照《医疗废物管理条例》和《医疗卫生机构医疗废物管理办法》管理，要求双层封扎，使用专用标识，标识清楚，密闭转运。

（2）特殊病原体感染患者使用过的床单送洗衣房进行清洗、消毒，应做好"特殊病原体"标记。医疗垃圾要求双层封扎，使用专用标志做好"特殊病原体"标记，密闭转运并做好交接登记。

七、影像科机器清洁消毒

影像科拥有各种大型检查设备，每天对大量患者进行检查，为临床诊断提供依据。按照医院感染控制要求，防止交叉感染，制定相关的消毒管理制度。

（一）DR 机、钼靶机、骨密度仪

每天早上 7：20 ～ 8：00，清洁员负责开紫外线消毒机房，用 75% 酒精擦拭门把手，用含有效氯 500 mg/L 的消毒液拖拭地板，每天 2 次。

技师负责用 75% 酒精或消毒湿巾擦拭机器机床，每班次 1 次；用 75% 酒精或消毒湿巾擦拭操作台面、键盘、鼠标、开关，每班次 1 次；键盘保护膜每天更换 1 次。每天工作结束后消毒，完成后在消毒登记本上签名登记。如遇特殊感染患者，待患者完成检查后，按以上消毒制度消毒才能接诊下一位患者。周末由清洁员用 75% 酒精

对机器进行全面清洁消毒。

（二）MR 机

每天早上，清洁员负责用含有效氯 500 mg/L 的消毒液拖拭地板，用 75% 酒精擦拭门把手，每天 2 次。技师负责用 75% 酒精或消毒湿巾擦拭机器机床、线圈等，每班次 1 次；用 75% 酒精或消毒湿巾擦拭消毒操作台面、键盘、鼠标开关，每班次 1 次；键盘保护膜每天更换 1 次。每天工作结束后消毒，完成后在消毒登记本上签名登记。如遇特殊感染患者，待患者完成检查后，按以上消毒制度消毒才能接诊下一位患者。周末由清洁员用 75% 酒精对机器、线圈进行全面清洁消毒。

（三）胃肠机

每天早上 7：20 ～ 8：00，清洁员负责开紫外线消毒机房，用 75% 酒精擦拭门把手，用含有效氯 500 mg/L 的消毒液拖拭地板，每天 2 次。当班医师负责用 75% 酒精或消毒湿巾擦拭机器机床，每天 2 次；用 75% 酒精或消毒湿巾擦拭消毒操作台面、键盘、鼠标，每天 2 次；键盘保护膜每天更换 1 次。每天工作结束后消毒，完成后在消毒登记本上签名登记。如遇特殊感染患者，待患者完成检查后，按以上消毒制度消毒后才能接诊下一位患者。周末由清洁员用 75% 酒精对机器进行全面清洁消毒。

（四）DSA 机

每天早上，清洁员负责开紫外线消毒机房，至少 2 次，每次 40 分钟；机床、高压注射器用 75% 酒精擦拭消毒，每天 2 次；每台手术结束后，用含有效氯 500 mg/L 的消毒液拖拭地板。技师负责用 75% 酒精或消毒湿巾擦拭消毒操作台面、键盘、鼠标、开关，每班次 1 次。每天工作结束后消毒，完成后在消毒登记本上签名登记。如遇特殊感染患者，待患者完成检查后，按以上消毒制度消毒后才能接诊下一位患者。周末由清洁员用 75% 酒精或消毒湿巾对所有机器、铅衣进行全面清洁消毒。

（五）CT 机

每天早上 7：20 ～ 8：00，清洁员负责开紫外线消毒机房，用 75% 酒精擦拭门把手，用含有效氯 500 mg/L 的消毒液拖拭地板，每天 2 次。技师负责用 75% 酒精或消毒湿巾擦拭机器机床、头架，每天 2 次；用 75% 酒精或消毒湿巾擦拭消毒操作台面、键盘、鼠标、门把手、开关，每班次 1 次；键盘保护膜每天更换 1 次。高压注射器由护士负责用 75% 酒精或消毒湿巾擦拭，每天 2 次。每天工作结束后消毒，完成后在消毒登记本上签名登记。如遇特殊感染患者，待患者完成检查后，按以上消毒制度消毒后才能接诊下一位患者。周末由清洁员用 75% 酒精对机器、头架等进行全面清洁消毒。

八、疑似新型冠状病毒肺炎筛查 CT 检查室感染防控制度

（一）检查前准备

1. 人员准备

（1）预约室工作人员接到疑似新型冠状病毒肺炎患者筛查电话后，通知当日专用筛查 CT 机值班技师接待患者行 CT 检查。

（2）做好个人防护，检查技师在更衣处穿戴防护用品，戴一次性外科口罩或 N95 口罩、一次性医用帽子、双层一次性乳胶手套、防护面屏，穿隔离衣或防护服、鞋套。穿戴好防护用品后方能进入专用筛查 CT 室。

2. 物品准备

对患者检查前用一次性床单完全覆盖机床。

（二）检查中配合

患者应戴口罩，检查技师接触患者前后应执行手卫生，其他无关人员严禁进出检查室。

（三）检查后处置

1. 人员管理

（1）检查技师。结束操作离开专用筛查 CT 室后，到脱防护用品专用间脱防护用品，核查脱防护用品的过程，防止污染。如条件允许，由另外一人监督脱防护用品的顺序。

（2）清洁工。按要求戴一次性外科口罩或 N95 口罩、一次性医用帽子、双层一次性乳胶手套、防护面屏，穿隔离衣或防护服、鞋套等，穿戴好防护用品后方能进入专用筛查 CT 室进行清洁消毒。清洁消毒工作完成后，到脱防护用品专用间脱防护用品，核查脱防护用品的过程，防止污染。如条件允许，由另外一人监督脱防护用品的顺序。

2. 环境物表的清洁与消毒

（1）CT 机的清洁与消毒。做完检查后，CT 机使用 75% 酒精或消毒湿巾擦拭消毒 2 次，消毒范围包括检查床头架、扫描架。如有污物或肉眼可见污渍，先使用一次性吸水材料完全清除污渍后再消毒。

（2）其他物表的消毒。用 75% 酒精或消毒湿巾擦拭消毒操作台面、键盘、鼠标、门把手开关 2 次。候诊区走廊的栏杆、门把手、窗户、墙面开关等用含有效氯 1000 mg/L 的消毒液擦拭消毒。注意：金属物品或金属表面，用含有效氯消毒液擦拭后 15 ～ 20 分钟再用清水擦拭；防护面屏用含有效氯 1000 mg/L 的消毒液浸泡消毒 30 分钟后冲洗晾干备用。

（3）地面消毒。机房地面用含有效氯 1000 mg/L 的消毒液拖拭消毒，有肉眼可见污物时，先使用一次性吸水材料完全清除污物后再消毒；候诊区走廊地面用含有效氯 1000 mg/L 的消毒液消毒。

3. 空气消毒

检查结束后，在无人时采用紫外线连续照射 40 分钟以上进行空气消毒。消毒完成后，登记签名，院感监控员定期检查监督。

4. 医疗废物管理

医疗废物桶套双层感染性医疗废物袋，患者使用的一次性中单等物品，应放入感染性废物袋封扎，标识清楚，密闭保存运送。

九、影像科医院感染培训制度

（1）在医院院感科的统一管理下，科室成立医院感染控制小组，主任和护士长担任组长，小组成员由医师、技师、护士组成，分别负责各组别的培训考核，考核资料汇总存档。

（2）院感质控员传达医院院感科下发的文件和转发培训学习资料，督促科室成员自觉学习，定期巡查各岗位人员的防护用品穿戴、手卫生执行情况，以及对清洁消毒工作的督检情况。

（3）院感小组定期组织二维码扫码院感理论考核，定期开展操作考核，如卫生手消毒、穿脱隔离衣、脱一次性乳胶手套等，按照所在岗位和防护级别进行培训和考核。技师处在新型冠状病毒肺炎筛查的一线岗位，实施新型冠状病毒肺炎疑似患者 CT 检查流程考核。理论考试、操作考核每年 2 次或 3 次，手卫生抽查每 2 个月 1 次。

（4）在岗全员参与培训和考核，培训签到，考核要求全员合格，考核后汇总反馈，供大家自查学习，资料整理存档。

（5）加强对进入科室学习和工作的规培生、进修生、研究生、实习生等的管理，进行按岗分级培训，提高这部分流动人群的院感防护意识，强化防护技能，按照教务部的要求进行院感考核，考核成绩作为学习评定的重要内容。

十、影像科防护用品的管理

按医院感染防控要求，为合理使用防护用品，杜绝浪费，切实做好自我保护，防止交叉感染，特制定防护用品管理制度。

（1）科室成立防护用品管理小组，以加强对防护用品的管理。

（2）加强防护用品出入库管理。按医院要求审批领取防护用品，防护用品入库要登记，入库双人核对数目，专柜存放，专人负责。登记本定点存放。每月底，放射科防护用品管理人员双人核对出账物资发放是否有误，并向科主任汇报。

（3）加强防护用品的储存管理。防护用品包括酒精、手消毒液、普通医用口罩、外科口罩、N95 口罩、医用帽子、防护镜、防护面屏、防护服、一次性鞋套、一次性床单、一次性手术衣、一次性医用手套、一次性 PE 手套、外科手套。防护用品分类储存，上锁管理，按物品使用说明存储，放置有序，方便使用。每月检查，确保防护用品均在有效期内；超过有效期的防护用品，严禁使用，按规定处理。

（4）规范防护用品的发放管理。防护用品根据医院管理政策《新型冠状病毒肺炎医院感染控制与防控手册》和《放射科新型冠状病毒肺炎院感防控措施》，按照不同岗位、不同防护级别发放，防护级别根据疫情及实际情况调整。根据排班表，发放防护用品，发放者与领取者核对种类和数目，分别在防护用品使用登记表上签名。

（5）加强防护用品使用培训。根据院感科的指导，定期开展防护用品使用和院感防控知识培训，培训考核有登记，并定期抽查考核防护用品使用情况。

（6）加强专用防护用品储物柜的管理。院感质控护士定期清点补充物品，特殊防护用品临时取用（如 N95 口罩、防护服等）需在专用表格上登记签名，做好记录。

（7）外来捐赠物资。严格按照医院规定制度和放射科防护用品制度管理执行。

十一、紫外线灯的使用和管理

（一）消毒使用范围

紫外线灯消毒适用于室内空气和物品的表面消毒，如影像科范围的检查室（磁共振检查室除外）、操作室、注射室、候诊室、电梯间等。

（二）紫外线灯消毒的使用方法和要求

（1）物表消毒时，紫外线灯距离照射表面不超过 1 m。

（2）紫外线灯照射消毒应每天 2 次，消毒时间从灯亮 5 分钟后开始计时，每次不少于 40 分钟，详细记录消毒时间并签名。

（3）对每支紫外线灯建立使用记录，内容包括日期、每次消毒时间、累计消毒时间、消毒人员姓名等。每支灭菌用紫外线灯的使用寿命约为 1000 小时，超过 1000 小时后及时更换新灯管或检测强度不达标时更换。

（4）用紫外线消毒室内空气时，房间内保持清洁干燥。当室内温度低于 20 ℃或相对湿度大于 60% 时，应适当延长照射时间以保证消毒效果。

（5）紫外线灯开关应有醒目标志，避免与日光灯开关相混淆。所有紫外线灯加装定时器，全员培训，安全使用。

（三）紫外线灯消毒的管理要求和注意事项

（1）紫外线灯照射表面应保持清洁，并每周湿式擦拭清洁一次，保持紫外线灯管清洁，无尘土、无油污。专用特殊检查室使用消毒湿巾擦拭。

（2）紫外线对人体皮肤黏膜有一定刺激和损害。对室内空气进行消毒时，必须关严门窗，关照明灯，人员全部退出，消毒时不对人直接照射，避免引起损伤。

（3）消毒后关闭紫外线灯，打开门窗通风换气，方可入室。

（4）每半年检测 1 次紫外线灯强度，建立档案本保存粘贴测试试纸。

（5）设感控监控员进行监督管理，定期检查紫外线灯是否正常工作，以及使用登记情况。

十二、影像科新型冠状病毒肺炎专用检查室清洁消毒流程

（1）清洁员按防护要求防护，包括戴一次性医用帽子、外科口罩或 N95 口罩，穿工作服、隔离衣，必要时穿防护服、鞋套，戴防护面屏、双层一次性乳胶手套。穿戴好防护用品后方能上岗。

（2）开启紫外线灯消毒 40 分钟以上方可进入检查室，用 75% 酒精或消毒湿巾擦拭操作台面、键盘、鼠标开关；用含有效氯 1000 mg/L 的消毒液拖拭地板，由内至外，有规律地拖拭。

（3）用 75% 酒精或消毒湿巾擦拭 CT 机，顺序：球管外壳背面（靠墙面）→球管外壳内圈→球管外壳正面（包括按键）→头架→机床里侧床架（靠墙侧）→机床外侧床架。擦拭第 1 次后更换外层手套，再擦拭头架和机床第 2 遍。擦拭后的垃圾按"新冠"特殊感染性垃圾处理。

（4）收集清理检查室内的感染性垃圾到指定地点，脱外层手套，再戴上手套。

（5）用含有效氯 1000 mg/L 的消毒液拖拭走廊地板，由内至外，有规律地拖拭。到指定地点消毒清洗拖把，晾干待用。

（6）将按"新冠"感染性垃圾处理的垃圾用双层医疗垃圾袋封口并贴上标志，在指定地点用含有效氯 1000 mg/L 的消毒液喷洒垃圾袋外周。将垃圾袋送到指定地点，做好交接登记。

（7）在脱隔离衣专用间脱防护用品，顺序：脱外层一次性乳胶手套（卫生手消毒）→摘防护面屏→松开腰带→脱鞋套（脱内层一次性乳胶手套、卫生手消毒）→脱隔离衣（卫生手消毒）→脱裤子（卫生手消毒）。出脱隔离衣专用间后脱口罩、一次性医用帽子，用流动水洗手，再更换清洁的一次性医用帽子、口罩。

（8）按常规消毒脱隔离衣专用间，开启紫外线灯消毒 40 分钟以上，用含有效氯 1000 mg/L 的消毒液拖拭地面，用 75% 酒精消毒门把手。

（9）清洁消毒后，在登记本上登记并签名。

第十一章

影像科的科普宣教

影像科患者众多，病情复杂，检查流程比较繁复，为全面落实党中央、国务院发布的《"健康中国 2030"规划纲要》，完成健康中国建设的目标和任务，"互联网 + 医疗健康"线上线下一体化服务应运而生。影像科也顺应时代潮流，不断改善就医流程，将细节落到实处，为营造更方便快捷的就医环境，应建立影像检查宣教公众号和影像检查 e 助手小程序，真正做到病有所医，使患者可以随时随地获得所需要的影像医疗服务。下面以广西医科大学第一附属医院影像科的科普宣教为例介绍。

第一节　CT 增强检查科普知识

一、CT 增强检查流程

CT 增强扫描就是利用高压注射器把药物（碘对比剂）从静脉快速注入血管内同时进行 CT 扫描，便于进一步对病灶进行定性分析，从而提高诊断率的一种检查方法。CT 增强检查流程如图 12-1 所示。

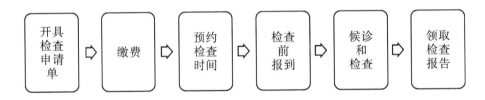

图 12-1　CT 增强检查流程

（1）开具 CT 增强检查申请单。医师根据病情开具检查单，并如实填写个人信息、联系方式等。

（2）预约 CT 增强检查时间。缴费后，CT 增强检查实行预约制。

（3）检查前报到登记。预约当天请务必提前 30～60 分钟到放射科登记室报到登记，以免影响当天的检查。

（4）CT 增强检查健康知识宣教。

① CT 增强检查前。预约时，医务人员应告知患者检查前的注意事项并嘱患者或家属签署同意书。检查前到注射室预埋留置针，按预约时间等候检查。

② CT 增强检查中。按要求摆放体位，并根据指令做好呼吸配合。高压注射对比剂并完成扫描。

③ CT 增强检查后。在观察室休息 30 分钟，拔针充分按压后方可离开。检查后

建议多饮水，如有不适，请及时就诊。

（5）领取 CT 增强检查报告。CT 增强检查报告领取时间为检查后的 24～48 小时，急诊 CT 增强检查报告领取时间为检查后的 1～2 小时。如有疑问，请咨询一楼报告分发室。

二、婴幼儿 CT 增强检查注意事项

温馨提醒：医院急危重症患者较多，患儿深睡后酌情安排检查，望理解！

（1）如患儿不能配合检查，需提前开好镇静药物，检查日前一晚适当减少睡眠时间。

（2）检查当天按预约时间提前 1～2 小时到放射科一楼登记室登记，按导诊条指示提前到指定注射室预埋留置针，预埋留置针后按预约时间到放射科三楼注射室报到。

（3）报到后听从放射科护士安排，根据检查时间遵医嘱使用镇静药物。

（4）饮食不宜过饱，建议检查前禁食 2 小时、禁饮 1 小时，做过钡餐检查的要 7 天后才能进行腹部检查。去除患儿身上的金属物品和饰物，尽量穿棉质宽松易穿脱衣物，注意保暖。检查过程需家属陪同。

（5）患儿深睡后及时告知护士，等候安排检查。

（6）检查结束后在观察室休息 30 分钟，家长注意观察患儿有无皮疹、呛咳等不适症状，如无，拔针充分按压后可离开。

（7）检查后建议多饮水，如有不适，请及时就诊。

（8）检查报告领取时间为检查后的 24～48 小时，如有疑问，请咨询一楼报告分发室。

三、CT 增强检查前注意事项

（1）如有以下情况，检查前请主动告知医务人员。

①过敏史；②甲亢病史；③肾功能不全；④糖尿病；⑤服用二甲双胍药物。

（2）检查当日禁止饱食，可以饮水及进食少量流质食物（胆囊检查禁食），请携带 500～1000 ml 水备用。穿宽松棉质衣物，取下首饰及金属饰品，以免影响检查图像质量。

（3）妇科盆腔检查，请提前做好妇科塞纱准备。泌尿系检查，检查前 1 小时需饮水憋尿。做过钡餐检查的要 7 天后才能进行腹部检查。

（4）请按照预约时间提前 1 小时到放射科一楼登记室登记，登记后到三楼注射室，将预约单交给护士，排队等候预埋留置针。

（5）预埋留置针后，请在候诊区耐心等候，注意听广播呼叫您的名字及所在检查室，等候过程中请多饮水。

四、CT 增强检查中注意事项

（1）配合技师核对姓名、性别和检查部位等信息。

（2）按要求摆放体位，不能随意移动，并根据指令做好呼吸配合。

（3）为了安全检查，请配合护士妥善固定留置针和连接管。

（4）因检查过程中注射药物，全身有发热感，属正常现象，请不要乱动，以确保图像清晰。如有严重不适，请举手示意。

（5）检查完毕，待机床降至平稳，小心下床，避免摔伤。

（6）检查后需到观察室休息 15 ～ 30 分钟，不能随意离开。

五、CT 增强检查后注意事项

（1）请您在观察室休息 15 ～ 30 分钟，不能随意离开，如有不适，请及时告知医务人员。

（2）观察 15 ～ 30 分钟后，护士拔出留置针，请充分按压针眼至少 10 分钟，无出血再停止按压。

（3）检查结束后，请多饮水、多排尿，有利于药物（碘对比剂）排出。

（4）如有不适，请及时到医院就诊。

六、CT 增强检查报告领取

（1）血管成像增强［如头颈 CTA、冠脉心脏 CTA、双上（下）肢 CTA 等］检查，48 小时后领取报告。

（2）普通增强（如颈部、胸部、腹部、盆腔等）检查，24 小时后领取报告。

（3）如遇周末、节假日，领取时间顺延。

（4）可用手机微信扫描电子影像卡上的二维码查看报告，纸质报告在自助打印机上自行打印领取。

（5）如有疑问，请咨询一楼报告分发室。

七、CT 增强检查的不良反应

注射药物（碘对比剂）后，因身体状况不同，极少患者可能会出现以下不良反应，如有任何不适，请及时联系医务人员。

（1）轻度不良反应：恶心、呕吐、头晕、皮肤潮红、瘙痒等。

（2）中度不良反应：荨麻疹、声音嘶哑、结膜充血、呼吸困难等。

（3）重度不良反应：喉头水肿、意识丧失、过敏性休克危及生命等。

八、CT 增强检查药物外渗的观察要点

CT 增强检查使用的药物（碘对比剂）具有高渗性、高黏稠度的特点，因自身血管原因，高压注射可能会出现对比剂外渗，一般 4～6 小时达肿胀高峰，2～3 天可自行吸收恢复，其间请注意以下几点。

（1）禁止热敷。

（2）穿宽松衣物（利于血液回流）。

（3）适当抬高患肢并做握拳、松拳动作（促进血液循环和外渗吸收）。

（4）多饮水（促进碘对比剂排出）。

（5）严密观察肿胀情况，如出现发紫发黑、肿胀加重或起水疱现象，请及时联系放射科护士，我们也会及时回访。

九、CT 增强检查正确饮水及意义

（1）为倡导节约环保，请自行携带水杯和饮用水。

（2）检查前需饮水 500～1000 ml，检查后 24 小时内请饮水 2500～3000 ml。

（3）因病情需要，需禁水或限水、禁食的患者请及时告知医务人员。

（4）药物（碘对比剂）主要通过肾脏排泄，多饮水可促进对比剂排出，预防对比剂肾病等不良反应的发生。

十、胸腹部 CT 检查的呼吸训练

（1）做胸腹部 CT 检查，呼吸训练很重要，配合好呼吸是胸腹部 CT 检查成功的关键。

（2）检查过程中您将听到以下呼吸指令：请吸气→闭气不动→可以呼吸。

①当您听到"请吸气"时，请轻轻吸一口气，同时身体保持不动。

②当您听到"闭气不动"时，请停止呼吸，紧闭口鼻呈闭气状态，同时保持胸部、腹部平稳无波动。

③当您听到"可以呼吸"时，可恢复正常平稳呼吸，同时身体保持不动。

第二节　MRI 增强检查科普知识

一、MRI 增强检查流程

MRI 增强检查，需经静脉注射药物（钆对比剂），使 MRI 发现病变的敏感性显著提高，可直接多方位清晰地分辨不同组织图像，为诊断提供更多可靠的信息。MRI 增强检查流程如图 12-2 所示。

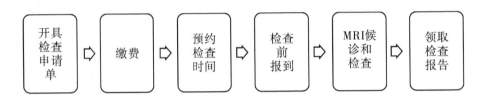

图 12-2　MRI 增强检查流程

（1）开具 MRI 增强检查申请单。医生根据病情开具检查单，并如实填写个人信息、联系方式等。

（2）预约 MRI 增强检查时间。缴费后，MRI 增强检查实行预约制。

（3）检查前报到登记。预约当天请务必提前 30～60 分钟到放射科登记室报到登记，以免影响当天的检查。

（4）MRI 增强检查健康宣教。

① MRI 增强检查前。如有心脏起搏器、人工耳蜗、支架、钢钉钢板植入等情况，请务必告知医务人员。检查前取下身上的金属物品、手机等电子产品、芯片卡等。到注射室预埋留置针，按预约时间等候检查。

② MRI 增强检查中。MRI 检查时间长，机器噪声大，检查中注射对比剂时，请保持体位不变。如有不适，请及时告知医务人员。

③ MRI 增强检查后。在观察室休息 30 分钟，拔针充分按压后方可离开。检查后建议多饮水，如有不适，请及时就诊。

（5）领取 MRI 增强检查报告。MRI 增强检查报告领取时间为检查后的 48 小时，如有疑问，请咨询一楼报告分发室。

二、婴幼儿 MRI 增强检查注意事项

温馨提醒：由于磁共振检查噪声大、时间久、要求高（保持体位不变），小儿完成检查难度大，望理解！

（1）如有以下情况，检查前请主动告知医务人员。

①体内有外来植入物质（如装有心脏起搏器、动脉瘤夹、人工心脏瓣膜、人工关节、电子耳蜗、义眼、假牙等）。

②患有幽闭恐惧症。

（2）如患儿不能配合检查，需提前开好镇静药物，检查日前一晚适当减少睡眠时间。

（3）检查当天按预约时间提前 1～2 小时到放射科一楼登记室登记，按导诊条指示提前到指定注射室预埋留置针，预埋留置针后按预约时间到磁共振注射室报到。

（4）报到后听从放射科护士安排，根据检查时间遵医嘱使用镇静药物。

（5）饮食不宜过饱，建议检查前禁食禁饮 1 小时。去除患儿身上的金属物品和饰物，尽量穿棉质宽松易穿脱衣物，注意保暖。检查过程中，家属需去除一切金属物品陪同患儿。

（6）患儿深睡后，及时告知护士，等候安排检查。

（7）检查结束后在观察室休息 30 分钟，家长注意观察患儿有无皮疹、呛咳等不适症状，如无不适，拔针充分按压后方可离开。

（8）检查后建议多饮水，如有不适，请及时就诊。

（9）检查报告领取时间为检查后的 48 小时，如有疑问，请咨询一楼报告分发室。

三、MRI 增强检查前注意事项

（1）如有以下情况，检查前请主动告知医务人员。

①体内有外来植入物质（如装有心脏起搏器、动脉瘤夹、人工心脏瓣膜、人工关节、电子耳蜗、义眼、假牙等）。

②患有幽闭恐惧症。

（2）检查前取下身上的金属物品、手机等电子产品、芯片卡等，不得将其带入检查室内。

（3）检查当日禁止饱食，腹部（肝、脾、胆管、胰腺等）检查前需禁饮禁食 4～6 小时。

（4）带有金属节育环者，做下腹部或盆腔检查时需取出节育环后方可进行检查。

（5）请您按照预约时间提前 1 小时到放射科一楼登记室登记，登记后到 MRI 注射室将预约单交给护士，排队等候预埋留置针。

（6）预埋留置针后，请在候诊区耐心等候，注意听广播呼叫您的名字及所在检查室。

四、MRI 增强检查中注意事项

（1）配合技师核对姓名、性别和检查部位等信息。

（2）按要求摆放体位，不能随意移动，并根据指令做好呼吸配合。

（3）MRI 增强检查时间长，机器噪音大，请做好思想准备，不要急躁、害怕，检查中注射对比剂时，务必保持体位不变。如有不适，请及时告知医务人员。

（4）检查完毕，待机床降至平稳，小心下床，避免摔伤。

（5）检查后需到观察室休息 30 分钟，不能随意离开。

五、MRI 增强检查后注意事项

（1）请您在观察室休息 30 分钟，不能随意离开，如有不适，请及时告知医务人员。

（2）观察 30 分钟后，护士拔出留置针，请充分按压针眼至少 10 分钟，待无出血再停止按压。

（3）检查结束后，请多饮水、多排尿，有利于药物（钆对比剂）排出。

（4）如有不适，请及时到医院就诊。

六、MRI 检查呼吸训练

（1）做 MRI 检查，呼吸训练很重要，配合好呼吸是腹部 MRI 检查成功的关键。

（2）检查过程中您将听到如下呼吸指令：请吸气→呼气→屏气→可以呼吸。

①当您听到"请吸气"时，请深吸一口气，同时身体保持不动。

②当您听到"请呼气"时，请缓慢向外吐出气体，同时身体保持不动。

③当您听到"屏住呼吸"时，请停止吐气，紧闭口鼻呈闭气状态，同时保持胸部、腹部平稳无波动（约 20 秒）。

④当您听到"可以呼吸"时，恢复正常平稳呼吸，同时身体保持不动。

第三节　其他科普知识

（1）为什么要做 CT 检查？

患者：有时候东西吃太多或休息不好时会感到上腹部或右上腹隐痛。

医生：去做个 CT 检查吧。

患者：CT？是什么？

医生：CT为X线计算机断层摄影，是用X线束对人体某部位进行断层扫描，获取人体被检查部位的断面或立体图像。CT可以提供人体被检查部位的完整三维信息，可使器官和结构清楚显影。通俗来讲，就是将检查部位像面包一样切成一片一片仔细观察，而且这个切片厚度＜1 mm。CT成像过程非常复杂，简单来说，就是机器发出X线，穿透人体，到达处理器形成图像。

患者：X线？那不是有辐射吗？能不能不做？

医生：CT检查的辐射对身体的伤害大部分是在身体可以接受的范围，CT检查具有能观察到身体的细微病变、成像快、无创伤等特点，所以CT检查还是非常有必要的。

患者：好的，我马上去做。

医生：CT检查优点有其为横断面成像，可以经过图像重建，从任意方位显示组织或器官，对病变显示更全面，可防止遗漏；具有高密度分辨率，有密度改变的细微病变也能显示出来。此外，CT检查还有无创伤、成像快等优势。CT检查的不足是难以发现密度变化小或细小的病变，或局限于细胞水平的早期病变；运动及金属易产生伪影，影响诊断。另外CT检查会产生电离辐射。

（2）为什么要做CT增强检查？

患者：医生，之前我做的是CT平扫检查，今天怎么给我开了CT增强检查。

医生：我们开的检查都是根据您的病情来决定，相比CT平扫，CT增强具有诸多优势：对病灶的定性能力高，对小病灶的检出率高；血管结构看得极其清楚；已确定为恶性肿瘤的，CT增强扫描可提高肿瘤分期诊断的准确性，或判断肿瘤手术切除的可能性。CT增强扫描尤其适用于颅脑、胸部和腹部等部位，对肝癌、肝血管瘤等肝胆病变具有诊断优势。

患者：我看CT增强扫描中还需要使用碘对比剂，这是什么呢？

医生：对比剂是为增强影像观察效果而注入（或口服）到人体组织或器官的化学制品。X线对比剂利用对比剂的密度高于或低于周围组织，形成的对比应用X线显示图像，其基本结构为三碘苯环，又称为碘对比剂。碘对比剂通常有3种分类方法：按在溶液中是否电离出离子分为离子型和非离子型对比剂，按渗透压分为高渗对比剂、次高渗对比剂和等渗对比剂，按分子结构分为单体型对比剂和二聚体型对比剂。

（3）X线拍片多久一次比较安全？

患者会有这些疑虑：①多长时间拍一次胸片才比较合适？ ②下一次复查要等多久才可以进行？ ③才间隔几天又拍片会不会有伤害？ ④这次拍片又杀死了我多少细胞？

患者：医生，X线拍片会危害身体健康吧？

医生：X线的确会产生电离辐射，多多少少会对人体造成一定的损害，但是在可控范围内，身体是可以承受的。

患者：可以承受……那还是有害啊……听说辐射伤害还是挺大的，网上说的有点吓人。

医生：随着科技的进步、设备的升级以及对辐射防护的重视，应该说目前所开展的医学检查，几乎都不会对人体的健康产生必定的危害。您想想看，影像医生整天在射线环境下工作，接触辐射最多的是他们，这么多年都没事，您做一次两次害怕什么？

患者：听门诊医生说，我可能得拍好几次片子，到底多长时间拍一次是安全的啊？

医生：根据有关测量信息：拍一张胸部平片大约有 0.023 mSv 的辐射量；四肢平片约为 0.01 mSv；腹部平片约为 0.54 mSv；上消化道造影由于有透视和多幅拍摄，平均可达 2.55 mSv；胸部低剂量 CT 检查的辐射剂量为 1～2 mSv。

据专业文章分析，人体每年接受的辐射剂量小于 100 mSv 是安全的，不会产生任何影响。您算一算，这个剂量可以允许做多少次胸部拍片甚至是可以做多少次 CT 了？

（4）影像医生告诉你，为什么刚做了 CT，门诊医生又让你重复做？

患者：医生，我爸爸昨天刚刚做完头颅 CT 检查，为什么今天又让做一次？而且我爸爸腿脚也不方便，做一次检查很麻烦的。

医生：根据您爸爸的病史及病情现况，我们怀疑您爸爸是缺血性中风（脑卒中）的可能性比较大，但是昨天的头颅 CT 检查没有异常，所以要等 24 小时之后再复查。

患者：昨天的头颅 CT 检查没有异常，为啥 24 小时后还要再复查呢？

医生：因为在缺血性中风的早期，头颅 CT 片上可能没有异常，大约 24 小时后才能见到因缺血而造成的低密度脑梗死灶。所以要等至少 24 小时再进行复查。

患者：谢谢医生的耐心解释。

医生：对大部分中风患者反复多次做 CT 检查是完全必要的，因为这样能够动态地观察病情变化，以便正确指导治疗及进行疗效判断。实际上，这种反复检查在头部、胸部和腹部外伤及病变的观察和治疗中同样适用。

（5）做完 CT 多久可以怀孕？

患者：原来做个 CT，这里面还有这么多学问啊！医生，我问一下，要是怀孕了做 CT 是不是就一定会受影响？

医生：不是的，首先医用 CT 所产生的辐射剂量很小，是安全范围内的。一次检查对正常人体没有什么影响的。即使怀孕，做了 CT 也不一定会产生不良影响。其次就是从优生优育方面考虑，这始终只是一个概率问题。

患者：那像我这样，以后怀孕，岂不是还是有这种风险？

医生：这不用过度担心，辐射造成卵泡损伤仅仅是极低概率事件，成熟女性卵巢中大约有40万个初级卵母细胞，在生长分裂过程中会从里面优中选优，最终成熟的卵泡只有400～500个！若卵泡有问题，会被自然淘汰的，我们人体自身有很强的自我识别、修复能力，不需要担心的。

患者：原来是这样，那我就放心了。医生，你之前说的"10天规则"我是符合的，那我今天做完CT检查，多久可以怀孕？

医生：根据卵泡生长规律，我们常规认为女性做完CT检查3个月后怀孕就安全了。

患者：我明白啦！谢谢医生又为我讲解了这么多。

医生：应该的，以后想学医学常识，多来小课堂看看吧！做CT检查，与月经到底有什么关系？这其实还是涉及辐射，女性一次月经周期一般排出1个卵泡，排卵发生在下次月经来潮前14～16天。接受辐射检查时，要避开排卵及排卵后的这段时间，为避免卵泡或受精卵遭受意外辐射，就需要我们遵循"10天规则"。所谓"10天规则"，就是X线检查应在月经期后10天内进行，因为在这段时期内还没有排卵，可以最大程度避免X线对卵子或受精卵的损伤。

（6）小孩拍了X线会长不高？

患儿婆婆：医生，我孙女才刚满3岁，能拍片吗？不是都说有辐射吗？

医生：不用担心，我们拍片用的X线的剂量很小，都是经过科学验证的，偶尔拍一次没有影响的。

患者婆婆：唉！这医生也真是的，就是咳嗽发热，非得让拍片。

医生：婆婆，不要小瞧了咳嗽！孩子发烧好几天，医生怕孩子有肺炎，拍个片具体看看，治疗起来也好心中有数。

患者婆婆：老张家孩子长不高，他小时候就拍过片，会不会就是拍片导致的！

医生：这个是绝对不会的，X线拍片仅有少量辐射，这种剂量的辐射是不会对人体造成不良影响的，更谈不上导致孩子长不高！现代X线设备本身、防护设备、检查技术都在不断发展更新，对辐射防护工作高度重视，一次普通的X线拍片检查对受检者的辐射影响甚至可以忽略不计。另外，常规辐射检查时，医生们都会对非受检区域、敏感器官给予足够的防护处理，患者所受的辐射剂量是受控制的、安全的、可以接受的。对于短期多次辐射检查，不必要的辐射检查还是提倡尽量避免，以减少患者的累积辐射剂量。对要接受辐射检查的幼儿慎重管理，做好防护措施即可。目前，没有直接证据证明X线能直接影响身高的增长。

（7）MRI检查为什么要取下金属物品？

医生：检查前先把自己身上的金属物品全部取下来，放在外面保存。

患者：我的手机、钱包什么的都放在外面了，身上的耳钉、项链不要紧吧？

医生：也要摘下来，硬币、钥匙、手机、手表、打火机、磁卡等的金属物品一律都不能带进去。而且有磁疗效果的衣物、原料中含金属成分的中医膏药等都会对MRI检查的成像、诊断造成影响，也必须拿掉。

患者：耳钉这种小东西，会有什么影响？这可是我的定情信物，丢了谁负责？

医生：这危害可能远比你想象的大得多！MRI检查的机器及检查室内存在非常强大的磁场，就像一块吸力强劲的磁铁，小的金属物件会被机器迅速吸附过去，这个速度足以把机器打穿！这些大的金属车推进检查室，就会迅速吸到磁共振机上，几吨的吸力，拉都拉不下来！最终只能停运机器，把里面的液氮放掉，才能减弱磁场，清除异物后还要检修机器，再加入新的液氮，一次就要花费几十万元了！

患者：原来这么可怕啊！我明白了！做MRI检查时任何金属不得入内！

（8）吸烟会令肺部变黑，那染发呢？

影像学生：老师，这个患者的颅脑图像不对劲……

影像医生：刚刚做MRI的时候，是不是有发夹之类的？

患者：没……没有呀，都取下来了，医生也检查过的，医生，我怎么了？

影像学生：可是……你的颅脑图像黑乎乎的……

影像医生：是有点黑呢……

患者：黑乎乎的？啊，医生，难道我得了什么怪病吗？快救救我！！！头上确实没有任何头饰和发夹……

影像医生：这位患者是不是染发了？

患者：对对对！昨天染的！早就听说染发会影响健康了，我就不该染！医生，我头里黑乎乎的是什么？染发剂吗？我会死吗？

影像医生：哈哈哈，真相大白！这是染发剂里的金属物质导致的伪影！目前，市场上的染发剂基本都含有重金属化学物质，这些金属物质附着在头发上，我们肉眼是无法察觉的。这些金属物质属于顺磁性物质，高强磁场的MRI对金属物质高度敏感，并且会严重影响磁场的均匀性，对成像造成干扰，形成明显的金属伪影，严重者可干扰病变的显示。染发部位以外的MRI检查范围受影响较小，若必须进行染发区域检查，可先彻底清洗后再检查。另外，由于许多化妆品内都含有重金属，在做MRI检查时也不应化浓妆。

（9）医生，我是腿疼，您怎么让我做腰椎MRI？

医生：下一位，×××，您这是做腰椎MRI检查，先去准备下……

患者：我不做腰椎，我腿疼，给我查腿！给我看病的医生是个小年轻，什么都不懂！都说是腿疼腿麻了，非要做腰椎磁共振检查，关腰啥事？乱来！要查也是查腿呀！

医生：医生开的是做腰椎磁共振检查，初步听你这样说，应该也是腰椎问题导致的腿疼！单子应该没有错哦。

患者：这单子肯定开错了，我反正不做腰椎的，查腿就行！

医生：腿部麻木疼痛，特别是老年人，最常见的原因是腰椎疾病影响了支配腿部的神经。大多数情况下，患者表现为腰部、腿部不适，但也有仅腿部有不适的情况，如腰椎间盘突出就是这种典型症状。人体是一个复杂的整体，人类医学也绝不是简单的"头痛医头，脚痛医脚"！

参考文献

［1］白人驹，徐克.医学影像学［M］.7版.北京：人民卫生出版社，2013.

［2］郭启勇，王振常.放射影像学［M］.北京：人民卫生出版社，2015.

［3］李雪，曾登芬.医学影像科护理工作手册［M］.北京：人民军医出版社，2014.

［4］罗荣城，韩焕兴.肿瘤综合诊疗新进展［M］.3版.北京：人民军医出版社，2008.

［5］马双莲，丁玥.临床肿瘤护理学［M］.北京：北京大学医学出版社，2003.

［6］吴恩惠，冯敢生.医学影像学［M］.6版.北京：人民卫生出版社，2007.

［7］席惠君，张玲娟.消化内镜护理培训教程［M］.上海：上海科学技术出版社，2014.

［8］余建明.实用医学影像技术［M］.北京：人民卫生出版社，2015.

［9］杨正汉，冯逢，王霄英.磁共振成像技术指南——检查规范、临床策略及新科技应用［M］.北京：人民军医出版社，2007.

［10］刘平，汪茜，王琳，等.实用影像护理手册［M］.北京：科学技术文献出版社，2019.

［11］郑淑梅，李雪.影像科护理［M］.北京：人民卫生出版社，2019.

［12］秦月兰，郑淑梅，刘雪莲.影像护理学［M］.北京：人民卫生出版社，2020.

［13］张月英，郭锦丽，王朝霞.影像专业基础知识及护理实操手册［M］.北京：科学技术文献出版社，2020.

［14］中华人民共和国第十二届全国人民代表大会常务委员会.中华人民共和国职业病防治法［S/OL］.（2017-11-05）.http：//www.nhc.gov.cn/fzs/s3576/201808/b8072796d41747fe89c32a06179226ca.shtml.

［15］中华人民共和国第十届全国人民代表大会常务委员会.中华人民共和国放射性污染防治法［S/OL］.（2005-06-27）.http：//www.gov.cn/flfg/2005-06/27/content -9911.htm.

［16］中华人民共和国国务院.放射性同位素与射线装置安全和防护条例［S/OL］.（2018-08-30）.http：//www.nhc.gov.cn/fzs/s3576/201808/17f791bd4d244690a6168a6cfd163ce9.shtml.

［17］中华人民共和国卫生部.放射诊疗管理规定［S/OL］.（2006-01-24）（S/OL).http：//www.nhc.gov.cn/fzs/s3576/200804/5e9517a735844d019e19a86c08bf7985.shtml.

［18］中华人民共和国卫生部.X射线计算机断层摄影放射防护要求（S/OL).（2012-08-30).http：//www.nhc.gov.cn/fzs/s7848/201208/3b83bda59f714744adcd67b226289345.shtml.

［19］陈俊敏，高栋.某三甲医院护士亚健康状态调查分析及建议［J］.现代医药卫生，2015，31（9）：1308-1310.

［20］陈林.胸部CT在肺炎诊断中的应用价值［J］.当代医学，2015，21（28）：24-25.

［21］郑钧正.医学影像学的时代重任［J］.医学研究杂志，2015，44（5）：1-4，110.

［22］刘晶，程现昆，杨超.从技术哲学的角度看医学影像学的发展［J］.医学与哲学（A），2014，35（6）：31-33.

［23］高嵩芹，王馨，毛燕君.介入手术室护士胜任特征的研究进展及启示［J］.解放军护理杂

志，2015，32（8）：41-44.

［24］高嵩芹，毛燕君，王馨，等.介入手术室护士的专科发展现状与展望［J］.护理学杂志，2014，29（14）：88-91.

［25］周如女，罗玲，周嫣，等.应用PDCA循环管理提高护理满意度的效果［J］.解放军护理杂志，2013，30（11）：48-51.

［26］彭明强.临床路径的国内外研究进展［J］.中国循证医学杂志，2012，12（6）：626-630.

［27］宋丽萍，程燕，马静.PDCA循环理论在护理信息系统建设中的应用［J］.护理管理杂志，2014，14（1）：66-67，73.

［28］赵博伦.罗伊适应模式护理评估工具的构建与应用［J］.护理研究，2014，28（8）：905-906.

［29］白煜峡，杨松兰，郭璇，等.护理质量督导在护理质量管理中的作用［J］.护理学杂志，2009，24（15）：62-64.

［30］张莉国.罗伊适应模式在鼻咽癌放疗患者康复护理中的应用［J］.中国护理管理，2014，14（10）：1116-1118.

［31］田梓蓉，李越，赵美燕，等.护理质量台账督导在护理质量管理中的应用［J］.护理研究，2015，29（2）：251-253.

［32］郭瑞英.护理质量督导方式对于提高护理质量管理效果的作用分析［J］.当代医学，2014，20（28）：129-130.

［33］张曼琳.影像科人文关怀和护士心理压力调适［J］.实用临床护理学电子杂志，2017，2（19）：197-198.

［34］王苏容，成静，徐旭娟，等.认知压力理论在内科护理学教学中的应用［J］.护理研究，2007（25）：2335-2336.

［35］郑钧正.电离辐射医学应用的防护与安全［M］.北京：原子能出版社，2009：74-77.

［36］刘秋双，韦学，杨爱莲.介入导管室护士的职业危害及防护措施［J］.广西中医药大学学报，2014，17（3）：94-95.

［37］MONASTIRIOTIS S，COMITO M，LABROPOULOS N. Radiation exposure in endovascular repair of　abdominal and thoracic aortic aneurysms［J］.J Vasc Surg，2015，62（3）：753-761.

［38］KLOEZE C，KLOMPENHOUWER E G，BRANDS P JM，et al. Editor's Choice-Use of disposable radiation-absorbing surgical drapes results in significant dose reduction during EVAR procedures［J］.European Journal of Vascular Endovascular Surgery，2014，47（3）：268-272.

［39］MOHAPATRA A，GREENBERG R K，MASTRACCI T M，et al. Radiation exposure to operating room personnel and patients during endovascular procedures［J］.Journal of Vascular Surgery，2013，58（3）：702-709.

［40］FENCL J L.Guideline；mplementation：Radiation　safety［J］.AORN Journal，2015，102（6）：629-639.

［41］蔡道文，雷焰，雷元义.医疗器械电磁辐射对人体的伤害与防护［J］.中国医疗设备，2012，27（1）：84-85，94.

［42］马秀琴.临床护士在工作中的危险因素和安全防护［J］.中国社区医师，2015，31（29）：165-166.

［43］谭绮琼，高丽萍，夏坚祯.护理职业暴露及防护的研究进展［J］.护理实践与研究，2012，9（9）：122-124.

［44］陈霞，李正兰.感染科医务人员职业危害因素分析与安全防护［J］.现代医院，2016，16（3）：413-415.

［45］王尊敏.导管室医务人员职业危害与防护对策分析［J］.护理研究，2014，28（7）：2673-2674.

［46］李海燕，李幅英.心血管介入标准化护理管理手册［M］.北京：人民军医出版社，2015.

［47］佘丽萍，许田.冠心病介入诊疗中心肌血流储备分数测量的护理配合［J］.护理实践与研究，2013，10（7）：131-132.

［48］薛军，王明晓.心肌血流储备分数在冠心病诊断及介入治疗中的应用研究进展［J］.中国心血管病研究，2012，10（3）：224-229.

［49］张皎平，李彩，郭翠英.永久性起搏器植入术后并发症及其护理进展［J］.中华全科医学，2015，13（2）：284-286.

［50］毛景松，梁茂全，苏洪英.大剂量碘油栓塞治疗肿块型肝癌的疗效分析［J］.现代肿瘤医学，2013，21（3）：588-591.

［51］陈雪梅.多层螺旋CT对胸部外伤诊断的价值［J］.内蒙古医学杂志，2015，47（2）：213-214.

［52］杜晨翔，薛改琴.实时肝脏超声造影过程中的护理配合［J］.中国药物与临床，2015，15（1）：62-63.

［53］宫伟利.延续性自我管理对肺癌患者癌因性疲乏和生命质量的影响［J］.护理管理杂志，2015，15（10）：746-747.

［54］郭雪娇，彭志友，冯智英.脊椎小关节介入治疗在慢性脊柱源性疼痛应用进展［J］.中国疼痛医学杂志，2016，22（11）：801-805.

［55］郭艳.妇科恶性肿瘤晚期患者癌性疼痛护理综述［J］.齐鲁护理杂志，2016，22（11）：61-63.

［56］何跃，邓颖，邹华玉，等.肺栓塞患者CT血管造影检查过程中护理干预的价值探讨［J］.中华肺部疾病杂志（电子版），2014，7（4）：473-474.

［57］何跃，邓小琴，刘平.MRI肺部检查的护理配合［J］.中华肺部疾病杂志（电子版），2016，9（2）：231-232.

［58］黄璜，罗仁.某三级甲等综合医院护士亚健康状态及影响因素分析［J］.护理学报，2008（6）：18-20.

［59］焦德奎.CT诊断妇科盆腔肿瘤价值的对比分析［J］.实用妇科内分泌电子杂志，2015，2（3）：62-63.

［60］李静秋，艾松涛.多层螺旋CT仿真肠镜与结肠镜检查技术在发现结肠肿瘤的应用价值对比［J］.中国CT和MRI杂志，2014，12（4）：86-88.

［61］李雪，郭广阔，冉启胜，等.规范化心率准备技术在冠状动脉CT血管造影中的应用［J］.解放军护理杂志，2014，31（14）：50-53.

［62］李玉乐，史冬雷，胡英莉，等.急诊分诊人员资质与培训现状调查［J］.护理学杂志，2014，29（22）：5-8.

［63］李玉苹.内脏介入治疗致血管迷走神经反射的护理探讨［J］.临床医药文献电子杂志，2016，3（21）：4217，4220.

［64］梁萍，尚东梅，沈玉杰.护理干预在多排螺旋 CT 冠状动脉血管造影检查中的应用［J］.实用临床医药杂志，2016，20（10）：189-191.

［65］林晓莹，陈杰云，蔡文华.3.0 磁共振在乳腺疾病检查中的护理体会［J］.中国医药指南，2015，13（26）：270-271.

［66］林芝，彭小英，何瑾云，等.克罗恩病患者磁共振小肠造影检查的护理［J］.中国医药指南，2014，12（29）：310-311.

［67］刘杰，刘历，杨艺.双腔气囊导尿管逆行生理盐水充盈膀胱护理干预对输尿管下段结石 CT 检查的应用价值［J］.中国医药指南，2015，13（6）：250-251.

［68］刘秋双，梁真.3.0T 磁共振颈部 CE-MRA 检查的护理配合［J］.医学信息，2015，28（7）：63-64.

［69］鲁凤丽，常莉，金汉钰，等.放射性肺炎的临床危险因素［J］.现代肿瘤医学，2015，23（11）：1606-1609.

［70］罗素玲，陈伟雄，张剑利，等.磁共振成像动态扫描对吞咽功能正常者咽收缩及环咽肌功能的研究［J］.中华耳鼻咽喉头颈外科杂志，2016，51（2）：100-104.

［71］罗馨，黄玲，宋黎，等.鼻咽癌放疗后致口干症患者的磁共振检查护理［J］.护士进修杂志，2015，30（2）：173-175.

［72］马明星，王贤波，谢应朗，等.老年患者增强 CT 扫描护理风险的管理［J］.中外医学研究，2014，12（4）：86-87.

［73］毛文静.碘对比剂外渗湿敷方法的研究［J］.当代护士（下旬刊），2014（6）：153-154.

［74］米洁，肖玲，肖明朝，等.重庆市重症医学专科护士临床实践模式现状调查及启示［J］.中国实用护理杂志，2016，32（29）：2246-2250.

［75］莫秀凤，赵相胜.护理干预在多层螺旋 CT 增强检查急症主动脉夹层中的应用［J］.全科护理，2012，10（4）：980-981.

［76］彭明洋，张卫东，马跃虎，等.多排螺旋 CT 小肠成像在 Crohn 病中的诊断价值［J］.中国 CT 和 MRI 杂志，2015，13（7）：80-83.

［77］时丽娜.总结颅脑手术后脑室引流管的临床护理经验［J］.临床医药文献杂志，2016，3（8）：1505.

［78］汪欢，李素云.三甲医院护理人员继续教育学习需求与现状调查［J］.护理学杂志，2016，31（5）：56-58.

［79］王睿.64 排螺旋 CT 小肠造影检查口服两种对比剂的效果评估［J］.内蒙古中医药，2014，33（5）：106-107.

［80］王秀梅，刘湘琳.50 例儿童行核磁共振检查的综合护理干预［J］.中国现代医生，2016，54（4）：164-165，168.

［81］吴杰婉.X 线诊断腰椎间盘突出症的临床效果观察［J］.医疗装备，2017，30（2）：73.

［82］徐建红，张慧，李小龙，等.盆腔淤血综合征 64 排螺旋 CT 表现及护理方法探讨［J］.

辽宁医学院学报，2014，35（2）：86-87，97，附页6.

［83］徐巧侠.舒适护理在高龄肺癌化疗患者中的应用观察［J］.中外医学研究， 2015，13（29）：96-97.

［84］闫芳，净梅，权织彦.健康教育路径对腰椎间盘突出症患者护理效果及预后影响［J］.实用临床医药杂志，2017，21（6）：190-191.

［85］杨萍，张桂敏，李顺.呼吸训练在肝脏核磁共振成像增强扫描患者护理中的应用［J］.解放军护理杂志，2014，31（15）：44-45，48.

［86］曹婷，王锡明，程召平，等.128层双源CT对比剂优化方案在法洛四联症患儿成像中的应用［J］.中华医学杂志，2015，95（11）：810-813.

［87］尹春燕.腰椎间盘突出症病人的术后护理及康复指导［J］.世界最新医学信息文摘，2016，16（73）：297-298.

［88］张秋娟，何苹，白芝兰，等. 3.0T磁共振容积扫描在健康成人眼外肌形态学测量中的应用［J］.实用放射学杂志，2014，30（3）：399-403.

［89］赵丽，李坤成，杨旗，等. 3.0T磁共振冠状动脉成像检查中的护理配合［J］.护理研究，2014，28（10）：3375-3376.

［90］赵丽，李雪. CT增强检查中碘对比剂渗漏的原因及对策［J］.中华现代护理杂志，2010，16（16）：1929-1930.

［91］朱福香，李云芳.临床护士规范化培训的现状分析及对策［J］.齐鲁护理杂志，2016，22（6）：65-67.

［92］中华医学会心血管病学分会介入心脏病学组，中华医学会心血管病学分会大血管病学组，中华心血管病杂志编辑委员会.经动脉心血管介入诊治中含碘对比剂相关不良反应防治的中国专家共识（2021）［J］.中华心血管病杂志，2021，49（10）：972-985.

［93］武杰，杨金超，刘焱.心血管介入碘对比剂使用管理护理专家共识［J］.中国循环杂志，2021，36（7）：625-633.

［94］毛燕君，张素，张红梅.含碘对比剂静脉外渗护理管理实践指南［J］.中华护理杂志，2021，56（7）：1008.

［95］中华医学会放射学分会质量控制与安全管理专业委员会.肾病患者静脉注射碘对比剂应用专家共识［J］.中华放射学杂志，2021，55（6）：580-590.

［96］白文辉，易银萍，张红梅，等.含碘非离子对比剂输注前预防静脉外渗策略的证据总结［J］.护理研究，2020，34（24）：4350-4355.

［97］史苏霞，毛燕君，程洁，等.放射科碘对比剂外渗管理的证据总结［J］.护理研究，2020，34（14）：2500-2504.

［98］毛燕君.含碘对比剂静脉外渗风险因素logistic多元回归分析研究［C］.上海：第四届上海国际护理大会论文，2019.

［99］黄婷婷，陈英，刘于.MDCT检查中碘对比剂静脉外渗的研究进展［J］.护理学杂志，2019，34（16）：107-110.

［100］张洪涛，王小丽，邱业银，等.CT增强扫描碘对比剂外渗的集束化预防［J］.中国医药指南，2019，17（22）：33-34.

［101］中华医学会放射学分会.头颈部CT血管成像扫描方案与注射方案专家共识［J］.中华

放射学杂志，2019，53（2）：81-87.

［102］李雪，郑淑梅，屈梅香.影像科碘对比剂输注安全专家共识［J］.介入放射学杂志，2018，27（8）：707-712.

［103］夏黎明.肿瘤患者CT增强扫描安全管理专家共识［J］.放射学实践，2017，32（6）：550-555.

［104］中华医学会放射学分会对比剂安全使用工作组.碘对比剂使用指南（第2版）[J］.中华医学杂志，2014，94（43）：3363-3369.

［105］毛燕君，叶文琴，田梅梅，等.含碘对比剂静脉外渗之护理管理规范探索［J］.中国护理管理，2010，10（4）：63-65.

［106］APFALTRER P，BACHMANN V，MEYER M，et al. Prognostic value of perfusion defect volume at dual energy CTA in patients with pulmonary embolism：Correlation with CTA obstruction scores，CT parameters of right ventricular dysfunction and adverse clinical outcome［J］. Europeall Journal of Radilogy，2012，81（11）：3592-3597.

［107］BERLINER J I，KINO A，CARR J C，et al. Cardiac computed tomographic imaging to evaluate myocardial scarring/fibrosis in patients with hypertrophic cardiomyopathy: a comparison with cardiac magnetic resonance imaging［J］.Int J Cardiovasc Imaging，2013，29（1）：191-197.

［108］CALLAHAN M J，POZNAUSKIS L，ZURAKOWSKI D，et al. Nonionic iodinated intravenous contrast material-related reactions：Incidence in large urban children's hospital-retrospective analysis of data in 12 494 patients［J］. Radiology，2009，250（3）：674-681.

［109］ELICKER B M，CYPEL Y S，WEINREB J C. IV contrast administration for CT：A survey of practices for the screening and prevention of contrast nephropathy［J］. AJR AmJ Roentgenol，2006，186（6）：1651-1658.

［110］GIUSTI M，ORLANDI D，MELLE G，et al.Is there a real diagnostic impact of elastosonography and contrast-enhanced ultrasonography in the management of thyroid nodules［J］. Journal of Zhe jiang University Science，2013（14）：195-206.

［111］HANDELAND K，TENGS T，KOKOTOVIC B，et al. Mycoplasma ovipneumoniae-a primary cause of severe pneumonia epizootics in the Norwegian Muskox（Ovibos moschatus）population［J］.PloS One，2014，9（9）：e106116.

［112］KAMIJO A，SOMA T，UCHIDA Y，et al. The prevalence of allergic rhinitis among asthmatic patients in two different seasons［J］.Arerugi=［Allergy］，2013，62（12）：1642-1650.

［113］LI X，CHEN J，ZHANG L，et al. Clinical observation of the adverse drug reactions caused by non-ionic iodinated contrast media：Results from 109 255 cases who underwent enhanced CT examination in Chongqing，China［J］. Br J Radiol，2015，88（1047）：20140491.

［114］NGUYEN D T，LOUWEN R，ELBERSE K，et al. Streptococcus pneumoniae enhances human respiratory syncytial virus infection in vitro and in vivo［J］. PloS One，2015，10（5）：e0127098.

［115］ZHANG B C，HOU L，LV B，et al. Post-marketing surveillance study with iodixanol in

20185 Chinese patients from routine clinical practices [J]. Br J Radiol, 2014, 87（1034）: 20130325.

[116] ZHAO L, MAXH, DLANOMC, et al. Assessment of myocardial fibrosis and coronary arteries in hypertrophic cardiomyopathy using combined arterial and delayed enhanced CT : Comparison with MR and coronary angiography [J]. Eur Radio, 2013, 23（4）: 1034–1043.

附　录

影像科护理安全督查清单

项目	督查内容	督查结果		存在问题
		是	否	
制度管理	1.建立科室护理质量与安全管理组织			
	2.有分级护理、值班交接班、查对、手术安全核查等十八项核心制度并落实			
	3.有预防患者摔倒、坠床和压疮防范、住院患者走失防范等患者安全管理制度并落实			
	4.有突发公共卫生及护理不良事件报告制度并执行，有针对护理不良事件案例分析和讨论记录			
应急管理	1.有发生火灾、停电、停水等紧急意外事件的应急预案及处置流程，护士知晓			
	2.有紧急人力调配方案，护士知晓			
	3.应急灯完好，处于备用状态			
环境安全管理	1.安全出口、消防通道通畅			
	2.防火卷帘下方无影响卷帘降落的杂物			
	3.常闭式防火门保持常闭			
	4.水、电、气故障及时发现并报修，无安全隐患			
	5.值班室、库房整洁，无安全隐患			
	6.落实节前安全自查并有记录			
护理安全管理	1.排班合理，满足临床需要			
	2.有临床护理技术操作常见并发症的预防与处理规范，护士知晓			
	3.落实危重症患者抢救制度，抢救记录符合要求			
	4.护士掌握患者病情和风险评估，床头及手腕带等标志与患者情况相符，防范措施落实到位			
	5.护士知晓患者危急值结果并及时遵医嘱处理			
	6.手术室实施"三步安全检查"并正确记录，执行率100%			
	7.供应室环境、消毒灭菌工作符合要求			

续表

项目	督查内容	督查结果		存在问题
		是	否	
物品、药品管理	1.抢救车及各种抢救仪器设备性能良好,处于备用状态			
	2.高浓度电解质,特殊药物,易混淆、易燃、易爆、易腐蚀的危险药品标志和储存方法符合规定			
	3.毒麻药柜专柜加锁,双人管理,钥匙随身携带,账物相符			
新型冠状病毒肺炎疫情防控	1.每日按要求进行疫情排查,及时上报,有记录,无漏报、迟报、错报、瞒报现象			
	2.患者及陪护管理符合疫情防控要求			
	3.医护及工勤人员防护、手卫生及消毒隔离措施落实到位			
其他				

放射科急救药品、物品、器械管理质量考核评分标准

类别 （配分）	分项 阈值	评核标准	单项 配分
管理 总要求 （20分）	100%	1. 药品、物品无过期，急救仪器处于完好备用状态	10
	90%	2. 药品、物品无积尘、无受潮、无发霉、无变质	2
		3. 专人管理，每天有检查记录，近效期药品监控汇总	2
		4. 库房温度、湿度每天有专人专岗记录	2
		5. 易混淆药品有醒目警示标识，分开放置	2
		6. 保持药柜清洁，药品摆放整齐有序	2
常用药 品、物 品管理 （40分）	80%	1. 各类药品及物品分类定点放置	6
		2. 药品、物品标识清楚与实际相符、规范	6
		3. 使用原装瓶、药盒、药袋盛放	6
		4. 严格按药品储藏条件储存药品（如对比剂避光保存）	6
		5. 观察患者用药情况，发生药品不良反应记录上报	4
		6. 每天接班补充基数，下班前统计使用数及余数并拍照上传工作群	6
		7. 药品、物品、器材等要做到"四定""二及时"	6
高危药 品管理 （20分）	90%	1. 有本科室常用的高危药品目录，护士知晓	3
		2. 高危标识清楚明显、醒目	3
		3. 高浓度、电解质制剂单独、分开放置	3
		4. 高浓度高危的药物应放置两个标识	3
		5. 严格按照说明书和医嘱要求使用	3
		6. 使用时双人核对	2
		7. 危险药品定点放置（如酒精、碘酒）	3
急救仪器 管理 （20分）	90%	1. 仪器设备专人、专册管理，每班清点并做好记录	2
		2. 治疗带上各类气体有明显标识，分清气体种类	3
		3. 治疗带使用前检查是否漏气，用后及时关闭	2
		4. 仪器设备不准任意挪用或外借	2
		5. 熟练掌握急救技能，严格执行各种规章制度及技术操作规程	5
		6. 按要求填写使用登记本及交接班登记本	2
		7. 使用后及时清洁消毒备用	2
		8. 主管护士每月检查急救药品、物品一次并有记录	2

对比剂外渗患者护理记录单

患者姓名：_____　性别：男□　女□　年龄：___岁　检查日期：___年__月__日

诊断：_____　联系方式：_____　ID号：_____

注射方式

检查项目：_____　　部门：CT□　MR□　胃肠□　下行□

使用药品：优维显 370 □　碘佛醇□　碘海醇□　碘克沙醇□　碘帕醇□

　　　　　钆喷酸葡胺剂□　普美显□

使用途径：高压团注□　手推□　单筒□　双筒□

使用药量：___ ml　　　　　注射流速：____ ml/s

穿刺部位

留置针型号：18 □　20 □　22 □　24 □

上肢：右□　左□　桡静脉□　肘正中静脉□　头静脉□　贵要静脉□　手背静脉□

下肢：右□　左□　大隐静脉□　小隐静脉□　足背静脉□　腘静脉□

外渗情况

外渗部位：右□　左□　前臂□　上臂□　小腿□　大腿□

预估外渗液体量：___ ml　　　　范围：___ cm×____ cm　周长：___ cm

皮肤情况

颜色：正常□　红□　紫红□　苍白□

温度：冷□　温□　热□　　水泡：无□　有□

处理方法

□耐心解释，取得患者的理解与配合，加强观察

□更换宽松衣物

□抬高患肢（高于心脏），定时做握拳松拳运动，促进血液循环

□ 24 小时内予冷湿敷，禁止热敷，禁止用 50% 硫酸镁外敷

□遵医嘱予磺胺嘧啶银冷敷 2 次或 3 次（有磺胺过敏史患者禁用）

□必要时，口服止痛药或予利多卡因外敷

对比剂不良反应（ADR）护理记录单

患者姓名：_____ 性别：男□ 女□ 年龄：____岁

检查日期：____年____月____日

诊断：_____ 联系方式：_____

民族：____ 体重：____kg

登记号（10 位）：00_____ 既往不良反应/事件：无□ 有□

患者来源：门诊□ 急诊□ 体检中心□ 住院□

科室：_____ 床号：_____

放射检查

检查项目：_____ 部门：CT□ MR□ 胃肠□ 下行□ DR□

其他：_____

检查日期：20____年____月____日 注射药物时间：____时____分

ADR 发生时间：_____时_____分

使用药品：优维显 370□/300□ 碘佛醇 350□ 碘海醇□ 碘克沙醇□

碘帕醇□ 欧苏□ 钆喷酸葡胺□ 钆特酸葡胺□ 普美显□ 其他：_____

生产厂家：拜耳医药保健有限公司□ 江苏恒瑞医药股份有限公司□ 北京北

陆药业股份有限公司□ 上海博莱科信谊药业有限责任公司□ 通用电气药业

（上海）有限公司□ 其他：_____

批准文号：国药准字_____ 批号：_____

使用途径：高压团注□ 手推□ 注射药量：_____ml

流速：_____ml/s

过敏情况：轻度□ 中度□ 重度□

既往检查：____次，是否过敏：否□ 是□ 过敏____次

观察要点

神志： 清醒□ 模糊□ 嗜睡□ 浅昏迷□ 深昏迷□ 其他：_____

生命体征： BP_____mmHg HR_____次/分 R_____次/分

监测时间： ____时____分

轻度： 恶心□ 呕吐□ 局限性荨麻疹□ 瘙痒□ 皮肤潮红□ 流涕□

多汗□ 咳嗽□ 眩晕□ 胸闷□ 低血糖□ 其他：_____

中度： 眼睑水肿□ 口唇水肿□ 面部水肿□ 广泛性荨麻疹□ 声音嘶哑□

呼吸困难□ 喉头水肿□ 支气管痉挛□ 血压下降□ 头痛□ 胸痛□

腹痛□ 心动过缓□/过速□ 其他：_____

重度： 惊厥/抽搐□　休克□　心搏骤停□　　其他：_____

处理

方法：停止注射□　报告医生□　密切观察□　水化：口服□　静脉□

项目：吸氧：鼻导管□　面罩□ _____ 升/分　　吸痰□

静脉补液：生理盐水____ml　5%葡萄糖____ml　辅助呼吸□　胸外按压□

气管插管□　AED□

其他用药：_____

使用时间：_____　　静脉注射：地塞米松5 mg□　10 mg□　其他：_____

生命体征： BP_____mmHg　HR_____次/分　R____次/分

监测时间：____时____分

使用时间：_____　第1次使用肾上腺素：0.5 mg□　1 mg□

途径：静脉注射□　皮下注射□　肌内注射□

生命体征： BP_____mmHg　HR_____次/分　R_____次/分　监测时间：_____

时_____分

使用时间：_____　第2次使用肾上腺素：0.5 mg□　1 mg□

途径：静脉注射□　皮下注射□　肌内注射□

其他：_____

转归　时间：_____时_____分

生命体征： BP_____mmHg　HR_____次/分　R_____次/分　回家□

住院部□　急诊科□

签名：医生_____　护士_____　工号_____　患者（家属）_____

备注（事件情况）：_____

双人心肺复苏技术（AED+ 简易呼吸器）操作考核评分标准（A 角）

姓名：_____ 科室：_____ 得分：_____

项目	步骤	分值	得分	备注
仪表（2分）	操作者：仪表端庄，服装整洁	2		
评估环境（2分）	判断周围环境是否安全，确认安全，口述"现场环境安全"	2		
判断意识与呼救（6分）	1.轻拍患者双肩，分别在患者双耳旁高声呼唤，口述"患者意识丧失"	2		
	2.呼救（声音洪亮），取简易呼吸器及急救设备	2		
	3.计时，记录开始抢救时间	2		
判断脉搏和呼吸（6分）	1.判断颈动脉有无搏动：右手中指和食指从气管正中环状软骨（相当于喉结的部位）划向近侧1.5～2.0 cm 至胸锁乳突肌前缘凹陷处 2.同时检查呼吸：通过扫视患者胸廓有无起伏来判断患者是否有自主呼吸及濒死叹息样呼吸 3.判断时间5～10秒，不能确认有颈动脉搏动、呼吸，口述"颈动脉无搏动、无呼吸"	6		
摆放体位（2分）	去枕，平卧，将患者置于硬板床上，头、颈、躯干在同一直线上，左上肢外展，解开衣服、腰带；暴露胸部	2		
胸外心脏按压（30分）	1.按压位置：胸部中央，胸骨下半部分	4		
	2.按压频率：100～120次/分（即在15～18秒内施以每组30次胸外按压）	6		
	3.按压深度：5～6 cm	4		
	4.胸廓完全回弹	4		
	5.按压通气比：30：2	4		
	6.按压姿势：双手重叠、手指上扬、掌根施压，肩、肘、腕伸直且与按压部位垂直	4		
	7.按压过程中注意观察患者面色	4		
交换角色(4分)除颤后按压三组	1.交换角色：交换时间＜5秒	2		
	2.交换角色时，原按压者站在患者头侧负责气道管理，负责气道管理者站在原按压者的对侧负责按压	2		

续表

项目	步骤	分值	得分	备注
简易呼吸器的使用（30分）	1. 检测简易呼吸器球体的密闭性，减压阀放置在60 mm H_2O 处，检查面罩密闭状态，检查贮气囊有无漏气	4		
	2. 评估颈椎有无损伤，开放气道手法正确，检查口腔有无异物、活动性义齿（如有异物则头偏向一侧，清理口鼻腔分泌物及异物，取出义齿，手法正确）	6		
	3. 简易呼吸器装置连接紧密，面罩方向正确；EC手法正确；给予2次通气	10		
	4. 观察胸廓有无起伏，每次送气1秒以上	7		
	5. 通气时，按压中断时间 < 10秒	3		
再次评估（6分）	按压通气5个周期后，再次评估患者脉搏和呼吸，方法正确。报告复苏成功：可触及颈动脉搏动，自主呼吸恢复，口唇、面色、甲床红润。记录复苏成功时间，若未成功，继续实施5个心肺复苏	6		
整理（4分）	摆放复苏后体位，整理患者衣物，为患者保暖；整理用物，按消毒技术规范处理用物	2		
	洗手，记录	2		
整体质量与人文关怀（8分）	1. 操作规范，动作流畅，未给患者造成不必要损伤	3		
	2. 操作过程中注意保护患者隐私	3		
	3. 根据病情完成操作，动态观察病情变化	2		
总分		100		

双人心肺复苏技术（AED+ 简易呼吸器）操作考核评分标准（B 角）

姓名：_____　　科室：_____　　得分：_____

项目	步骤	分值	得分	备注
准备（4分）	1. 操作者：仪表端庄，服装整洁	2		
	2. 正确检查简易呼吸器，口述"简易呼吸器性能完好"，取 AED，备手套、纱布等迅速到位	2		
AED 除颤（14分）	1.AED 到达，打开 AED 盒盖，按下电源键开机	2		
	2. 安放电极片：擦干患者胸部皮肤，按照图示在正确位置贴上电极片，连接导联线	2		
	3. 分析心律：停止接触患者，AED 分析患者心律	3		
	4.AED 建议除颤，充电期间继续按压	2		
	5.AED 充电完毕，提示"不要接触患者身体"，停止按压，高声喊叫"旁人离开"，确认操作者、周围人员与患者无身体接触后，按下除颤键放电	3		
	6. 除颤后立即给予高质量胸外按压 30 次	2		
简易呼吸器的使用（30分）	1. 正确连接氧源	2		
	2. 调节氧流量为 10 L/min	2		
	3. 评估颈椎有无损伤，开放气道手法正确，检查口腔有无异物、义齿（如有异物则头偏向一侧，清理口鼻腔分泌物及异物，取出义齿，手法正确）	6		
	4. 简易呼吸器装置连接紧密，面罩方向正确；EC 手法正确；给予 2 次通气	10		
	5. 观察胸廓有无起伏，每次送气 1 秒以上	7		
	6. 通气时，按压中断时间 < 10 秒	3		
交换角色（4分）胸外心脏按压二组	交换角色：交换时间 < 5 秒	2		
	交换角色时，原按压者站在患者头侧负责气道管理，负责气道管理者站在原按压者的对侧负责按压	2		
胸外心脏按压（30分）	1. 按压位置：胸部中央，胸骨下半部分	4		
	2. 按压频率：100～120次 / 分（即在 15～18 秒内施以每组 30 次胸外按压）	6		

续表

项目	步骤	分值	得分	备注
	3.按压深度：5～6 cm	4		
	4.胸廓完全回弹	4		
	5.按压通气比：30∶2	4		
	6.按压姿势：双手重叠、手指上扬、掌根施压，肩、肘、腕伸直且与按压部位垂直	4		
	7.按压过程中注意观察患者面色	4		
再次评估（6分）	实施心肺复苏5个周期约2分钟后，再次评估患者脉搏及呼吸，方法正确。报告复苏成功：可触及颈动脉搏动，自主呼吸恢复，口唇、面色、甲床红润。记录复苏成功时间，若未成功，继续实施5个周期心肺复苏	6		
整理（4分）	摆放复苏后体位，整理患者衣物，为患者保暖；收拾用物，按消毒技术规范处理用物	2		
	洗手，记录	2		
整体质量与人文关怀（8分）	1.操作规范，动作流畅，未给患者造成不必要损伤	3		
	2.操作过程中注意保护患者隐私	3		
	3.根据病情完成操作，动态观察病情变化	2		
总分		100		

影像科 DSA 室检查及治疗护理记录单

科室：_____ 姓名：_____ 性别：男□ 女□ 年龄：___岁 床号：___

病案号：_____

手术项目：滤器取出术□ 滤器置入术□ 置管溶栓术□ 主动脉瘤腔内隔绝术□ 下肢静脉取栓术□ 全脑血管造影术□ 颅内动脉瘤栓塞术□ 血管内支架置入术□ 脑动静脉畸形栓塞术□ 肝动脉介入术□ 其他：_____

术者：_____ 助手：1人□ 2人□ 3人□

术前患者评估：

生命体征：BP____mmHg HR____次/分 R____次/分

意识：清醒□ 嗜睡□ 昏迷□

皮肤情况：压疮 无□ 有□ （部位____ 范围____ 分期 I□ II□ III□）

肢体活动：正常□ 活动障碍□（双侧□ 单侧□）

管道：尿管□ 其他引流管□ 通畅：是□ 否□

输液：有□ 无□ 通畅：是□ 否□ 抗生素：□ 使用时间：_____

使用器材：

动脉鞘及型号：4F□ 5F□ 6F□ 7F□ 8F□ 其他：_____

导丝及型号：普通□ 交换导丝□ 特硬导丝□ 微导丝□

导管：单弯管□ 猪尾巴管□ 微导管□ 导引导管□ 猎人头管□ 蛇管□ 西蒙管□ 标记导管□ 取栓导管□ 溶栓导管□

特殊材料：支架□ 弹簧圈□ 球囊□ Y阀□ 压力泵□ 抓捕器□ 外科胶□ 穿刺针□ 闭合器□ 其他_____

术中观察：

手术开始时间：_____

麻醉方式：局部麻醉□ 全身麻醉□ 吸氧：无□ 有□

术中补液：生理盐水□ 林格液□ 胶体液□

全身麻醉患者观察：BP____mmHg HR____次/分 R____次/分 机控□

术中用药情况：时间：____ 第1次肝素化：2000 U□ 3000 U□
　　　　　　　　　　　　　　　　　　　4000 U□ 5000 U□

　　　　　时间：____ 第2次肝素化：1000 U□ 2000 U□ 3000 U□

　　　　　时间：____ 其他_____

对比剂：

优维显 370：100 ml____瓶 优维显 370：50 ml____瓶

优维显 300：20 ml＿＿＿瓶　　　碘克沙醇 100 ml＿＿＿瓶　　　碘海醇 50 ml＿＿＿瓶

时间：＿＿＿　抗生素：＿＿＿＿＿

时间：＿＿＿＿＿　　尿激酶 10 万 U＿＿＿支　凯时 10 μg＿＿＿支　瑞普立 18 mg＿＿＿支

其他：＿＿＿＿＿

输血：无□　有□　成分：血浆＿＿＿ml　红细胞＿＿＿U　其他：＿＿＿

术后患者评估：

手术结束时间：＿＿＿＿＿

全麻患者：已清醒□　未清醒□

全麻患者观察：BP＿＿＿mmHg　　HR＿＿＿次／分　R＿＿＿次／分

穿刺伤口包扎局部渗血：无□　有□　　触及肢端动脉搏动：无□　有□

利器清点毁管□

DSA 护士签名：＿＿＿＿＿　病房护士签名：＿＿＿＿＿

放射学科介入手术（治疗）患者转交接记录单

科室：　　　床号：　　　姓名：　　　性别：

年龄：　　　住院号：　　　登记号：　　　入院诊断：

手术（治疗）日期：　　　拟行手术（治疗）名称：

➡放射学科	放射学科➡	➡
1. 腕带标识：无☐　☐有	1. 腕带标识：无☐　☐有	1. 腕带标识：☐无　☐有
2. T　℃	2. 麻醉方式：☐全身麻醉	2. T　℃
P（或HR）　次／分	☐局部麻醉	P（或HR）　　次／分
R　次／分	3. 手术名称：	R　次／分
Bp：　／　mmHg	4. 意识：☐清醒　☐嗜睡	Bp：　／　mmHg
3. 意识：	☐意识模糊　☐昏睡　☐谵妄	3. 意识：☐清醒　☐嗜睡
☐清醒　☐嗜睡　☐意识模糊	☐浅昏迷　☐中昏迷　☐深昏迷	☐意识模糊　☐昏睡
☐昏睡　☐谵妄　☐浅昏迷	☐麻醉未醒　☐镇静状态	☐谵妄　☐浅昏迷
☐中昏迷　☐深昏迷	☐其他：	☐中昏迷　☐深昏迷
☐麻醉未醒　☐镇静状态	5. 皮肤情况：压力性损伤：	☐麻醉未醒　☐镇静状态
☐其他：	☐无　☐有：	☐其他：
4. 主诉：☐无　☐有（☐胸	其他皮肤问题：☐无　☐有：	4. 皮肤情况：
痛　☐胸闷　☐气促　☐心	6. 介入血管路径：☐桡动脉	压力性损伤：☐无　☐有：
悸　☐头晕头痛　☐恶心）	☐颈静脉　☐锁骨下静脉	其他皮肤问题：☐无　☐有：
☐其他：	☐股动脉　☐股静脉	5. 介入血管路径：☐桡动脉
5. 术前准备：☐待完成	☐肱动脉　☐肘正中静脉	☐颈静脉　☐锁骨下静脉
☐完成	☐其他：	☐股动脉　☐股静脉
6. 皮肤情况：压力性损伤：	7. 穿刺点局部：	☐肱动脉　☐肘正中静脉
☐无　☐有：	☐敷料清洁干燥　☐渗血	☐其他：
其他皮肤问题：☐无　☐有：	☐淤斑　☐肿胀　☐其他：	6. 穿刺点局部：
7. 配血：☐无　☐有	8. 管道：☐无　☐有：☐尿管	☐敷料清洁干燥　☐渗血
☐领血证	☐胃管　☐氧管　☐引流管条	☐淤斑　☐肿胀　☐其他：
8. 管道：☐无　☐有：	9. 静脉置管：部位：	7. 管道：☐无　☐有：☐尿管
☐尿管　☐胃管　☐氧管	☐通畅　☐不通畅	☐胃管　☐氧管　☐引流管条
☐引流管条	10. 滴注液体名称：	8. 静脉置管：部位：
	☐无　☐有：	☐通畅　☐不通畅

续表

→放射学科	放射学科→	→
9.静脉置管：部位：	11.物品及药品：	9.物品及药品：
□通畅　□不通畅	病历：□无　□有：	病历：□无　□有
10.滴注液体名称：□无　□有：		影像资料(X线、CT、MRI)：
	影像资料（X、CT、MRI)：	□无　□有
11. 物品及药品：	□无　□有	药品：□无　□有：
病历 □无　□有：	药品：□无　□有：	其他物品：
影像资料(X线、CT、MRI)：	其他物品：	10.其他：
□无　□有	12.其他：	交接时间：　年　月　日
药品：□无　□有	交接时间：　年　月　日	时　　分
其他物品：	时　　分	转送者：　　　接管者：
12.其他：	转送者：　　　接管者：	
交接时间：　年　月　日		
时　　分		
转送者：　　　接管者：		

CT 增强检查留置针置管术操作流程

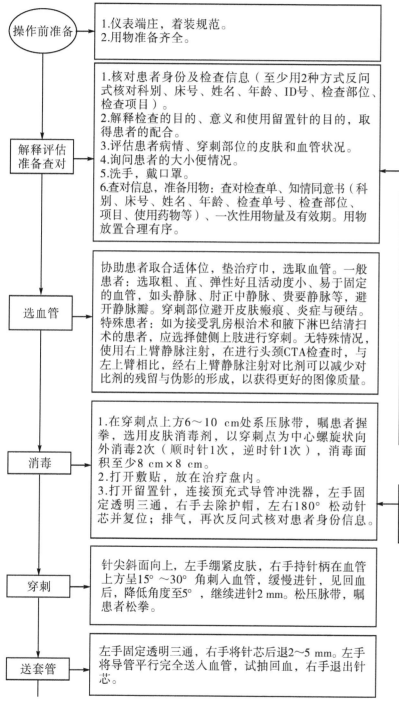

操作前准备

1.仪表端庄，着装规范。
2.用物准备齐全。

解释评估准备查对

1.核对患者身份及检查信息（至少用2种方式反问式核对科别、床号、姓名、年龄、ID号、检查部位、检查项目）。
2.解释检查的目的、意义和使用留置针的目的，取得患者的配合。
3.评估患者病情、穿刺部位的皮肤和血管状况。
4.询问患者的大小便情况。
5.洗手，戴口罩。
6.查对信息，准备用物：查对检查单、知情同意书（科别、床号、姓名、年龄、检查单号、检查部位、项目、使用药物等）、一次性用物量及有效期。用物放置合理有序。

选血管

协助患者取合适体位，垫治疗巾，选取血管。一般患者：选取粗、直、弹性好且活动度小、易于固定的血管，如头静脉、肘正中静脉、贵要静脉等，避开静脉瓣。穿刺部位避开皮肤瘢痕、炎症与硬结。特殊患者：如为接受乳房根治术和腋下淋巴结清扫术的患者，应选择健侧上肢进行穿刺。无特殊情况，使用右上臂静脉注射，在进行头颈CTA检查时，与左上臂相比，经右上臂静脉注射对比剂可以减少对比剂的残留与伪影的形成，以获得更好的图像质量。

消毒

1.在穿刺点上方6～10 cm处系压脉带，嘱患者握拳，选用皮肤消毒剂，以穿刺点为中心螺旋状向外消毒2次（顺时针1次，逆时针1次），消毒面积至少8 cm×8 cm。
2.打开敷贴，放在治疗盘内。
3.打开留置针，连接预充式导管冲洗器，左手固定透明三通，右手去除护帽，左右180° 松动针芯并复位；排气，再次反问式核对患者身份信息。

穿刺

针尖斜面向上，左手绷紧皮肤，右手持针柄在血管上方呈15° ～30° 角刺入血管，缓慢进针，见回血后，降低角度至5° ，继续进针2 mm。松压脉带，嘱患者松拳。

送套管

左手固定透明三通，右手将针芯后退2～5 mm。左手将导管平行完全送入血管，试抽回血，右手退出针芯。

1.首先评估环境，注射室环境清洁、宽敞明亮、温度适宜。
2.您好！我看一下您的检查单和同意书。请坐！请问您叫什么名字？今年多少岁？（重复确认）我来核对一下您的手腕带（重复确认）。
3.您的信息已核对，您的检查项目是××××× ，CT增强检查同意书内容您都清楚了吗？我和您核实几个问题：请问您有食物、药物过敏吗？有甲亢、糖尿病、肾病等病史吗？您按预约要求喝水了吗？好的，多喝水，可以促进对比剂排出。
4.因检查要求注射对比剂，现在需要给您预埋留置针，您可以配合吗？请您伸出右手我评估您的血管情况。让您久等了，您这样坐舒服吗？请您伸出右手。
5.用物准备：治疗盘、碘伏、棉签、一次性透明敷料、预充式导管冲洗器、一次性治疗巾、一次性压脉带、几种不同型号的耐高压留置针，均在有效备用状态。建议根据不同的流速需求选择不同型号的单头耐高压留置针。

请问您叫什么名字？我准备穿刺了，会有点疼，请您配合我，好吗？

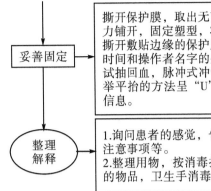

妥善固定 → 撕开保护膜，取出无菌敷贴，以穿刺点为中心无张力铺开，固定塑型，将白色隔离塞完全覆盖；一边撕开敷贴边缘的保护膜一边按压敷贴；将标有日期、时间和操作者名字的条形胶布加固在隔离塞口处；试抽回血，脉冲式冲管，正压封管。延长管采用高举平抬的方法呈"U"形固定，再次核对患者身份信息。

请问您叫什么名字？多少岁？

整理解释 → 1.询问患者的感觉，告知患者检查程序、等待时间、注意事项等。
2.整理用物，按消毒技术规范要求分类处理使用后的物品，卫生手消毒，将申请单送到检查室。

留置针穿刺已完成并妥善固定，您置管的手避免过度活动、提重物，请您在CT候诊室耐心等候，半小时喝水100～200 ml，如有不适请及时告知我们，谢谢您的配合。

CT 增强检查留置针置管术操作考核评分标准

项目	总分	技术操作要求	分值	扣分标准	得分
操作准备	7	1. 仪表端庄，着装规范	2	一项不符合要求扣 0.5 分	
		2. 用物准备：治疗盘、一次性透明敷料 2 张、预充式导管冲洗器 2 个、一次性治疗巾、一次性压脉带、胶布、棉签、0.5% 碘伏、几种不同型号的耐高压留置针，均在有效备用状态。锐器盒、医用垃圾桶、生活垃圾桶等	5	缺一项扣 1 分，一项不符合要求扣 0.5 分	
评估	25	1. 环境：安静、整洁、明亮（计时开始）	1	未评估环境或不符合要求扣 1 分	
		2. 查对患者（至少用 2 种方式反问式核对患者信息），核对检查单与知情同意书（科别、床号、姓名、年龄、ID 号、检查部位、项目、使用药物等）	4	未查对一项扣 2 分	
		3. 评估患者病情，询问食物、药物过敏史，甲亢、糖尿病（服用二甲双胍）、肾病等病史及手术史、用药史等	4	未询问一项扣 2 分	
		4. 询问患者饮食、饮水及备水情况	2	未询问一项扣 2 分	
		5. 告知患者使用留置针的目的和注意事项，取得患者的配合	2	未解释告知扣 2 分，一项不符合要求扣 1 分	
		6. 评估穿刺部位的皮肤及血管状况，协助患者取合适体位	4	未评估扣 2 分，一项不符合要求扣 1 分	
		7. 检查用物和一次性物品的质量及有效期	4	一项不符合要求扣 1 分	
		8. 询问患者的大小便情况	2	未询问患者大小便情况扣 1 分	
		9. 洗手，戴口罩	2	一项不符合要求扣 1 分	
操作流程	63	1. 再次核对患者信息，确认患者身份及检查单	4	未核对一项扣 2 分	
		2. 协助患者取合适体位，垫治疗巾，选取合适的血管	3	一项不符合要求扣 1 分	

续表

项目	总分	技术操作要求	分值	扣分标准	得分
操作流程	63	3. 在穿刺点上方6 cm处系压脉带，嘱患者握拳，选用皮肤消毒剂，以穿刺点为中心螺旋状向外消毒2次（顺时针1次，逆时针1次），消毒面积至少8 cm×8 cm，待干，准备无菌透明敷贴、胶布，打开留置针包装，连接预充式导管冲洗器，左手固定透明三通，右手去除护帽，左右180°松动针芯并复位；排气，再次反问式核对患者身份信息	12	压脉带位置不合适扣3分，消毒范围不符合要求扣3分，未消毒2次扣2分，排气方法不正确扣2分，留置针内空气未排净扣2分，未松动留置针针芯或方法不正确扣2分，未再次核对患者身份信息扣2分，其余一项不符合要求扣2分	
		4. 针尖斜面向上，左手绷紧皮肤，右手持针柄在血管上方呈15°～30°角刺入血管，缓慢进针，见回血后，降低角度至5°，继续进针2 mm。松压脉带，嘱患者松拳	16	进针角度不正确扣2分，一次穿刺不成功扣10分，未松压脉带扣1分，未嘱患者松拳扣1分	
		5. 左手固定透明三通，右手将针芯后退2～5 mm。左手将导管平行完全送入血管，试抽回血，右手退出针芯	10	未固定透明三通扣3分，退针芯方法不正确扣2分，送管方法不正确扣4分，未抽回血扣3分	
		6. 撕开保护膜，取出无菌敷贴，以穿刺点为中心无张力铺开，固定塑型，将白色隔离塞完全覆盖；一边撕开敷贴边缘的保护膜一边按压敷贴；将标有日期、时间和操作者姓名的条形胶布加固在隔离塞端口处；试抽回血，脉冲式冲管，正压封管。延长管采用高举平抬的方法呈"U"形型固定。再次核对患者身份信息	10	无菌敷贴粘贴不符合要求扣3分，无菌贴膜污染扣2分，留置针固定不符合要求扣2分，延长管固定不符合要求扣2分，未注明日期、时间、操作者姓名扣1分，未再次核对患者身份信息扣1分	
		7. 询问患者的感觉，告知患者检查程序、等待时间、注意事项等	3	未询问患者的感受扣1分，未告知患者注意事项扣2分	
		8. 整理用物，按消毒技术规范要求分类处理使用后的物品，卫生手消毒，将申请单送到检查室	3	一项不符合要求扣1分	

续表

项目	总分	技术操作要求	分值	扣分标准	得分
整体效果评价	5	1. 动作熟练、轻稳、准确，关爱患者 2. 无菌观念强 3. 全过程用时 5 分钟	3	动作不熟练扣 1 分，无菌观念不强扣 1 分，每超时 10 秒扣 0.1 分	
总分	100		100	考核评分	

注意事项：

（1）注意询问食物、药物过敏史，有过敏性哮喘及碘对比剂过敏史的患者应慎重处理。

（2）注意询问有无甲亢、甲减、糖尿病、肾病、高血压病等病史，未经治疗的甲亢、甲减、严重的心肺脑疾病应慎重，准确评估患者血管情况，必要时签署高危知情同意书。

（3）注意嘱咐患者检查前后适量饮水，以减少碘对比剂不良反应。

（4）穿刺前要转动针芯软管，因为软管与针芯紧密黏合，所以穿刺前要转动针芯，以便顺利送管或拔针芯，确保穿刺成功。

（5）穿刺失败时应重新更换新的留置针。

（6）根据患者血管情况及不同的流速需求，选择不同型号的单头耐高压留置针。流速小于 3 ml/s 时，建议使用 22 G 留置针；流速大于 3 ml/s 时，建议使用 20 G 留置针；流速大于 4.5 ml/s 时，建议使用 18 G 留置针。

（7）使用耐高压的留置针导管和延长管，保障整个注射通路具有良好的弹性，确保对比剂输注安全通畅。

（8）选取粗、直、弹性好且活动度小、易于固定的血管，如头静脉、肘正中静脉、贵要静脉等，避开静脉瓣。穿刺部位避开皮肤瘢痕、炎症与硬结。特殊患者，如接受乳房根治术和腋下淋巴结清扫术的患者，应选择健侧上肢进行穿刺。无特殊情况，使用右上臂静脉注射，在进行头颈 CTA 检查时，与左上臂相比，经右上臂静脉注射对比剂可以减少对比剂的残留与伪影形成，以获得更好的图像质量。

CT 增强检查操作流程

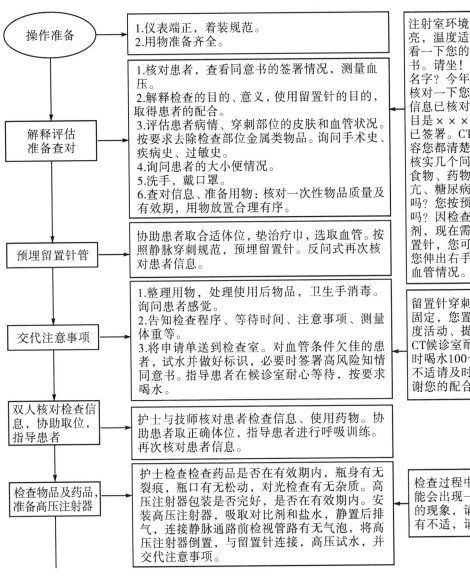

操作准备

1. 仪表端正，着装规范。
2. 用物准备齐全。

注射室环境清洁、宽敞明亮，温度适宜。您好！我看一下您的检查单和同意书。请坐！请问您叫什么名字？今年多少岁？我来核对一下您的信息。您的信息已核对，您的检查项目是××××，同意书已签署。CT增强同意书内容您都清楚了吗？我和您核实几个问题：请问您有食物、药物过敏吗？有甲亢、糖尿病、肾病等病史吗？您按预约要求喝水了吗？因检查要求注射对比剂，现在需要给您预埋留置针，您可以配合吗？请您伸出右手，我评估您的血管情况。

解释评估准备查对

1. 核对患者，查看同意书的签署情况，测量血压。
2. 解释检查的目的、意义，使用留置针的目的，取得患者的配合。
3. 评估患者病情、穿刺部位的皮肤和血管状况。按要求去除检查部位金属类物品。询问手术史、疾病史、过敏史。
4. 询问患者的大小便情况。
5. 洗手，戴口罩。
6. 查对信息、准备用物：核对一次性物品质量及有效期，用物放置合理有序。

预埋留置针管

协助患者取合适体位，垫治疗巾，选取血管。按照静脉穿刺规范，预埋留置针。反问式再次核对患者信息。

留置针穿刺已完成并妥善固定，您置管的手避免过度活动、提重物，请您在CT候诊室耐心等候，半小时喝水100～200 ml，如有不适请及时告知我们，谢谢您的配合。

交代注意事项

1. 整理用物，处理使用后物品，卫生手消毒。询问患者感觉。
2. 告知检查程序、等待时间、注意事项、测量体重等。
3. 将申请单送到检查室。对血管条件欠佳的患者，试水并做好标识，必要时签署高风险知情同意书。指导患者在候诊室耐心等待，按要求喝水。

双人核对检查信息，协助取位，指导患者

护士与技师核对患者检查信息、使用药物。协助患者取正确体位，指导患者进行呼吸训练。再次核对患者信息。

检查物品及药品，准备高压注射器

护士检查检查药品是否在有效期内，瓶身有无裂痕，瓶口有无松动，对光检查有无杂质。高压注射器包装是否完好，是否在有效期内。安装高压注射器，吸取对比剂和盐水，静置后排气，连接静脉通路前检视管路有无气泡，将高压注射器倒置，与留置针连接，高压试水，并交代注意事项。

检查过程中注射药物，可能会出现一过性全身发热的现象，请不要紧张。如有不适，请挥手示意。

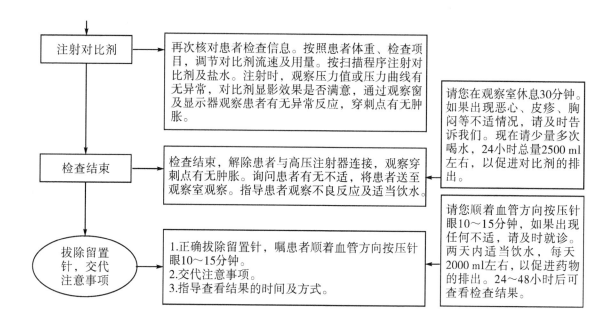

注射对比剂 → 再次核对患者检查信息。按照患者体重、检查项目，调节对比剂流速及用量。按扫描程序注射对比剂及盐水。注射时，观察压力值或压力曲线有无异常，对比剂显影效果是否满意，通过观察窗及显示器观察患者有无异常反应，穿刺点有无肿胀。

请您在观察室休息30分钟。如果出现恶心、皮疹、胸闷等不适情况，请及时告诉我们。现在请少量多次喝水，24小时总量2500 ml左右，以促进对比剂的排出。

检查结束 → 检查结束，解除患者与高压注射器连接，观察穿刺点有无肿胀。询问患者有无不适，将患者送至观察室观察。指导患者观察不良反应及适当饮水。

拔除留置针，交代注意事项 →
1.正确拔除留置针，嘱患者顺着血管方向按压针眼10~15分钟。
2.交代注意事项。
3.指导查看结果的时间及方式。

请您顺着血管方向按压针眼10~15分钟，如果出现任何不适，请及时就诊。两天内适当饮水，每天2000 ml左右，以促进药物的排出。24~48小时后可查看检查结果。

CT 增强检查操作考核评分标准

项目	总分	技术操作要求	分值	扣分标准	得分
操作准备	7	1. 仪表端正，着装规范	2	一项不符合要求扣 0.5 分	
		2. 用物准备：治疗盘、一次性透明敷料 2 张、预充式导管冲洗器 2 个、一次性治疗巾、一次性压脉带、胶布、棉签、0.5% 碘伏、几种不同型号的耐高压留置针、不同规格的对比剂、生理盐水、高压注射筒、温箱等，均在有效备用状态；锐器盒、医用垃圾桶、生活垃圾桶等	5	缺一项扣 1 分，一项不符合要求扣 0.5 分	
评估	15	1. 环境：安静、整洁、明亮（计时开始）	1	未评估环境或不符合要求扣 1 分	
		2. 查对患者（至少用 2 种方式反问式核对患者信息），核对检查单与知情同意书（科别、床号、姓名、年龄、ID 号、检查部位、项目、使用药物等）	2	未查对一项扣 1 分，一项不符合要求扣 0.5 分	
		3. 评估患者病情，询问食物、药物过敏史、甲亢、糖尿病（二甲双胍）、肾病等病史及手术史、用药史，患者饮食饮水及备水情况等	3	未询问一项扣 1 分，一项不符合要求扣 0.5 分	
		4. 告知留置留置针目的和注意事项，取得患者的配合	2	未告知一项扣 1 分，一项不符合要求扣 0.5 分	
		5. 评估穿刺部位的皮肤及血管状况，协助患者取合适体位	4	未评估扣 2 分，一项不符合要求扣 1 分	
		6. 检查用物和一次性物品质量及有效期	2	一项不符合要求扣 1 分	
		7. 询问患者的大小便情况；洗手，戴口罩	1	一项不符合要求扣 0.5 分	
预埋留置针	35	1. 协助患者取合适体位，垫治疗巾，选取血管	4	未核对一项扣 2 分	
		2. 按照静脉穿刺规范，预埋留置针	10	一次不成功扣 10 分，一处不符合要求扣 2 分	
		3. 敷贴无张力覆盖正确塑型固定，将标有日期、时间和操作者姓名的条形胶布加固在隔离塞端口处	6	一处不合格扣 2 分	

续表

项目	总分	技术操作要求	分值	扣分标准	得分
		4. 试抽回血，脉冲式冲管正压封管	4	漏掉一处扣2分，一处不符合要求扣1分	
		5. 对血管条件欠佳的患者，充分试水并做好标识，必要时签署高风险知情同意书。再次反问式核对患者信息	2	漏掉一处扣1分，一处不符合要求扣0.5分	
		6. 整理用物，处理使用后物品，卫生手消毒。询问患者感觉	3	漏掉一处扣1分，一项不符合要求扣1分	
		7. 告知检查程序、等待时间、注意事项、测量体重等	4	漏掉一处扣2分，一项不符合要求扣1分	
		8. 将申请单送到检查室。指导患者在候诊室耐心等待、按要求喝水	2	漏掉一处扣1分，一处不符合要求扣0.5分	
注射对比剂	32	1. 护士与技师核对患者检查信息、使用药物	4	漏掉一处扣2分，一项不符合要求扣1分	
		2. 协助患者取正确检查体位，指导患者进行呼吸训练。再次核对患者信息	3	漏掉一处扣2分，一项不符合要求扣1分	
		3. 检查对比剂、生理盐水的名称、规格、剂量及有效期，瓶口有无松动，瓶身有无裂痕，对光检查有无杂质变质	3	漏掉一处扣2分，一项不符合要求扣1分	
		4. 护士检查高压注射器包装是否完好，查看有效期。安装高压注射器，吸取对比剂和盐水，静置后排气，连接静脉通路前检视管路有无气泡，将高压注射器倒置，与留置针连接，并交代注意事项	10	漏掉一处扣2分，吸取对比剂和盐水污染一处扣2分，未将高压注射器倒置扣2分，管路有气泡扣5分	
		5. 再次核对患者检查信息。按照患者体重、检查项目，调节对比剂流速及用量。按扫描程序注射对比剂及盐水。注射时，观察压力值或压力曲线有无异常，对比剂显影效果是否满意，通过观察窗及显示器观察患者有无异常反应，穿刺点有无肿胀	8	漏掉一处扣2分	

续表

项目	总分	技术操作要求	分值	扣分标准	得分
		6.检查结束，解除患者与高压注射器连接，观察穿刺点有无肿胀。询问患者有无不适，再次核对患者信息	4	漏掉一处扣2分，未询问患者扣1分，未再次核对患者信息扣1分	
观察处理	6	1.将患者送至观察室观察。指导患者观察时间、不良反应及饮水	2	漏掉一处扣1分，未询问患者扣1分	
		2.正确拔除留置针，嘱患者顺着血管方向按压针眼10～15分钟	2	一项不符合要求扣1分	
		3.交代注意事项	1	未交代注意事项扣2分	
		4.指导查看结果的时间及方式	1	未指导查看结果的时间及方式扣1分	
整体效果评价	5	1.动作熟练、轻稳、准确，关心爱护病人	3	动作不熟练扣1分，无菌观念不强扣1分，一项不符合要求扣1分	
		2.无菌观念强			
总分	100		100	考核评分	

注意事项：

1.注意询问食物、药物过敏史，有过敏性哮喘及碘对比剂过敏史的患者应慎重。

2.注意询问有无甲亢、甲减、糖尿病、肾病、高血压等病史，未经治疗的甲亢、甲减及严重的心肺脑疾病应慎重，准确评估患者血管情况，必要时签署高危知情同意书。

3.注意嘱咐检查前后适量饮水，以减少碘对比剂不良反应。

4.穿刺失败时应重新更换留置针。

5.根据患者血管情况及不同的流速需求，选择不同型号的单头耐高压留置针。流速小于3 ml/s时，建议使用22G留置针。流速大于3 ml/s时，建议使用20G留置针。流速大于4.5 ml/s时，建议使用18G留置针。

6.使用耐高压的留置针导管和延长管，保障整个注射通路具有良好的弹性功能，确保对比剂输注安全通畅。

7. 选取粗、直、弹性好且活动度小、易于固定的血管，如头静脉、肘正中静脉、贵要静脉等，避开静脉瓣。穿刺部位避开皮肤瘢痕、炎症与硬结。特殊患者，如接受乳房根治术和腋下淋巴结清扫术的患者，应选择健侧上肢进行穿刺。无特殊情况，使用右上臂静脉注射，在进行头颈 CTA 检查时，与左上臂相比，经右上臂静脉注射对比剂可以减少对比剂的残留与伪影形成，以获得更好的图像质量。

8. 注意敷贴无张力覆盖正确塑型稳妥固定，必要时胶布加固，以防检查时留置针受到牵拉脱出。

9. 预埋留置针后，按要求指导去除检查部位金属类物品（特别注意头颈部检查时去除发卡、假发、耳环、项链、假牙等），以免影响图像质量及检查流程。

10. 正置安装高压注射器，吸取对比剂和盐水时注意速度与方式，避免污染及吸入大量细小气泡，排气时一定排净高压注射器及连接管内的空气。连接静脉通路前注意再次检视管路有无气泡，将高压注射器倒置。

11. 为减少对比剂外渗，连接静脉通路后高压试推 20 ～ 40 ml 生理盐水。

12. 为减少对比剂外渗，高压注射时观察压力值或压力曲线有无异常，对比剂显影效果是否满意。对于外渗高风险患者，必要时护士或家属在检查室内密切观察穿刺部位有无异常，并交代患者有异常及时挥手示意。

13. 高压注射时者密切观察患者病情变化及有无异常反应，及早发现对比剂不良反应。

MRI 增强检查操作流程

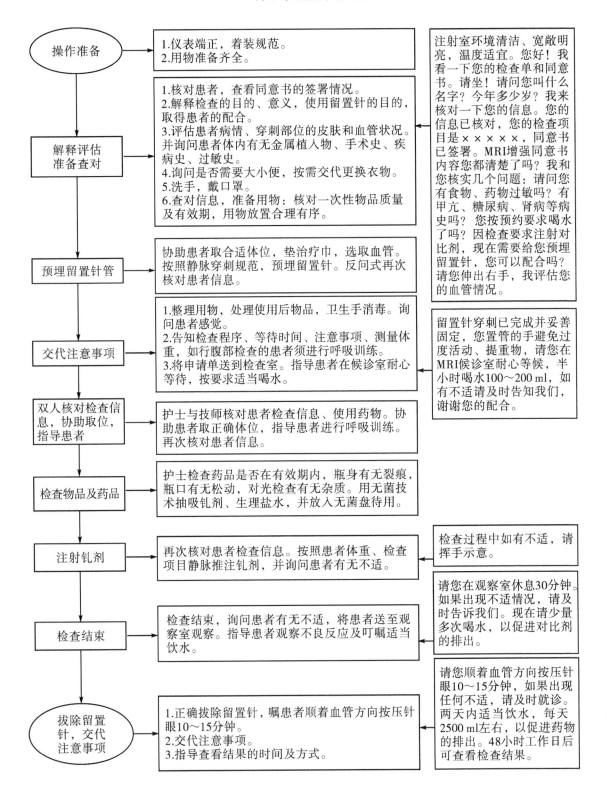

操作准备
1. 仪表端正，着装规范。
2. 用物准备齐全。

注射室环境清洁、宽敞明亮，温度适宜。您好！我看一下您的检查单和同意书。请坐！请问您叫什么名字？今年多少岁？我来核对一下您的信息。您的信息已核对，您的检查项目是××××，同意书已签署。MRI增强同意书内容您都清楚了吗？我和您核实几个问题：请问您有食物、药物过敏吗？有甲亢、糖尿病、肾病等病史吗？您按预约要求喝水了吗？因检查要求注射对比剂，现在需要给您预埋留置针，您可以配合吗？请您伸出右手，我评估您的血管情况。

解释评估准备查对
1. 核对患者，查看同意书的签署情况。
2. 解释检查的目的、意义，使用留置针的目的，取得患者的配合。
3. 评估患者病情、穿刺部位的皮肤和血管状况。并询问患者体内有无金属植入物、手术史、疾病史、过敏史。
4. 询问是否需要大小便，按需交代更换衣物。
5. 洗手，戴口罩。
6. 查对信息，准备用物：核对一次性物品质量及有效期，用物放置合理有序。

预埋留置针管
协助患者取合适体位，垫治疗巾，选取血管。按照静脉穿刺规范，预埋留置针。反问式再次核对患者信息。

留置针穿刺已完成并妥善固定，您置管的手避免过度活动、提重物，请您在MRI候诊室耐心等候，半小时喝水100~200 ml，如有不适请及时告知我们，谢谢您的配合。

交代注意事项
1. 整理用物，处理使用后物品，卫生手消毒。询问患者感觉。
2. 告知检查程序、等待时间、注意事项、测量体重，如行腹部检查的患者须进行呼吸训练。
3. 将申请单送到检查室。指导患者在候诊室耐心等待，按要求适当喝水。

双人核对检查信息，协助取位，指导患者
护士与技师核对患者检查信息、使用药物。协助患者取正确体位，指导患者进行呼吸训练。再次核对患者信息。

检查物品及药品
护士检查药品是否在有效期内，瓶身有无裂痕，瓶口有无松动，对光检查有无杂质。用无菌技术抽吸钆剂、生理盐水，并放入无菌盘待用。

注射钆剂
再次核对患者检查信息。按照患者体重、检查项目静脉推注钆剂，并询问患者有无不适。

检查过程中如有不适，请挥手示意。

检查结束
检查结束，询问患者有无不适，将患者送至观察室观察。指导患者观察不良反应及叮嘱适当饮水。

请您在观察室休息30分钟。如果出现不适情况，请及时告诉我们。现在请少量多次喝水，以促进对比剂的排出。

拔除留置针，交代注意事项
1. 正确拔除留置针，嘱患者顺着血管方向按压针眼10~15分钟。
2. 交代注意事项。
3. 指导查看结果的时间及方式。

请您顺着血管方向按压针眼10~15分钟，如果出现任何不适，请及时就诊。两天内适当饮水，每天2500 ml左右，以促进药物的排出。48小时工作日后可查看检查结果。

MRI 增强检查操作考核评分标准

项目	总分	技术操作要求	分值	扣分标准	得分
操作准备	7	1. 仪表端正，着装规范	2	一项不符合要求扣 0.5 分	
		2. 用物准备：治疗盘、一次性透明敷料 2 张、预充式导管冲洗器 2 个、一次性治疗巾、一次性压脉带、胶布、棉签、0.5% 碘伏、几种不同型号的耐高压留置针、不同规格的钆剂、生理盐水等，均在有效备用状态；锐器盒、医用垃圾桶、生活垃圾桶等	5	缺一项扣 1 分，一项不符合要求扣 0.5 分	
评估	15	1. 环境：安静、整洁、明亮	1	未评估环境或不符合要求扣 1 分	
		2. 查对患者（至少用 2 种方式反问式核对患者信息），核对检查单与知情同意书（科别、床号、姓名、年龄、ID 号、检查部位、项目、使用药物等）	2	未查对一项扣 1 分，一项不符合要求扣 0.5 分	
		3. 评估患者病情，询问食物、药物过敏史，糖尿病、肾病等病史及手术史、有无金属植入史等	3	未询问一项扣 1 分，一项不符合要求扣 0.5 分	
		4. 告知留置留置针目的和注意事项，取得患者的配合	2	未告知一项扣 1 分，一项不符合要求扣 0.5 分	
		5. 评估穿刺部位的皮肤及血管状况，协助患者取合适体位	4	未评估扣 2 分，一项不符合要求扣 1 分	
		6. 检查用物和一次性物品质量及有效期	2	一项不符合要求扣 1 分	
		7. 询问患者的大小便情况；洗手，戴口罩	1	一项不符合要求扣 0.5 分	
预埋留置针	35	1. 协助患者取合适体位，垫治疗巾，选取血管	4	未核对一项扣 2 分	
		2. 按照静脉穿刺规范，预埋留置针	10	一次不成功扣 10 分，一处不符合要求扣 2 分	
		3. 敷贴无张力覆盖正确塑型固定，将标有日期、时间和操作者姓名的条形胶布加固在隔离塞端口处	6	一处不合格扣 2 分	

续表

项目	总分	技术操作要求	分值	扣分标准	得分
		4.试抽回血，脉冲式冲管正压封管	4	漏掉一处扣2分，一处不符合要求扣1分	
		5.对血管条件欠佳的患者，充分试水并做好标识。再次反问式核对患者信息	2	漏掉一处扣1分，一处不符合要求扣0.5分	
		6.整理用物，处理使用后物品，卫生手消毒。询问患者感觉	3	漏掉一处扣1分，一项不符合要求扣1分	
		7.告知检查程序、等待时间、注意事项、测量体重等	4	漏掉一处扣2分，一项不符合要求扣1分	
		8.将申请单送到检查室。指导患者在候诊室耐心等待、按要求喝水	2	漏掉一处扣1分，一处不符合要求扣0.5分	
注射钆剂	32	1.护士与技师核对患者检查信息、使用药物	4	漏掉一处扣2分，一项不符合要求扣1分	
		2.协助患者按要求取正确检查体位，如行腹部检查需再次进行呼吸训练，并再次核对患者信息	6	漏掉一处扣2分，一项不符合要求扣1分	
		3.检查钆剂名称、规格、剂量及有效期，瓶口有无松动，瓶身有无裂痕，对光检查有无杂质变质并抽吸备用	6	吸取钆剂和盐水污染一处扣2分，不符合要求扣1分	
		4.护士再次核对患者信息，按照患者体重、检查项目静脉推注钆剂，并询问患者有无不适	10	漏掉一处扣2分	
		5.检查结束，观察穿刺点有无肿胀。询问患者有无不适，再次核对患者信息	6	漏掉一处扣2分，未询问患者扣1分，未再次核对患者信息扣1分	
观察处理	6	1.将患者送至观察室观察。指导患者观察时间、不良反应及饮水	2	漏掉一处扣1分，未询问患者扣1分	
		2.正确拔除留置针，嘱患者顺着血管方向按压针眼10～15分钟	2	一项不符合要求扣1分	

续表

项目	总分	技术操作要求	分值	扣分标准	得分
		3. 交代注意事项	1	未交代注意事项扣2分	
		4. 指导患者查看结果的时间及方式	1	未指导患者查看结果的时间及方式扣1分	
整体效果评价	5	1. 动作熟练、轻稳、准确，关心爱护患者	5	动作不熟练扣1分，无菌观念不强扣1分，一项不符合要求扣1分	
		2. 无菌观念强			
总分	100		100	考核评分	

注意事项：

1. 注意询问食物、药物过敏史、体内有无金属植入物，适龄女性有无妊娠。

2. 根据患者的血管情况选择合适的留置针，并选取粗、直、弹性好活动度小、易于固定的血管进行穿刺，敷贴无张力妥善固定。如穿刺失败时应重新更换新的留置针。

3. 预埋好留置针后交代患者除去身上所有的金属物品，必要时更换衣物，以免检查时影响图像质量、误伤或损坏机器。

4. 等候区等候检查时交代患者检查流程、注意事项及适当饮水。

5. 腹部检查患者须进行呼吸训练。

6. 静脉推注钆剂时注意有无药物外渗，观察患者有无不适。

7. 检查结束后需注意严密观察患者有无不良反应发生。

无菌治疗台操作流程

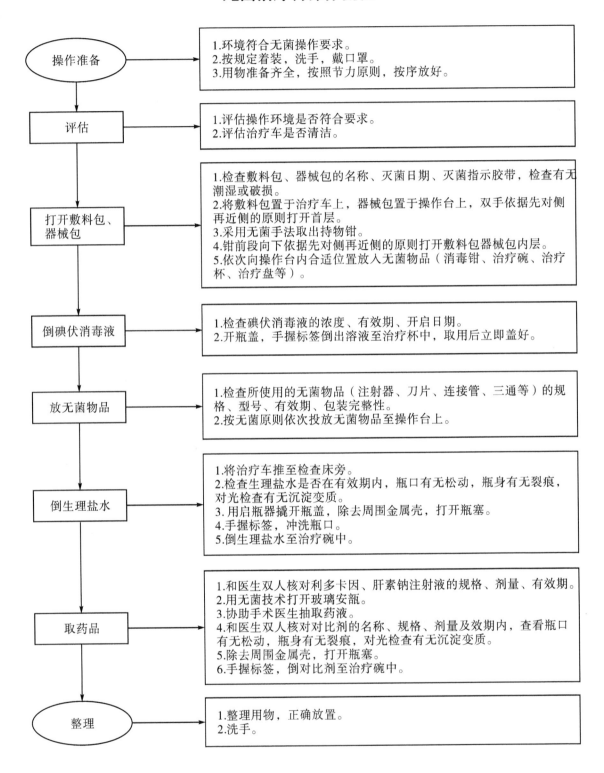

操作准备	1.环境符合无菌操作要求。 2.按规定着装，洗手，戴口罩。 3.用物准备齐全，按照节力原则，按序放好。
评估	1.评估操作环境是否符合要求。 2.评估治疗车是否清洁。
打开敷料包、器械包	1.检查敷料包、器械包的名称、灭菌日期、灭菌指示胶带，检查有无潮湿或破损。 2.将敷料包置于治疗车上，器械包置于操作台上，双手依据先对侧再近侧的原则打开首层。 3.采用无菌手法取出持物钳。 4.钳前段向下依据先对侧再近侧的原则打开敷料包器械包内层。 5.依次向操作台内合适位置放入无菌物品（消毒钳、治疗碗、治疗杯、治疗盘等）。
倒碘伏消毒液	1.检查碘伏消毒液的浓度、有效期、开启日期。 2.开瓶盖，手握标签倒出溶液至治疗杯中，取用后立即盖好。
放无菌物品	1.检查所使用的无菌物品（注射器、刀片、连接管、三通等）的规格、型号、有效期、包装完整性。 2.按无菌原则依次投放无菌物品至操作台上。
倒生理盐水	1.将治疗车推至检查床旁。 2.检查生理盐水是否在有效期内，瓶口有无松动，瓶身有无裂痕，对光检查有无沉淀变质。 3.用启瓶器撬开瓶盖，除去周围金属壳，打开瓶塞。 4.手握标签，冲洗瓶口。 5.倒生理盐水至治疗碗中。
取药品	1.和医生双人核对利多卡因、肝素钠注射液的规格、剂量、有效期。 2.用无菌技术打开玻璃安瓿。 3.协助手术医生抽取药液。 4.和医生双人核对对比剂的名称、规格、剂量及效期内，查看瓶口有无松动，瓶身有无裂痕，对光检查有无沉淀变质。 5.除去周围金属壳，打开瓶塞。 6.手握标签，倒对比剂至治疗碗中。
整理	1.整理用物，正确放置。 2.洗手。

无菌操作台操作考核评分标准

项目	总分	操作要求	分值	扣分标准	得分
操作准备	8	1.用物准备：清洁治疗车、无菌敷料包、无菌器械包、一次性无菌物品（刀片、不同规格的注射器、连接管、三通等）、0.5% 碘伏、不同规格的对比剂、生理盐水、药物（利多卡因、肝素钠注射液等）。物品齐全，放置合理	5	漏一项扣1分	
		2.人员准备：着装符合要求，修剪指甲，洗手，戴口罩	3	一项不符合要求扣1分	
评估	2	环境评估：环境宽敞、明亮、已清洁消毒，有清洁干燥的操作台及治疗车	2	环境评估要求未口述扣2分，口述不完整一项扣1分	
操作程序	80	1.检查敷料包、器械包的名称、灭菌日期、灭菌指示胶带，检查有无潮湿或破损	15	未检查无菌包扣1分，未检查灭菌指示卡扣1分，污染无菌持物钳或无菌消毒钳、跨越无菌区一次扣2分，无菌持物钳倒转一项扣1分	
		2.将敷料包置于治疗车上，器械包置于操作台上，双手依据先对侧再近侧的原则打开首层			
		3.采用无菌手法取出持物钳			
		4.钳前段向下依据先对侧再近侧的原则打开敷料包器械包内层			
		5.依次向操作台内合适位置放入无菌物品（消毒钳、治疗碗、治疗杯、治疗盘等）			
		1.检查碘伏消毒液的浓度、有效期、开启日期	10	漏核查一项扣1分，污染标签扣1分，污染台面扣2分	
		2.开瓶盖，手握标签倒出溶液至治疗杯中，取用后立即盖好			
		1.检查所使用的无菌物品（注射器、刀片、连接管、三通等）的规格、型号、有效期、包装完整性	15	漏核查一项扣1分，无菌物品污染一种扣2分	
		2.无菌原则依次投放无菌物品至操作台上			

续表

项目	总分	操作要求	分值	扣分标准	得分
操作程序	80	1. 将治疗车推至检查床旁	20	推治疗车污染扣2分，漏核查一项扣1分，污染标签扣1分，污染台面扣2分	
		2. 检查生理盐水是否在有效期内，瓶口有无松动，瓶身有无裂痕，对光检查有无沉淀变质			
		3. 用启瓶器撬开瓶盖，除去周围金属壳，打开瓶塞			
		4. 手握标签，冲洗瓶口			
		5. 倒生理盐水至治疗碗中			
		1. 和医生双人核对利多卡因、肝素钠注射液的规格、剂量、有效期	20	漏核查一项扣1分，污染标签扣1分，污染台面扣2分，污染药品一次扣2分	
		2. 用无菌技术打开玻璃安瓿			
		3. 协助手术医生抽取药液			
		4. 和医生双人核对对比剂的名称、规格、剂量及有效期，查看瓶口有无松动，瓶身有无裂痕，对光检查有无沉淀变质			
		5. 除去周围金属壳，打开瓶塞			
		6. 手握标签，倒对比剂至治疗碗中			
整体效果评价	10	1. 操作规范、熟练	10	操作不熟练扣2分，无菌观念差扣3分，物品放置不合理一项扣1分	
		2. 无菌观念强			
		3. 物品放置合理			
总分	100		100	考核评分	

注意事项：

1. 用物准备：清洁治疗车、无菌敷料包、无菌器械包、一次性无菌物品（刀片、不同规格的注射器、连接管、三通等）、0.5% 碘伏、不同规格的对比剂、生理盐水、药物（利多卡因、肝素钠注射液等）。

2. 无菌操作应在清洁、宽敞的环境中进行，操作室每台术后要清洁，每天消毒，污染后立即清洁消毒。

3. 无菌物品应分类放置，并有明显标志、取放顺序，禁止混放。每日检查并记录。

4. 无菌物品须注明名称、灭菌日期，过期或受潮均视为污染，应重新灭菌。

5. 进行无菌操作时，操作者身体应与无菌区保持一定距离，手臂、无菌物品保持在腰部或操作台以上水平，取放物品不可跨越无菌区。

6. 推操作车时手、肘不得接触操作台的无菌区，以免污染。

7. 操作台区域必须清洁干燥，无菌巾避免潮湿；非无菌物品不可触及无菌面。

高压注射器操作流程

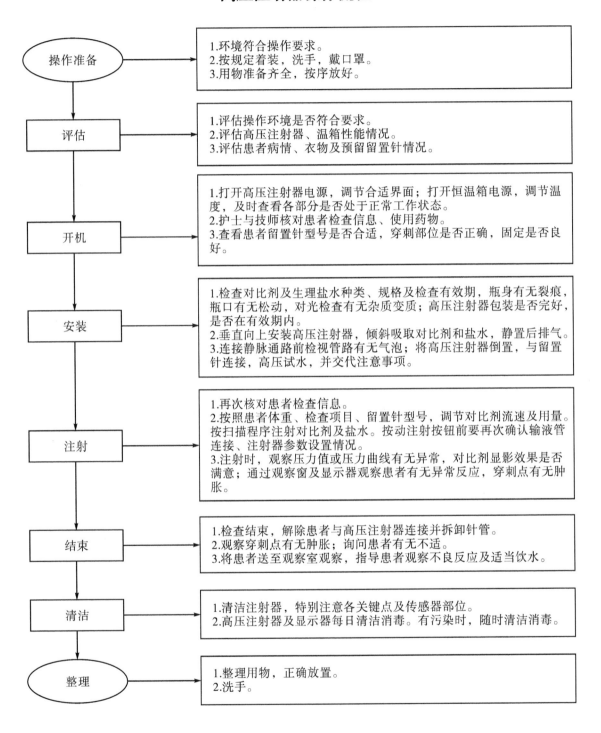

操作准备	1.环境符合操作要求。 2.按规定着装，洗手，戴口罩。 3.用物准备齐全，按序放好。
评估	1.评估操作环境是否符合要求。 2.评估高压注射器、温箱性能情况。 3.评估患者病情、衣物及预留留置针情况。
开机	1.打开高压注射器电源，调节合适界面；打开恒温箱电源，调节温度，及时查看各部分是否处于正常工作状态。 2.护士与技师核对患者检查信息、使用药物。 3.查看患者留置针型号是否合适，穿刺部位是否正确，固定是否良好。
安装	1.检查对比剂及生理盐水种类、规格及检查有效期，瓶身有无裂痕，瓶口有无松动，对光检查有无杂质变质；高压注射器包装是否完好，是否在有效期内。 2.垂直向上安装高压注射器，倾斜吸取对比剂和盐水，静置后排气。 3.连接静脉通路前检视管路有无气泡；将高压注射器倒置，与留置针连接，高压试水，并交代注意事项。
注射	1.再次核对患者检查信息。 2.按照患者体重、检查项目、留置针型号，调节对比流速及用量。按扫描程序注射对比剂及盐水。按动注射按钮前要再次确认输液管连接、注射器参数设置情况。 3.注射时，观察压力值或压力曲线有无异常，对比剂显影效果是否满意；通过观察窗及显示器观察患者有无异常反应，穿刺点有无肿胀。
结束	1.检查结束，解除患者与高压注射器连接并拆卸针管。 2.观察穿刺点有无肿胀；询问患者有无不适。 3.将患者送至观察室观察，指导患者观察不良反应及适当饮水。
清洁	1.清洁注射器，特别注意各关键点及传感器部位。 2.高压注射器及显示器每日清洁消毒。有污染时，随时清洁消毒。
整理	1.整理用物，正确放置。 2.洗手。

高压注射器操作考核评分标准

项目	总分	操作要求	分值	扣分标准	得分
操作准备	10	1. 用物准备：高压注射器管路、恒温箱、生理盐水 100 ml、对比剂、碘伏、速干手消毒剂、蚊氏钳	5	漏一项扣1分	
		2. 物品准备齐全，放置合理			
		3. 人员准备：着装符合要求，修剪指甲，洗手，戴口罩	5	一项不符合要求扣2分	
评估	10	1. 环境是否整洁、宽敞、明亮	10	评估漏一项扣2分	
		2. 高压注射器、温箱性能是否良好			
		3. 患者病情、衣物、留置针是否符合检查要求			
操作程序	70	1. 打开高压注射器电源，调节合适界面；打开恒温箱电源，调节温度，及时查看各部分是否处于正常工作状态	10	未打开开关扣2分，未调节扣2分，漏核查一项扣1分	
		2. 护士与技师核对患者检查信息（姓名、年龄、科室、ID 号、诊断、检查部位、检查项目、使用药物等）			
		3. 查看患者留置针型号是否合适，穿刺部位是否正确，固定是否良好			
		1. 检查对比剂及生理盐水种类、规格及效期，瓶身有无裂痕，瓶口有无松动，对光检查有无杂质变质。高压注射器包装是否完好，是否在有效期内	15	漏核查一项扣2分，未垂直向上安装扣1分，未倾斜吸药扣1分，未排气或排气不完全扣4分，未检视管路有无气泡扣2分，未将高压注射器倒置扣2分，未高压试水扣2分，未交代注意事项扣2分	
		2. 垂直向上安装高压注射器，倾斜吸取对比剂和盐水，静置后排气			
		3. 连接静脉通路前检视管路有无气泡；将高压注射器倒置，与留置针连接高压试水，并交代注意事项			

续表

项目	总分	操作要求	分值	扣分标准	得分
		1.再次核对患者检查信息	15	未再次核对患者检查信息扣2分，未调节对比剂流速及用量或调节不正确扣5分，未再次确认扣2分，漏观察一项扣2分	
		2.按照患者体重、检查项目、留置针型号，调节对比剂流速及用量。按扫描程序注射对比剂及盐水			
		3.按动注射按钮前要再次确认输液管连接、注射器参数设置情况			
		4.注射时，观察压力值或压力曲线有无异常，对比剂显影效果是否满意，患者有无异常反应。通过观察窗及显示器观察患者有无异常反应，穿刺点有无肿胀			
		1.检查结束，解除患者与高压注射器连接并拆卸针管	20	漏掉一项扣5分，方法不正确一项扣3分	
		2.观察穿刺点有无肿胀，询问患者有无不适			
		3.将患者送至观察室观察，指导患者观察不良反应及适当饮水			
		1.清洁注射器，特别注意各关键点及传感器部位	10	未擦拭或方法不正确一项扣3分	
		2.高压注射器及显示器每日清洁消毒。有污染时随时清洁消毒			
整体效果评价	10	1.操作规范、熟练	10	操作不熟练扣2分，无菌观念差扣3分，物品放置不合理一项扣1分	
		2.无菌观念强			
		3.物品放置合理			
总分	100		100	考核评分	

注意事项：

1. 进行正式操作前要确认相关信息和内容，如患者的信息（病情、衣物、留置针情况、知情同意书等）、对比剂的名称和剂量信息。

2. 为预防对比剂外渗，尽量选取粗、直、弹性好且活动度小、易于固定的血管。无特殊情况下，使用右上臂血管穿刺，尽量避免肢端细小血管，并尽可能选取大号耐高压留置针。

3. 操作过程中患者的静脉通路有高渗风险，需及时与技师沟通注射速度；充分 20～40 ml 的高压试水，交代患者发现异常及时举手示意，必要时需护士或者家属观察注射部位。密切观察压力值或压力曲线变化、对比剂显影效果等。

4. 抽药时速度不可太快，以免吸入大量细小气泡，必要时先吸取 10～15 ml，然后排净气体再行吸取，注意排气时固定药液，以免压力过大飞溅。操作严格遵循无菌技术（切记污染还重复使用是绝对禁忌）。

5. 排气时先将对比剂排至"Y"形管的接点部分，然后用生理盐水将管路里的空气全部排净后，将注射针筒朝下放置。

6. 连接好的管路要注意通畅、妥善固定，避免缠绕、打折，以及确认留置针的"卡扣"打开，以免管腔内压力过高，操作时导致爆管现象。

7. 每天下班前清洁消毒高压注射器，保持高压注射器清洁，有污染时随时清洁消毒。如触摸屏污染，则用较干的抹布或专用清洁布擦拭。

8. 按动注射按钮前要再次确认输液管连接、注射器参数设置情况。

影像科超声引导外周静脉留置针登记表

日期		患者姓名		年龄		性别	□男 □女	所在科室 /门诊	
就诊号		联系方式		身高 （cm）		体重 （kg）		BMI	
临床 诊断			检查 项目			患者检 查时的 状态	□意识障碍　□精神障碍 □坐轮椅　　□坐平车 □步行 □其他：_____		
穿刺前 是否留 置其他 静脉 通道	□是（□左　□右）　□否 □PVC(□手背　□手腕　□前臂　□上臂　□下肢） □PICC（□贵要静脉　□头静脉　□肘正中静脉 □其他：____） □CVC(□颈部　□锁骨下　□腹股沟）　□PORT					使用 超声 引导 前进 行多 少次 尝试			
置管困 难的 原因	□肥胖　□先前化疗　□水肿　□烧伤后瘢痕 □慢性疾病　□休克　□镰状细胞病 □静脉药物滥用　□糖尿病　□血液透析 □脱水　□肾功能衰竭　□外周静脉置管困难史 □其他：_____					选 择 的 静 脉	□左　　□右/□贵要 静脉 □静脉肘正中静脉 □肘前静脉 □其他：_____		
超声测 量静脉 直径		超声测 量静脉 距皮肤 的距离		彩色多 普勒超 声确认 血管	□是 □否	留置针 型号	□20 G □18 G	留置针 长度	
穿刺 方法	□短轴 □长轴	是否一 次置管 成功	□是 □否	是否穿 刺成功	□是 □否	穿刺 次数		扎压脉 带到穿 刺的 时间	
穿刺到 置管成 功的 时间		患者疼 痛程度		患者满 意度		输注药 品名称 及浓度		高压注 射流速	
是否出 现并发症	□是（□外渗　□静脉炎　□导管 堵塞　□血栓　□其他：_____） □否				外周静 脉导管 留置 时间	导管留置成功时间：____月____日 ____时____分 导管拔除的时间：____月____日 ____时____分			

续表

耗材费用	①留置套管针□＿＿个 ②3 M 敷贴□＿＿个 ③5 ml 预充式导管冲洗器□＿＿个 ④一次性无菌塑料薄膜探头套□＿＿副 ⑤一次性乳胶手套□＿＿副	置管体会： 　　　　签名：穿刺者 / 助手：

CT 增强检查知情同意书

    CT 增强检查能够帮助发现平扫未显示的病变，明确病变的范围及边界，还有利于鉴别病变的良恶性及分期、诊断和显示血管性病变，提高检查的敏感性和特异性。

    CT 增强检查的禁忌证：碘对比剂严重不良反应者、甲状腺功能亢进未治愈者。

    （1）CT 增强检查需要快速高压注射对比剂。病情较重的患者，如主动脉夹层、动脉瘤、肺栓塞等，快速高压注射对比剂时存在更高风险，在检查过程中少数患者可能发生夹层、动脉瘤破裂出血，重要脏器缺血，心脏停搏，呼吸衰竭等并发症以致危及生命。

    （2）心、肺、肝、肾功能不全，肺动脉高压，哮喘，免疫力低下，过敏体质，骨髓瘤，妊娠等患者慎做此项检查前，请您将相关病情告知医生及相关检查人员。

    （3）如果您平时对某些食物或药物过敏，请您告知医生及相关检查人员。

    （4）检查前 4～6 小时、检查后 24 小时内，请适量饮水，加速对比剂排泄，并携带 1000 ml 的饮用水备用。

    （5）进行 CT 增强检查时，建议家属陪同。CT 增强检查使用非离子型碘对比剂，安全性高，一般不会发生不良反应，但极少数患者由于特异体质或各种事先不能预知的原因，在 CT 增强检查过程中或检查后，可能出现以下情况。

    ①轻度反应：荨麻疹、头痛头晕、恶心呕吐等。

    ②中度反应（少见）：结膜充血、胸闷气急、血压下降、血管性水肿等。

    ③重度反应（极少见）：支气管痉挛、惊厥、休克、呼吸心搏骤停等。

    ④迟发性不良反应：注射碘对比剂 1 小时至 1 周内也可能出现各种迟发性不良反应，如恶心、呕吐、头痛、骨骼肌肉疼痛、发热等。

    ⑤因肥胖、血管细小、放化疗、糖尿病、血管本身病变等，可能出现对比剂外渗，引起局部肿胀、疼痛，极少数严重者可导致局部组织坏死等。

    ⑥除上述情况外，在检查过程中有可能发生其他不能预料的意外情况。

    一旦患者出现 CT 增强检查不良反应，医生将积极给予相应处置，患者及家属应予以理解和配合。

    我已告知患者将要进行的 CT 增强检查可能的获益及可能发生的并发症和风险。

医生签名：

我充分理解医生所告知的上述情况及风险，同意行 CT 增强检查并签名。

患者签名：

家属签名：

家属与患者的关系：

年 月 日

MRI 增强检查知情同意书

进行 MRI 增强检查时，需静脉注射对比剂，这样可提高 MRI 检查的敏感性和特异性，有助于发现平扫未发现的病变，有助于确定病变的边界及病变良恶性的鉴别。

一、MRI 检查说明

（1）MRI 检查室内存在强磁场，有些物品可能会影响 MRI 成像，或危及患者的安全。如患者体内有置（植）入该类器具，请在相应的"□"内画"√"，并告知相关检查人员。

□心脏植入式电子设备（包括心脏起搏器、植入式心血管监测仪、植入式循环式记录仪、可植入式心律转复除颤器等）	□骨科植入物（如钢板、钢针、螺钉、人工关节等）
□颅内动脉瘤夹　　□人工耳蜗	□胰岛素泵　　　□假牙
□血管支架　　　　□人工心脏瓣膜	□宫内节育器　　□眼内植入物

（2）患者及陪检人员在进入检查室前务必取出随身携带的金属物品（包括助听器、手机、钥匙、发卡、手表、芯片卡、硬币、小刀、打火机、金属项链、金属耳环、金属纽扣及带有金属的腰带等）。

（3）轮椅、病床、担架及氧气瓶等金属设备严禁进入 MRI 检查室内。

二、MRI 增强检查潜在风险

（1）目前研究表明，MRI 对比剂具有良好的耐受性，全身毒副反应及局部不良反应发生较少，但极少数患者由于特异体质或各种不能预知的原因，可能发生不同程度的过敏反应，出现以下情况。

①轻中度反应。瘙痒、荨麻疹，头痛头晕，恶心呕吐、胸闷气急等。

②重度反应。呼吸困难，血压下降，意识丧失，呼吸心搏骤停等（重度副反应发生率极低，小于 1/10000）。轧对比剂过敏、过敏体质、哮喘、肾功能不全等高危患者请慎用。

（2）因肥胖、血管细小、放化疗、糖尿病、血管硬化等，可能出现对比剂外渗，引起局部肿胀、疼痛，极少数严重者可导致局部组织坏死等，极个别患者可能发生非感染性静脉炎。

（3）除上述情况外，在检查过程中有可能发生其他不能预料的意外情况。

我已告知患者将要进行的 MRI 增强检查可能的获益及可能发生的并发症和风险。

医生签名：

我充分理解医生所告知的上述情况及风险，同意行 MRI 增强检查。

患者签名：

家属签名：

家属与患者的关系：

年　　月　　日

高风险人群增强检查知情同意书

患者姓名：_____　性别：男□　女□　年龄：____岁　诊断：_____

联系方式：_____　患者来源：门诊□　急诊□　体检□　住院□

科室：_____　床号：_____　检查项目：_____

部门：CT□　MR□　其他_____　检查日期：_____年___月___日

使用药品：_____剂量_____

　　根据您的病情，医生建议行增强检查，在检查过程中，会高压注射对比剂，我们对您的血管情况、病情进行再次评估。

□对比剂外渗高风险：

□高龄或婴幼儿，不能沟通配合者，恶液质或肥胖者	□自身血管条件差，静脉穿刺在肢端远端小静脉，如手背、足背
□组织水肿，营养差	□皮下组织萎缩或皮肤薄，松弛
□有放化疗病史	□糖尿病或长期服用抗凝药物
□血液本身或血管本身的疾病，淋巴血液回流受阻	□其他：

□对比剂不良反应高风险：

□既往使用对比剂出现中、重度不良反应	□不稳定性哮喘
□使用肾毒性药物或其他影响肾小球滤过率的药物或肾功能不全	□特殊人群，如老人（70岁以上）、新生儿、婴幼儿、妊娠和哺乳期妇女
□甲状腺功能亢进或甲状腺功能减退正在治疗	□糖尿病，特别是糖尿病肾病
□心肺疾病：高血压病、肺动脉高压、充血性心力衰竭、主动脉夹层动脉瘤、肺栓塞等。 血压：　/　mmHg　心率：　次/分	□痛风或高胱氨酸尿
□有其他药物不良反应或过敏史者	□脱水或血容量不足
□镰状细胞性贫血、红细胞增多症和多发性骨髓瘤	□其他：

□特殊风险：

　　（1）关于碘对比剂的诱变效应：在动物体内试验没有突变或畸形的证据。

　　（2）碘对比剂对胎儿甲状腺功能的影响：胎儿甲状腺在中枢神经系统发育中起着重要的作用，在怀孕期间使用碘对比剂后，有过新生儿甲状腺功能减退的罕见报告。

　　（3）钆对比剂的诱变效应：目前临床还不清楚钆对比剂对胎儿的不良影响，而钆对比剂已用于孕妇。

（4）肾源性系统性纤维化（NSF）：目前还没有已知案例显示 NSF 与怀孕期间使用钆对比剂有关。

（5）死胎或新生儿死亡风险：在加拿大的出生数据的研究中发现，对于在怀孕期间使用钆对比剂与死胎或新生儿死亡的风险增加有关。

□**其他危险因素：**_____

经过我们的评估，您属于：

□对比剂外渗高风险患者　□对比剂不良反应高风险患者　□特殊风险患者

尽管我们做了多方面预防，但注射部位仍可能出现碘对比剂外渗，造成皮下组织肿胀、疼痛，甚至溃烂、坏死等；或发生对比剂重度不良反应，危及生命，如机体损坏、休克，甚至死亡；或发生对胎儿不可预知的风险。

谈话医生签名：

我已详细阅读并充分理解以上内容，充分知晓此项检查存在的风险，经慎重考虑，决定做此项检查并承担相应的不良后果。

患者签名：

家属签名：

家属与患者的关系：

年　　　月　　　日

外来血管通路使用知情同意书

科室：　　　姓名：　　　性别：　　　年龄：　　　病案号：

一、病情及所需检查

医生已解释以下病情（诊断）：＿＿＿＿＿＿＿＿＿＿＿＿＿＿＿＿＿

＿＿＿＿＿＿。综合上述病情，建议做＿＿＿＿＿＿CT 增强检查。

二、使用外来管路可能存在的风险

（1）管道不耐高压或堵塞而引起管道破裂，造成对比剂外渗。

（2）高压注射致附壁血栓脱落引起栓塞。

（3）因注射高黏稠度的对比剂而引起管道堵塞。

谈话医生签名：

年　　月　　日

三、如您已经明白和理解医生告知的以上内容，请在下面横线上写上"我已明白和理解医生告知的以上内容，愿意承担使用外来血管通路可能带来的风险"并签名

＿＿＿＿＿＿＿＿＿＿＿＿＿＿＿＿＿＿＿＿＿＿＿＿

患者签名：

家属签名：

家属与患者的关系：

年　　月　　日

病房出科前评估	影像科使用前评估	返回科室后评估
①滴速无改变　是□　否□ ②管道可耐高压　是□　否□ ③回抽有回血，注射盐水通畅无阻力　是□　否□ ④穿刺点无渗血，敷料无卷边　是□　否□ ⑤管道无移位，无感染、血栓等并发症　是□　否□	①管道可耐高压　是□　否□ ②回抽有回血　是□　否□ ③注射盐水通畅无阻力　是□　否□ ④使用后正确冲管、封管　是□　否□	①穿刺点无渗血，敷料无卷边　是□　否□ ②正确冲管，封管，管道通畅　是□　否□
病房护士签名：	影像科护士签名：	病房护士签名：